I0493201

English-Kinyarwanda-French Medical Phrasebook and Glossary

First edition 2016

ISBN is 1535041587

EAN-13 is 978-1535041584

by A.H. Zemback

Table of Contents

	Introduction/demograhics	
Kinyarwanda	**English**	**French**
Amakuru ki?	How are you?	Comment allez-vous?
Mwaramutse/Mwiriwe, Mwiriwe	Good morning, good afternoon, good evening	Bonjour, Bon après-midi, bonsoir
Nitwa...	My name is ...	Je m'appelle ...
Nkora akazi nka 1) umoforomo/ umoforomokazi, 2) umuganga, 3) umusosiyari, 4) umuganga (umuvuzi) w'amenyo 5) umuganga w'amaso, 6) umuganga ushinzwe kubaga, 7) umuvuzi ukora mu bugororangingo (imikorere y'umubiri).	I am a...1) nurse, 2) doctor, 3) social worker, 4) dentist, 5) eye doctor, 6) surgeon, 7) physical therapist	Je suis 1) infirmier/ière, 2) médecin, 3) travailleur social, 4) dentiste, 5) ophtalmologue 6) chirurgien, 7) physiothérapeute
Witwa nde?	What is your name?	Comment vous appelez-vous?
Mushobora kwandika izina ryanyu.	Please write your name.	Pouvez-vous écrire votre nom?
Ndishimye kubamenya.	I am pleased to meet you.	Je suis enchanté(e), je suis ravi (e) de faire votre connaissance.
Mbese uvuga icyongereza?	Do you speak English?	Parlez-vous anglais?
Sinkoresha icyongereza(simvuga)	I don't speak...	Je ne parle pas...
Subiramo, mushobora.	Say that one more time, please.	Pouvez-vous répéter, s'il-vous-plait?
Simbyumva.	I don't understand.	Je ne comprends pas.
Wavuga witonze, mushobora?	Can you speak slowly, please?	Parlez lentement s'il-vous-plait.
Ngwino tujyane.	Come with me.	Venez avec moi. (Voulez-vous me suivre.)
Icara hano, mushobora.	Sit down, please.	Asseyez-vous, s'il vous plaît.
Mubarizwa he?	What is your address?	Quelle est votre adresse personnelle?
Nimero yawe ya telefone ni iyihe?	What is your telephone number?	Quel est votre numéro de téléphone?
Mushobora kuduha nimero yanyu ya telefone cg aho mubarizwa?	Can you give us the name and telephone number or address of someone to be contacted?	Pouvez-vous nous donner le nom et le numéro de téléphone ou l'adresse d'une personne à contacter?
Ninde twahamagara mu gihe bibaye ngombwa?	Who can we contact in an emergency?	Qui pouvons-nous prévenir/appeler en cas d'urgence?
Murubatse?	Are you married?	Êtes-vous marié?
Mufite imyaka ingahe?	What is your age?	Quel âge avez-vous?
Mwavukiye he?	Where were you born (what country)?	Où êtes-vous né(e)?

Introduction/demograhics		
Kinyarwanda	**English**	**French**
Ubarizwa murihe dini?	What is your faith background (religion)?	Quelle est votre religion?
Hari indi migenzo cyangwa imihango mwaba mukora?	Do you have any religious beliefs that affect your care?	Avez-vous des croyances religieuses qui pourraient influencer vos soins?

Chief Complaint		
Kinyarwanda	**English**	**French**
Mufite ikihe kibazo uyu munsi? (Murumva mumeze mute?)	What is your health concern today?	Quel problème avez-vous?
Iki kibazo cyatangiye ryari?	When did this problem start?	Depuis quand est-ce que le problème actuel est apparu?
Ni iki cyatumye muza kubitaro? (kwivuza)	For what reason did you come to the hospital?	Pour quelle raison êtes-vous venu à l'hôpital?
Ni iki cyatumye muza muri iki cyumba cy'indembe?	For what reason did you come to the emergency room?	Pour quelle raison êtes-vous venu aux urgences?
Mumaze igihe kingana gute murwaye?	How long have you been feeling ill?	Depuis quand avez-vous ce problème?
Biragenda bigabanuka se?cyangwa biriyongera?	Has it gotten better or worse?	Est-ce-que cela s'est aggravé ou amélioré?
Byatangiye se bitunguranye?cyangwa biza gahoro gahoro?	Did it start suddenly or gradually?	Est-ce que cela a commencé soudainement ou graduellement?
Niryari watangiye kumva woroherwa?	When did you feel perfectly well or relatively well?	Quand est-ce que vous vous êtes bien ou relativement bien senti pour la dernière fois?
Ni iyihe miti waba warigeze gukoresha kuri ubu burwayi?	What previous treatment or medication have you taken for this illness?	Quel traitement ou médicament avez-vous eu précédemment pour la maladie actuelle ?
Mwaba mwarigeze kugira impanuka?	Have you had an accident?	Avez-vous déjà eu un accident?
Niburyo ki mwakomeretsemo?	How were you injured?	Comment avez-vous été bléssé?
Mwaba mwarigeze guhanuka mugiti?	Did you fall from a tree?	Avez-vous tombé d'un arbre?
Mwigeze muraswa? Baba barabarashe?	Were you shot with a gun?	Avez-vous été bléssé par balle?
Iki gikomere cyaba cyaratewe n umuhoro (umupanga)?	Is this from a machete?	Avez-vous été bléssé avec une machette?
Iki gikomere cyaba cyaratewe no kwikubita mumuhanda?	Is this injury from a car accident?	Avez-vous été bléssé lors d'un accident de voiture?
Mwigeze muburaho ubwenge nyuma yuko ibi biba?	Did you lose consciousness after this happened?	Avez-vous perdu connaissance suite à ça?
Mwigeze mubura amaraso menshi mbere yo kuza hano?	Did you lose a lot of blood before coming here?	Avez-vous perdu beaucoup de sang avant d'arriver ici?
Ni iyihe miti mwaba mwarafashe?	What medicine have you taken?	Quels médicaments avez-vous pris?
Ubu murumva ububabare?	Do you feel pain now?	Ressentez-vous une douleur en ce moment?
Mwambwira mugereranyije kw icumi(10)uko mubabara?	On an numeric scale from 1 to 10, at what level would you say your pain is?	Sur une échelle de 1 à 10, à quel degré évaluez-vous la douleur?
Funga ingumi.	Hold up the number of fingers.	Montrez-moi le nombre de avec vos doigts.
Mumaranye igihe kingana gute ububabare?	How many days have you had the pain?	Depuis combien de jours, souffrez-vous?
Niryari ububabare bwatangiye? mumbwire tariki?	When did the pain start (use the calendar to show me)?	Quand la douleur a-t-elle commencé? Pouvez-vous m'indiquer sur le calendrier)
Nihe mubabara?	Where is the pain?	Où avez-vous mal?
Nihe mubabara?	Where does it hurt?	Où exactement, cela vous fait-il mal?
Munyereke aho mubabara?	Show me where it hurts.	Montrez-moi où exactement, cela vous fait mal.
Kora aho ubabara.	Point to the exact location.	Montrez-moi l'endroit exact.
Murumva ububabare bukabije?	Is the pain severe?	Est-ce que la douleur est forte.

Chief Complaint

Kinyarwanda	English	French
Murumva ubwoko bw ububabare ari ubuhe? Mumbwire uko mwumva bumeze?	What kind of pain is it? How would you describe the pain?	Quel genre de douleur est-ce? Comment décririez-vous cette douleur?
Murababara nk'abahiye?(ubushye)	Is your pain burning?	Est-ce que la douleur brûle?
Murumva ububabare bukaze cyane?	Is your pain stabbing, cramping?	Est-ce que cela vous élance, avez-vous des cramps?
Ese ububabare buhoraho?	Is the pain constant...?	Est-ce que la douleur est constante?
cyangwa ubababare buraza bukagenda?	or does it come and go?	ou bien est-ce qu'elle va et vient
Ese ububabare ni uruhererekane? Ese buko iyo buhererekanya bujya he?	Does the pain radiate? Where does it radiate to?	Est-ce que la douleur irradie? Où est ce que cela irradie?
Kora aho ubabara n'urutoki rwawe?	Touch the spot where it hurts with one finger.	Touchez le point qui vous fait mal avec votre doigt
Ni iki kibworoshya?	What makes it better?	Qu'est-ce qui la soulage?
Ni iki kibwongera?	What makes it worse?	Qu'est-ce qui l'aggrave?
Ni ryari mwumva mubabara...	When do you get the pain...	Quand est-ce que vous avez mal...
nijoro, mbere yo kurya, nyuma yo kurya	at night, before meals, after meals?	la nuit, avant le repas, après le repas?
Ugira ububabare umunsi wose ? cyangwa umunsi wose?	Do you have pain all day/night?	Avez-vous mal toute la journée/toute la nuit?
Ububabare se burakubyutsa mw ijoro?	Does it wake you at night?	Est-ce que ça vous réveille la nuit?
Ububabare se ntacyo bwica mubuzima bwawe busanzwe?nko 1.kutabasha 2.kurya?3.guhumeka?4.kugenda? 5.kukazi?6.ibitotsi?7.gukaraba kwawe gusanzwe?8.ubuzima bwawe busanzwe?ubuzima bwawe bw imyororokere?	Does the pain affect your daily life, such as: 1) your appetite, 2) your breathing, 3) your movements, 4) your work, 5) your sleep, 6) your bathroom habits, 7) your social life, 8) your sexual life?	Est-ce que la douleur affecte votre vie de tous les jours comme 1) votre appétit, 2) votre respiration, 3) vos mouvements, 4) votre travail, 5) votre sommeil, 6) votre transit intestinal 7) votre vie sociale 8) votre sexualité?
Mwigeze mubonana na muganga kuri icyo kibazo?	Have you seen a doctor for this problem before?	Avez-vous déjà consulté un médecin pour ce problème?
Hari imiti mwaba mwarafashe kubw iki ikbazo mbere?	Have you taken medicine for this problem before?	Avez-vous déjà pris des médicaments pour ce problème?
Ese ububabare bugenda bugabanyuka?	Is the pain beginning to be reduced?	Est-ce que la douleur commence à s'atténuer?
Mwigeze mugera kubitaro?	Have you been in the hospital before? (for female)	Avez-vous déjà été hospitalisée ?
Mwivuzaga iki?	What were you treated for? (for female)	Pour quelle maladie étiez-vous traité alors?
Hari undi muntu ufite ubu burwayi murugo?	Is anyone else sick at home?	Y a-t-il quelqu'un d'autre de malade à la maison?

6

Common Complaints		
Kinyarwanda	**English**	**French**
Ndwaye umugongo.	My lower back hurts.	J'ai mal au dos.
Ijosi ryanjye riragagara.	My neck is stiff.	Mon cou est raide.
Ndababara mu muhogo.	I have a sore throat.	J'ai mal à la gorge.
Mfite umuriro.	I have a fever	J'ai de la fièvre.
Ngira ibyuya mw'ijoro.	I have night sweats.	Je transpire la nuit
Ndakorora cyane.	I am coughing a lot.	Je tousse beaucoup
Birambabaza iyo ndikumira:	It hurts when I swallow.	J'ai mal lorsque j'avale.
Ndaribwa mugutwi.	I have an earache.	J'ai mal à l'oreille (j'ai mal aux oreilles)
Ukugutwi ntikumva neza.	I hear less out of this ear.	J'entends moins de cette oreille.
Ndumva ugutwi kumeza nk ukuzuye amazi	I feel like my ear is full of water.	J'ai l'impression d'avoir comme de l'eau dans l'oreille.
Ngira ikibazo cyo kubona.	I have poor vision.	Je vois mal (j'ai une mauvaise vue)
Ndwaye iryinyo.	I have a toothache.	J'ai mal aux dents. (J'ai une rage de dents)
Iryinyo ryanjye rirajegajega	My tooth is loose.	Ma dent branle
Amenyo yanjye n'ishinya birajegajega	My dentures are loose and my gums hurt.	Mon dentier bouge et mes gencives me font mal.
Ntago meze neza.	My filling fell out.	Mon plombage est tombé. J'ai perdu mon plombage.
Ishinya yanjye irava iyo nozaamenyo	My gums bleed when I brush my teeth.	Mes gencives saignent quand je me brosse les dents.
Ndababara urutugu.	I have shoulder pain.	J'ai mal à l'épaule.
Ndababara munkokora.	I have elbow pain.	J'ai mal au coude.
Ndababara ubujana.	I have wrist pain.	J'ai mal au poignet
Ndababara mu mavi.	I have knee pain.	J'ai mal au genou (j'ai mal aux genoux)
Ndababara akagombambari.	I have ankle pain.	J'ai mal à la cheville.
Mfite isereri(ndazungerezwa).	I am dizzy.	J'ai des vertiges.
Ndahangayitse cyane.	I am very nervous.	Je suis anxieux (se)
Simbasha gusinzira. (Sinsinzira neza.)	I can't sleep.	Je n'arrive pas à dormir.
Ndananiwe.	I am tired.	Je suis fatigué.
Nabonye amatembabuzi muntoki.	I've noticed the glands in my armpits are swollen.	J'ai remarqué des ganglions sous les aisselles.
Ndababara mu gatuza.	I have chest pain.	Je ressens une douleur à la poitrine.
Umutima wanjye urateragura cyane.	My heart beats very fast.	Je sens que mon cœur bat rapidement. J'ai des palpitations.
Ndwaye umutwe.	I have a headache.	J'ai mal à la tête.
Simbasha guhumeka neza.	I have trouble breathing.	J'ai du mal à respirer.
Mpumeka nabi mw'ijoro.	I am short of breath at night.	J'ai du mal à respirer la nuit.
Mpumeka nabi iyo ngendagenda,cyangwa ndimumyitozo ngororangingo.	I am short of breath with exertion.	J'ai le souffle coupé lorsque je fais de l'exercice.
Ngomba kwicara iyo nshaka gusinzira.	I have to sleep sitting up.	Je dois dormir en position assise.
Ndababara gihe mpumetse cyane	It hurts when I take a deep breath.	J'ai mal lorsque je respire profondément.

7

Common Complaints

Kinyarwanda	English	French
Njya ngira kwibagirwa.	I have blackouts.	J'ai des pertes de connaissance.
Ndigukorora cyane.	I am coughing a lot.	Je tousse beaucoup
Ndababara iyo nkorora.	It hurts when I cough.	J'ai mal quand je tousse.
Sinagize imihango y'ukwezi mu gihe cy'amezi...	I have not had a menstrual cycle for ...months.	Je n'ai pas eu mes règles depuis.... mois
Nabuze imihango.	I have missed my periods.	Je n'ai pas eu mes règles. J'ai du retard dans mes règles.
Ndakeka ko ntwite.	I think I am pregnant.	Je pense que je suis enceinte.
Nabyitse numka ndwaye. Nagize ikibazo cyo kuruka.	I have morning sickness.	J'ai des nausées matinales.
Ndatwite.	I am pregnant	Je suis enceinte.
Ngira uburibwe mumihango.	I have pain during my menstrual period.	Mes règles sont douloureuses.
Ndwaye mu gitsina.	I have a vaginal infection.	J'ai une infection vaginale.
Ndikunywa ibinini biringaniza urubyaro,	I am on a birth control pill.	Je suis sous pillule.(Je suis sous pillule contraceptive). Je prends pillule.
Ndwaye munda, (Ndababara igifu.)	I have a stomach ache.	J'ai mal à l'estomac
Sinshobora kurya. (Simbasha kurya.)	I cannot eat.	Je ne peux pas manger.
Mfite ikirungurira.	I have heartburn.	J'ai des brûlures d'estomac.
Ndumva mfite iseseme.	I am nauseated.	J'ai la nausée. Je suis nauséeux, je suis nauséeuse.
Ndumva nshaka kuruka.	I feel like vomiting.	J'ai envie de vomir.
Narutse kenshi.	I vomited several times.	J'ai vomi plusieurs fois.
Ndaruka inzoka. (Narutse inzoka.)	I vomited worms.	J'ai vomi des vers.
Igogora ntirigenda neza(ntumba inda,ubwangati). {Ndababara mu nda.}	I have indigestion.	J'ai une indigestion.
Ntabwo ndya, nta mu rurumba ngira. (Ntago mbasha kurya uko bikwiriye)	I have no appetite.	Je n'ai pas d'appétit.
Ndahitwa.	I have diarrhea	J'ai la diarrhée.
Ndwaye impatwe. (Sinituma uko bikwiriye.){Sinjya ku musarane.}	I am constipated.	Je souffre de constipation. (Je suis constipé.)
Mfite amaraso mumusarani.	I have blood in my stool.	Il y a du sang dans mes selles.
Umusarani wanjye urakeye.	My stools are light colored.	Mes selles sont de couleur claire.
Mbyuka nijoro kwihagarika(kunyara).	I get up at night to urinate.	Je me lève souvent la nuit pour uriner.
Inkari zanjye zirabonerana.	My urine is cloudy.	Mon urine est trouble.
Ndihagarika inkari z amaraso.	I have bloody urine.	Il y a du sang dans mes urines.
Ndababara iyo ndi kwihagarika.	I have pain with urination.	J'ai mal quand j'urine.
Ndumva ndwaye.	I feel sick.	Je ne me sens pas bien.
Ndumva nacitse intege.	I feel weak.	Je me sens faible.
Ndababara.....	I have sprained my...	Je me suis tordu le/la...
Ndababara muri uru rugingo.	I have pain in this joint.	J'ai des douleurs dans cette articulation.
Ndumva navunitse akaboko.	I think I broke my arm.	Je pense que je me suis cassé le bras.
Ndumva navunitse akaguru.	I think I broke my leg.	Je pense que je me suis cassé la jambe.

8

Common Complaints		
Kinyarwanda	**English**	**French**
Mfite uduheri.	I have a rash.	J'ai développé une éruption.
Mfite natwitswe n'amazi.	I have a boil.	J'ai un furoncle.
Nahiye.	I have a burn.	J'ai une brûlure.
Nariwe n'igitagangurirwa.	I have been bitten by a spider.	J'ai été mordu par une araignée.
Mfite nakomeretse.	I have a wound.	J'ai une blessure.
Ndakomeretse.	I am injured. (for female)	Je suis blessé(e).
Ndacumbagira.	I am limping.	Je boite.
Yakomeretse umutwe.	He hurt his head.	Il s'est fait mal à la tête / Il s'est blessé à la tête
Yataye ubwenge.	He is unconscious.	Il est inconscient.
Arikuva cyane.	He is bleeding a lot.	Il saigne beaucoup.
Igufa rye ryavunitse.	He has a broken bone.	Il a un os cassé.
Umwana wanjye yonka neza.	My baby nurses well.	Mon bébé tète bien.
Umwana wanjye yonka nabi.	My baby suckles poorly.	Mon bébé tète mal.
Ntago mfite amashereka ahagije.	I don't have enough (breast) milk.	Je n'ai pas assez de lait.
Imoko zanjye zifite ibisebe.	My nipples are cracked.	J'ai des gerçures aux mamelons (aux seins).
Nkeneye akantu kamfasha gutanga amashereka.	I need a breast pump.	J'ai besoin d'un tire-lait.

9

Kinyarwanda	English	French
Hari uburwayi bwa karande waba waravuwe?	Are you being treated for any chronic health problem?	Souffrez-vous d'une maladie chronique?
Waba waragize:	Do you have a history of:	Avez-vous souvent souffert...
SIDA	AIDS	SIDA
anemi	anemia	anémie
uburwayi bw umutima	angina	angine
rubagimpande	arthritis	arthrite
asima	asthma	d'asthme
urwaye imiyoboro yo guhumeko	bronchitis	bronchite
indwara indakira	cancer	cancer
indwara yandura itera ubushyuhe (intandara) bw'igihe gito n'amabara y'umutuku ku mubiri.	chicken pox	varicelle
hamiro imitezi	chlamydia	chlamydia
kolera	cholera	choléra
ibicurane	common cold	rhume
uburwayi bw umutima	congestive heart failure	insuffisance cardiaque congestive
agahinda	depression	dépression
diyabeti	diabetes mellitus	diabète
indwara yandura byihuse (imfite uburemere) izana umuriro mwinshi (intandara) ikanatera guhumeka biruhanyije no kumira.	diphtheria	diphtérie
Imimerere y'uruhu aho ruba umutuku, rukomeye (rukakaye) biatuma ushaka kuhakanda.	eczema	eczéma
igicuri	epilepsy	épilepsie
uburagaza	gonorrhea	blennorragie
iyumvikana ry'amajwi adasanzwe mu mutima, rimwe na rimwe nk'ikimenyetso cy'imimerere (imikorere) mibi (amakemwa) yawo.	heart murmur	souffle cardiaque
ibibazo by'umutima-Indwara z'umutima	heart disease	problèmes cardiaques
kurwara umurjimo	hepatitis	hépatite
tumenyereye	herpes simplex	herpès simplex
hypertension	hypertension	hypertension
kurumwa (kurwinga) n'agakoko (agasimba)	insect bite	piqûre d'insecte
umushiha	irritability/anger	irritabilité / colère
indwara y'amara	irritable bowel syndrome	syndrome du côlon irritable
umuhondo	jaundice	jaunisse
ubuganga	malaria	paludisme
iseru	measles	rougeole
ibingiriza	mumps	oreillons
indwara yo koroha amagufwa	osteoporosis	ostéoporose
	parathyroid fever	fièvre parathyroïde
igishute y'amaraka	peritonsillar abscess	périamygdaliens
umusonga	pneumonia	pneumonie

Kinyarwanda	English	French
imbasa	polio	polio
umiywyo	rabies	rage
indwara inzana utuziga tw'umutuku ku mubiri	ringworm	teigne
ubuheri	scabies	gale
indwara y'abana yandura itera gufungana mu mihogo, kuzamuka k'ubushyuhe bw'umubiri (indandara, umuriro) n'amabara y'umutuku ku mubiri	scarlet fever	scarlatine
indwara iterwa no kubura vitamini C mu mubiri	scurvy (vitamin C deficiency)	scorbut (carence en vitamine C)
ibyago (ibyorezo) bikwirakwizwa n'imibonano mpuzabitsina	sexually transmitted infections	infections sexuellement transmissibles
indwara y'bwonko bita STROKE	stroke	attaque d'apoplexie; accident vasculaire cérébral
uburuga	syphilis	syphilis
inzoka; igifwana	tapeworm	ténia
umwingo.	thyroid disease	les maladie de thyroïdiennes
ikibyimba (igishyute) cyo mu maraka	tonsillitis	amygdalite
ibigatura	typhoid fever	fièvre typhoïde
igituntu	tuberculosis	tuberculose
inkorora , gukorora cyane	whooping cough (pertussis)	coqueluche
indwara yandura ituma uruhu ruhinduka umuhondo ishobora kugira inkurikizi y'urupfu	yellow fever	fièvre jaune
Waba uzi icyo HIV ivuga?	Do you know what HIV means?	Savez-vous ce que signifie le VIH?
Waba waripimishije SIDA?	Have you been tested for HIV?	Avez-vous été testés pour le VIH?
Waba waranduye agakoko gatera SIDA?	Are you infected with HIV?	Êtes-vous infecté par le VIH?
Ukeneye gufatwa amaraso kugirango bagupime SIDA.	You need a blood test to check for HIV.	Vous avez besoin d'une prise de sang pour vérifier le VIH.
VIH/SIDA	HIV/AIDS	VIH/SIDA
Niryari watangiye imiti igabanya ubukana?	What date did you start the ARV? (this is an HIV medicine)	Date de début des ARV's?
Itariki n'ingano za CD4 ziheruka? Ese nibangahe?	What was the date and value of the last CD4? (a test to measure how bad the HIV infection is)	Date et quantité de CD4 derniers? (Un test pour mesurer la gravité de l'infection par le VIH.)
Waba ufite agapapuro kakwibutsa inkingo?	Do you have a vaccination record?	Avez-vous un carnet de vaccination?
Waba warigeze kurwara umusonga cyangwa mugiga?	Have you had pneumonia or meningitis?	Avez-vous contracté la pneumonie ou la méningite?
Waba warigeze kubagwa?	Have you had surgery in the past?	Est-ce que vous avez déjà été opéré? (Avez-vous été opéré?)
Wabazwe iki?	What surgery was done?	Quelle opération avez-vous reçu?
Wabazwe muwuhe mwaka?	What year was the surgery done?	En quelle année avez-vous subi cette opération?
Mwaba mwarigeze kuba mubitaro?	Have you ever been admitted to a hospital?	Avez-vous déjà été hospitalisé?
Nimuwuhe mwaka?Mubihe bitaro? Kuyihe mpamvu ,Kandi ninde wari muganga?	When, what year, at which hospital, for what reason and who was your doctor?	Quand, en quelle année, a quel hôpital, pour quelle raison, qui était votre médecin traitant?

11

Kinyarwanda	English	French
Ni iyihe miti waba warafashe kuri ubu burwayi?	What previous treatment or medication have you had for this illness?	Quel traitement ou médicament avez-vous eu précédemment pour cette maladie?
Ubu burwayi ntacyo butwara ubuzima bwawe bwa buri munsi?	How does the illness affect your daily life?	De quelle façon la maladie affecte-t-elle votre vie quotidienne?
Wigeze kugira ibikomere bikabije?	Were you ever severely wounded?	Avez-vous déjà été gravement blessé?

Family/social History		
Kinyarwanda	**English**	**French**
Ababyeyi bawe babaho?	Are your parents living?	Vos parents son-ils toujours vivants?
Mama wawe aracyabaho?	Is your mother living?	Est-ce que votre (ta) mère est encore vivante?
Papa wawe aracyabaho?	Is your father living?	Est-ce que votre (ton) père est encore vivant?
Waba uzi icyamwishe?	Do you know what he /she died from?	De quoi est-il mort (est elle morte)?
Haba hari undi muntu wo mumuryango waba waragize ubu burwayi?	Has anyone else in your family had this illness?	Est-ce que quelqu'un d'autra dans votre famille a déjà eu cette maladie?
Barumuna bawe,cg bashiki bawe baba bafite ibibazo by'ubuzima?uburwayi?	Do your brothers/sisters have health problems?	Est-ce que votre frère/sœur a un problème e de santé?
Waba ufite abana?	Do you have any children?	Avez-vous des enfants?
Idini ryawe ni irihe? (usengera he?)	What is your religion?	Quelle est votre préférence relgious?
Ese unywa inzoga?	Do you drink alcohol?	Est-ce que tu prends de l'alcool? Buvez-vous de l'alcool?
Unywa kangahe ku munsi?	How many drinks per day?	Buvez-vous combien de fois par jour? Combien de verres par jour?
Unywa buri munsi?	Do you drink alcohol every day?	Bois-tu (buvez-vous) tous les jours?
Ese unywa itabi?	Do you smoke cigarettes?	Fumez-vous?
Ufata amatabi angahe kumunsi?	How many cigarettes per day?	Combien de cigarettes fumez-vous par jour?
Umaze igihe kingana ute unywa itabi?	How many years have you been smoking?	Depuis combien d'années fumez-vous?
Wigeze unywa itabi?	Did you ever smoke?	Avez-vous déjà fumé?
Ukora akahe kazi (Uwuhe murimo ukora)?	What kind of work do you do?	Quelle est votre profession? Quel travail faites-vous?

13

Kinyarwanda	English	French
Ngira ingaruka mbi ku...	I am allergic to...	Je suis allergique à...
Ujya ugira ingaruka mbi kumiti runaka.	Are you allergic to any medication?	Etes-vous allergique à certains médicaments?
Hari ingaruka mbi iyi miti yakugizeho?	Have you had reactions to medications?	Avez-vous des allergies aux médicaments?
Iyihe miti?	What is the name of the medication that you had the reaction to?	Quel est le nom du médicament que vous avez eu la réaction?
Wigeze ugira ingaruka mbi kuri ibi binini/	Have you had any problems with these pills, any side effects?	Avez-vous eu des problèmes avec ces pilules? des effet secondaires?
Iyihe miti?	Which medications?	Quel médicaments?
Wafashe imiti ya kizungu murugo? (Hari imiti ufata mu rugo?)	Do you take (modern) medication at home? (Are you taking any medicine?)	Prenez-vous le médicament chez vous? (Prenez-vous des traitements médicamenteux?)
Iyihe miti?	Which medications?	Quel médicaments?
Waba ufite urutonde rw'iyo miti? Warunyereka?	Do you have a list?	Avez-vous une liste?
Umaze igihe kingana gute ufata ibi binini?	How long have you been taking these pills?	Depuis combien de temps prenez-vous ces pilules?
Mwaba mwarigeze gukoresha imiti ya kinyarwanda?	Have you taken traditional medication?	Est-ce que vous prenez d'autres médicaments ou des remèdes naturels?
Wigeze ufata imiti utayandikiwe na muganga murugo?	Have you taken drugs (illegal) recently? (Have you taken illegal drugs?)	Avez-vous pris de la drogue récemment? Avez-vous consommé stupéfiants récemment?
Murigufata Bactrim?	Are you taking Bactrim?	Etes-vous en train de prendre Bactrim?
Nifuzaga kubona icupa ry'umuti.	I want to see the medication bottle.	Je voudrais voir la bouteille des médicaments.
Mwambwira izina ry iyo miti urigufata?	What is the name of the medication?	Quel est le médicament de nom?
Ufite ahanditswe inkingo?	Do you have a vaccination record?	Avez-vous un carnet de vaccination?

14

Review of Systems: Lymph, bone, blood		
Kinyarwanda	**English**	**French**
Ujya ugira ikibazo cy'uruhu?	Do you have skin problems?	Vous avez mal à la peau?
Ujya ugira uduheri kumubiri? (Ibibara byatewe n ibiheri?)	Do you have a rash?	Avez-vous une éruption?
Waba ufite igishyute?ibibyimba?	Do you have any blisters or sores?	Avez-vous des ampoules ou des plaies?
Waba ugira ibibazo byo kumagara uruhu?	Do you have any problems with dry skin?	Souffrez-vous de la peau sèche?
Hari ikibazo cy'uburyaryate? (Cyangwa ikibazo gituma wakwishimagura?)	Do you have itching?	Avez-vous un problème avec démangeaisons?
Hari icyo waba wabonye nk'impinduka mumiterere y'uruhu rwawe?	Have you noticed any changes in the texture of your skin?	Avez-vous remarqué des changements dans la texture de votre peau?
Ese imisatsi cyangwa inzara zawe ubona ntampinduka byagize?	Is your hair or are your nails more brittle than usual?	Vos ongles et vos cheveux sont-ils plus cassants qu'avant?
Wigeze ugira inda(imbaragasa)kumubiri?	Have you had lice?	Il avait des poux?
Waba warigeze kuribwa n'ikirondwe?	Have you been bitten by ticks?	Avez-vous été mordu par des tiques?
Waba warigeze kubona imbeba iwawe?	Have you seen any rats in your home?	Avez-vous vu des rats dans les casernes?
Waba warariwe n imbwa cyangwa ikindi gisimba icyo aricyo cyose?	Were you bitten by a dog or another animal?	Il a été mordu par un chien ou un autre animal?
Waba waratumbye inturugunya?	Do you have lymph node enlargement or pain?	Vous avez mal à la ganglion lymphe?
Waba ubabara amagufa?	Do you have bone pain?	Avez-vous du mal aux os?
Urababara mungingo?	Do you have joint pain?	Avez-vous des douleurs articulaires?
Waba ubyimba mungingo?	Do you have joint swelling?	Avez-vous des gonflements articulaires?
Waba ufite ububabare bw'imitsi?	Do you have muscle pain?	Avez-vous des douleurs musculaires?
Nihe hari ububabare?	Where is the muscle pain?	Où est la douleur musculaire?
Waba ufite ububabare mumugongo cyangwa kw ijosi?	Do you have pain in the back or the neck?	Avez-vous des douleurs au cou ou au dos?
Waba warigeze guhabwa amaraso?	Have you ever had a blood transfusion?	Avez-vous déjà eu une transfusion de sang?
Hari ingaruka mbi guhabwa amaraso byaba byaraguteye?	Did you ever have a bad reaction to a blood transfusion?	Avez-vous mal réagi à une transfusion sanguine?
Waba ujya ugira ikibazo cyo kuva?	Do you have bleeding problems?	Avez-vous un problème de saignement?
Waba ugira ibibazo mukuva byoroshye?	Do you have a problem with bleeding easily?	Avez-vous un problème avec saignant facilement?
Waba ujya ugira kuva byizanye?	Do you have bleeding from anywhere?	Avez-vous des saignements de n'importe où?
Waba warigeze gukurwa iryinyo?	Did you ever have a tooth removed?	Vous êtes-vous déjà fait enlever une dent?
Waba warigeze kuva igihe kirekire?	Did you bleed for a long time afterward?	Avez-vous saigné longtemps par la suite?
Ese waba ujya ugira imyuna?	Do you have nose bleeds?	Saignez-vous du nez?
Ujya uzana amabara byoroshye?	Do you bruise easily?	Vous faites-vous des ecchymoses facilement?

15

Review of Systems: Lymph, bone, blood		
Kinyarwanda	**English**	**French**
Ese wihagarika kenshi kumunsi?	Do you urinate frequently?	Urinez-vous fréquemment?
Ujya ugira inyota cyane?	Are you very thirsty?	Avez-vous soif? (Avez-vous soif tout le temps?)
Ese uhora ufite inyota?	Are you thirsty all the time?	Avez-vous toujours de la soif?
Waba warananutse?waba uakaza ibiro?	Have you lost weight?	Avez-vous maigri? Avez-vous perdu du poids?
Ese n'ibiro bingahe wabuze?	How much weight have you lost?	Vous avez maigri de combien de livres?
Ugira uburibwe bukabije mu kagombambari,ntabwo ushobora gutambuka?	Is the ankle pain so severe you cannot walk on it?	Vous avez des douleurs à la cheville si grave qu'il ne peut pas marcher?
Amavi yawe akwemerera gutambuka?cyangwa birakugora kuyahina	Does your knee give way or lock up?	Est-ce que votre genou céder quand vous marchez? Est-ce que votre genou devient si raide qu'il ne se pliera pas?
Ese ujrababara iyo unyeganyeje urutugu?	Do you feel pain when you move your shoulder?	Vous sentez-vous la douleur lorsque vous déplacez votre épaule?
Waba warigeze kuvunika igufwa? (hari igufwa ryawe ryigeze gucikamo)?	Have you had any broken bones?	Avez-vous eu des os cassés?
Ni ayahe magufwa waba waravunitse?	What bones were broken?	Qu'est-ce que les os ont été brisés?
Ese ujya ugira ibinya?	Do you have any muscle cramps?	Souffrez-vous de cramps musculaires?
Waba warigeze kubabara cyangwa kubyimba ingingo?	Have you noticed any painful or swollen joints?	Avez-vous remarqué d'autres articulations douloureuses ou gonflées?
Waba warumvishe ingingo zawe zishyuha cyangwa zisa umutuku? (zitukura)	Have you noticed that the area feels hot or looks red?	Avez-vous remarqué si une chaleur locale et des rougeurs sont apparues?
Ese ibi ni ubwambere byari bibaye?	Is this the first time this has happened?	C'est la première fois que ça vous arrive?
Ese ububabare bwiyongera cyane mw'ijoro?cyangwa mugitondo?	Is the pain worse in the morning or during the day?	La douleur est-elle plus importante le matin ou tout au long de la journée?
Ese ububabare burakira iyo uruhuye urugingo?	Does the pain improve if you rest the joint?	Y-a-t-il une amélioration si vous reposez votre articulation?

Review of Systems: HEENT		
Kinyarwanda	**English**	**French**
Waba warigeze ugira uburwayi bwo mu mutwe?	Have you suffered from a head trauma in the past?	Avez-vous souffert d'un traumatisme crânien dans le passé? (Avez-vous souffert de tramatisme de la tête?)
Ese ujya ugira isereri?Cyangwa ujya uzungerezwa?	Do you have dizziness?	Avez-vous des vertiges?
Wigeze urabirana?Cyangwa ubura ubwenge?	Have you blacked-out?	Avez-vous évanoui?
Ese bijyabikubaho kutabona?	Do you have vision loss?	Avez-vous eu une perte de vue?
Ese kureba kwawe nikwiza mumaso yawe abiri?	Is your vision good in both eyes?	Votre vision est bonne dans les deux yeux?
Ese ni irihe jisho rirwaye?	Which eye is problematic?	Que l'œil est problématique?
Ese ubasha kureba neza?	Can you see well?	Voyez-vous très bien?
Ese ntakibazo ujya ugira cyo kureba?	Do you have any problems with your eyesight?	Avez-vous des problèmes avec votre vue?
Ese waba wambara amadarubindi? (amalineti,cyangwa lantiye)?	Do you wear glasses or contact lenses?	Portez-vous des lunettes ou des verres de contact?
Ese ntabwo ugenda wumva kureba kwawe bigabanyuka?	Do you feel your eyesight decreasing with time?	Est-ce que votre vue baisse avec le temps?
Ese ubonamo intu kimwe bibiri?	Do you have double vision?	Avez-vous une vue double? Voyez-vous double?
Ese hari utuntu duto tw'amabara urikubona mumaso yawe?	Do you have spots in front of your eyes?	Avez-vous des taches devant les yeux jamais vu?
Ese ubona neza uko bikwiriye?	Do you have blurred vision?	Avez-vous une vue brumeuse? Voyez-vous de façon embrouillée?
Ese iyo uri mumucyo ntibikugora kureba?waba umererwa nabi n'urumuri?	Do you have pain in bright light?	Avez-vous du mal à la lumière vive? Est-ce que vous yeux sont importunés par la lumière?
Ese ujya ugira ububabare mumaso?	Do you have pain in your eyes?	Avez-vous des douleurs dans les yeux?
Ese amaso yawe ajya azana amazi menshi?	Do your eyes water a lot?	Vos yeux arrosent beaucoup? Vos yeux sont-ils larmoyants?
Ese nikuva ryari yabaye umutuku?	Since when has it been red?	Depuis quand votre œil été rouge?
Ese waba warigeze kwijomba cyangwa kujombwa mumaso?	Were you hit in the eye?	Avez-vous été frappé dans l'oeil?
Ese ntamyanda yaba yarageze mumaso yawe?	Did you get dust in your eye?	Avez-vous eu de la poussière dans l'œil?
Ese ntanarimwe waba warigeze kwitera insegitiside mumaso?	Did you splash household cleaner in your eye?	Avez-vous éclabousser nettoyant ménager dans les yeux?
Ese ntamuntu waba warakujobye urutoki mumaso?	Did anyone stick his finger in your eye?	Quelqu'un a t-il fourre son doigt dans l'œil?
Ese waba uggira ijisho rizana amazi?	Do you have a runny eye discharge?	Avez-vous fluide de votre oeil?
Ese ayo mazi ava mujisho ryawe aba asa ate?	What color is it?	Quelle est sa couleur?
Ese ijisho ryawe riraryaryata? wumvamo uburyaryate?	Do your eyes itch?	Avez-vous les yeux qui piquent? Vos yeux sont-ils démangent-ils?
Ese ijisho ryawe ujya wumva ubabara nk uwahiye?	Do your eyes burn?	Avez-vous une sensation de brûlure dans les yeux?
Waba warigeze kugira ikibazo cyo kumva?	Have you had a hearing problem recently?	Aviez-vous les problèmes d'entendre récemment?
Ese ubasha kumva neza?	Can you hear well?	Entendez-vous bien?

17

Review of Systems: HEENT		
Kinyarwanda	**English**	**French**
Ese ntanarimwe wigeze ubaho igipfamatwi?(ubura kumva kwawe)?	Have you noticed any hearing loss?	Avez-vous senti une perte auditive?
Ni ukuhe gutwi kwafashwe?	Which ear is affected?	Quelle oreille est concerné?
Ese nta njereri ujya wumva mumatwi?	Do you have ringing in your ears?	Entendez-vous un bourdonnement dans vos oreilles? (Avez-vous des bourdonnements ou des sifflements dans les oreilles?)
Ese waba ujya ubabara mugutwi?	Do you have pain in your ears?	Souffrez-vous de douleurs dans les oreilles?
Ese waba ugira ugutwi kunyenya? (kugira umuhaha)	Do you have drainage from your ears?	Avez-vous des problèmes de drainage de l'oreille? Avez-vous un écoulement auriculaire?
Ese ayo matembabuzi avamo asa ate?	What color is it?	Quelle est sa couleur?
Ese waba warigeze kubona amaraso ava mugutwi kwawe?	Have you noticed any blood coming from your ear?	Avez-vous remarqué du sang provenant de votre oreille?
Ese waba utabasha kumvira mugutwi kumwe?	Do you have hearing loss in only one ear?	Avez-vous subi une perte auditive dans une seule oreille?
Harubwo waba warigeze kugira uburwayi bwo mumatwi?	Have you had any ear infections?	Avez-vous eu des infections aux oreilles?
Ese waba uherutse kujya mundege vuba?	Have you been on a plane?	Avez-vous voyagé en avion?
Ese ukora umwuga wo koga mukiyaga?	Are you a scuba diver?	Etes-vous plongeur?
Ese waba ujya widumbaguza?ujya woga mukiyaga?	Have you been diving recently?	Avez-vous fait de la plongée ces derniers jours?
Ese ujya ugira ibicurane by' amazi?	Do you have a runny nose?	Avez-vous le nez qui coule?
Ese ujya ukunda kurwara ibicurane?	Do you have many colds?	Avez-vous souvent le rhume?
Waba ugira uburwayi buterwa na bimwe mubimera?nk'ubwoya bw'indabyo?	Do you have hay fever?	Avez-vous le rhume des foins?
Ese ujya ufungana amazuru?	Do you have sinus congestion?	Avez-vous la sinusite?
Ese ujya wipfuna?	Do you have to blow your nose constantly?	Devez-vous vous moucher constamment?
Ese ubasha kumva umuhumuro w'ibiryo?	Can you smell your food?	Pouvez-vous sentir votre nourriture?
Ese ujya ugira imyuna?	Do you have nosebleeds?	Avez-vous des saignements de nez?
Ese kuva mumazuru byatangiye ryari?	When did the bleeding start?	Lorsque le saignement ne démarre?
Ese ni ikihe gice cy'izuru kiva?	Which side of the nose was bleeding?	De quel côté du nez saignait?
Ese ntamuntu waba yarakugonze izuru?yaratsikamiye izuru ryawe?	Did someone hit you?	Ce que quelqu'un vous a frappé?
Ese waba warigeze kwikubita hasi?	Did you fall down?	Avez-vous tomber?
Ese waba warigeze kuva mw ishinya?	Do you have bleeding gums?	Vos gencives saignent?
Ese ururimi rwawe rujya rubyimba? cyangwa umunwa?	Is your tongue or mouth sore?	Votre langue ou votre bouche vous font-elles mal?
Ese mwabamugira udusebe mumunwa?(utubyimba)	Do you have ulcers in your mouth?	Avez-vous des ulcères dans la bouche?
Ese waba urwara amenyo?(waba ubabara amenyo)	Do you have a toothache?	Avez-vous un mal de dents?

18

Review of Systems: HEENT		
Kinyarwanda	**English**	**French**
Waba ufite iryinyo ryacitse?	Do you have a broken tooth?	Avez-vous une dent cassée?
Hari ishyundu cyangwa ikibyimba waba ufite mu kanwa?	Do you have lumps or swelling in your mouth?	Avez-vous des morceaux ou gonflement dans la bouche?
Waba ufite ijwi risaraye?	Do you have hoarseness (a change in your voice)?	Avez-vous enroué voix? (Votre voix a-t-elle changé?)
Waba ufite uburibwe mu muhogo?	Do you have a sore throat?	Avez-vous eu mal à la gorge?
Ujya ugira ikibazo cyo kurwara urukebu rw"ijosi?	Do you have neck stiffness?	Est-ce que vous avez mal au cou de raideur?

19

Review of Systems: Respiratory/ cardiac		
Kinyarwanda	**English**	**French**
Ujya ugira ikibazo cyo guhera umwuka?	Are you short of breath?	Avez-vous du mal à essouffler?
Ujya ukunda guhera umwuka?	Are you often short of breath?	Etes-vous souvent essouflé(e)?
Ujya ugira ikibazo cyo guhumeka?	Do you have any difficulty breathing?	Avez-vous de la difficulté à respirer?
Ujya ugira ikibazo cyo guhumeka iyo uryamye?	Do you have difficulty breathing when you lay down?	Avez-vous déjà eu de la difficulté à respirer en position couchée?
Ujya wicara kugirango uhumeke nijoro?	Do you sit up at night to breathe?	Vous-vous asseyez pendant la nuit pour respirer?
Ujya ubabara iyo usohora cyangwa winjiza umwuka?	Does it hurt more when you breathe in or breathe out?	Avez-vous plus mal quand vous inspirez ou quand vous expirez?
Ujya ugira uburibwe iyo uhumetse cyane(wiruhukije)?	Do you have pain when you take a deep breath?	Avez-vous mal quand vous respirez profondément?
Urasemeka?	Do you have wheezing?	Avez-vous une respiration sifflante?
Urakorora?	Do you have a cough?	Avez-vous la toux? Toussez-vous?
Ugira ububabare mu gatuza iyo ukoroye?	Is there pain when you cough?	Avez-vous mal quand vous toussez?
Umaranye inkorora igihe kingana iki?	How long have you had the cough?	Depuis quand avez-vous la toux? Depuis combien de temps toussez-vous?
Ufite igikororwa?	Do you cough up phlegm?	Y a-t-il des sécrétions quand vous toussez? Crachez-vous en toussant?
Ufite igikororwa cyinshi?	Do you have a lot of sputum?	Crachez-vous souvent?
Ufite igikororwa cy'amaraso?	Do you have bloody sputum?	Crachez-vous le sang?
Ujya ubona amaraso mu gikororwa cyawe?	Do you ever see blood streaks in your sputum?	Avez-vous déjà vu des filets de sang dans votre crachat?
Igikororwa cyawe gisa gite?	What color is your sputum.	Quelle est la couleur de votre crachat?
Igikororwa cyawe cyaba cyarahinduye ibara cyangwa ingano?	Has your sputum changed recently in color or thickness?	Vos crachats ont-ils changé dernièrement soit de couleur ou de consistence?
Wigeze urwara igituntu?	Have you had tuberculosis?	Avez-vous eu la tuberculose?
Ni hehe wivurije igituntu?	Where did you receive treatment?	Dove hai ricevuto il trattamento per la tubercolosi?
Umaze amezi angahe ufata imiti y'igituntu?	How many months did you take the medication?	Quanti mesi hai preso il farmaco?
Ubabara mu gituza?	Do you have chest pain?	Souffrez-vous à la poitrine? Avez-vous mal à la poitrine?
Ujya ugira ububabare bwo mugituza bukomereza mukuboko kwibumoso?	Do you have pain that radiates from your chest to your left arm?	Avez-vous une douleur qui irradie à partir de votre poitrine à votre bras gauche?
Ujya ubira ibyuya iyo ubabara mu gituza?	Do you sweat when you have this chest pain?	Avez-vous transpirer quand vous avez cette douleur à la poitrine?
Nsobanurira ubwo buribwe	Describe this pain for me.	Décrivez-moi cette douleur.
Ni ubuhe bubabare?	What kind of pain is this?	Quelle sorte de douleur est-ce?
Ububabare bwamaze igihe kingana gite?	How long did the pain last?	Combien de temps la douleur a-t-elle duré?

	Review of Systems: Respiratory/ cardiac	
Kinyarwanda	**English**	**French**
Nyereka aho ubababara umbwire nigihe bizira. Niki gitera ububabare?	Show where it is exactly and tell me when it comes on and what brings it on.	Montrez où elle se trouve exactement et dites-moi quand survient-elle, et qu'est-ce qui la provoque.
Ni yari wagize ububabare mu gituza? Ni iki ukora kugirango ugabanye ububabare	When did you get this pain; what did you do to alleviate it?	Quand vous avez cette douleur; que pouvez-vous faire pour la soulager?
Hamwe nubwo bubabare wagize isereri,isesemi,wararutse cyangwa waguye igihumura?	With this pain, did you feel dizzy, nauseous, did you vomit or faint?	Avec cette douleur, vous êtes-vou senti étourdi, avez-vous eu la nausée, avez vous vomi, ou perdu connaissance?
Warwaye umutwe?	Did you get a headache?	Avez-vous eu mal à la tête?
Wacitse intege mu maboko namaguru?	Did your arms and legs feel weak?	Avez-vous senti vos bras ou vos jambes devenir faibles?
Wigeze wumva uburyaryate(utntu tujombana) mu ntoki cyangwa mu birenge?	Did you feel pins and needles or numbness in your hands and feet?	Avez-vous eu des picotements ou des engourdissements dans les mains ou les pieds?
Ujya wumva ububabare mu gatuza iyo ukoroye?	Do you have chest pain when you cough?	Avez-vous mal à la poitrine quand vous toussez?
Ubwo bubabare bwiyongera iyo ukoroye cyangwa uhumetse cyane?	Does the pain in your chest increase when you cough or take a deep breath?	Est-ce que la douleur dans votre poitrine augmente quand vous toussez ou quand vous prenez une grand respiration?
Wigeze ufata ibinini bya Nitroglycerine?	Have you ever taken any Nitro?	Avez vous déjà pris des Nitro?
Wafashe ibinini bya nitro bingahe?	How many Nitros did you take?	Combien de Nitro avez-vous prises?
Wafashe ibinini bingahe kumunsi/	How many each day?	Combien par jour?
Iyo ufashe ikinini cya nitro bifata umwanya ungana ute ngo ububabare bushire	When you take a Nitro, how long does it take for the pain to go away?	Quand vous prenez une Nitro, combien de temps faut t-il avant que la douleur parte?
Wigeze urwara umutima?	Have you ever had heart trouble?	Avez-vous déjà eu des troubles cardiaques?
Wigeze ugira ikibazo cy'umutima?	Have you ever had any problems with your heart?	Avez-vous déjà eu des ennuis avec votre coeur?
Wigeze ugira ikibazo cyumutima wenda guhagarara?	Have you ever had a heart attack?	Avez-vous déjà fait une crise cardiaque?
Ujya ugira kudiha cyane kumutima? Wumva Bijyana nikiganza cyawe?	Do you have palpitations? With your hand imitate the rhythms.	Avez-vous des palpitations? (Votre cœur bat-il plus vite?) Avec votre main imitez le rythme de ces palpitations.
Ujya ugira ikibazo cyumwuka muke?	Do you suffer from breathlessness?	Etes-vous souvent à bout de souffle?
Iyo uryamye ujya uhera umwuka?	Are you short of breath when resting?	Etes-vous essoufflé au repos?
Byigeze bikubaho ko uhera umwuka uryamye?	Are you ever short of breath at rest?	Est-ce-que ça vous arrive d'être essoufflé(e) au repos?
Ujya ushobora kuzamuka igorofa akazu (esikariye)ka 1 cyangwa aka2 udaheze umwuka?	Can you go up 1 or 2 flights of stairs without being out of breath?	Pouvez-vous monter 1 ou 2 escalier(s) sans être essoufflé(e)?

21

	Review of Systems: Respiratory/ cardiac	
Kinyarwanda	**English**	**French**
Urarana imisego ingahe?	How many pillows do you sleep with?	Avec combien d'oreillers dormez-vous?
Ujya ubyuka nijoro wananiwe guhumeka?	Do you wake up at night short of breath?	Vous réveillez-vous la nuit à court de souffle?
Ujya ugira kubyimba amaguru hajemo nkamazi?	Do you have leg edema?	Vous avez mal les jambes gonflées? (Vos membres inférieurs sont-ils gonflés?)
Ujya ugira ubugombambari bubyimbye?	Do you ever have swollen ankles?	Est-ce que ça cela vous arrive d'avoir les chevilles enflées?
Ujya wumva ucitse intege?	Do you have weakness?	Vous n'avez pas de forces?
Ujya wumva ufite umunaniro?	Do you have fatigue?	Avez-vous la fatigue?
Ujya wumva uburibwe mu maguru iyo ugenda?	Do you have pain in your legs when you walk?	Avez-vous mal aux jambes quand vous marchez?

Kinyarwanda	English	French
Urya neza? (Ese urya neza indyo yuzuye?)	Are you eating well?	Mangez-vous bien?
Ese unywa neza ?	Are you drinking well?	Buvez-vous bien?
Ujya uribwa munda?	Do you have abdominal pain?	Est-ce que vous avez mal au ventre? (Avez-vous des douleurs au niveau de l'abdomen?)
Ujya uribwa munda umaze kurya?	Do you have abdominal pain after you eat?	Est-ce que vous avez mal au ventre après avoir mangé?
Ni ryari ubwo buribwe bwatangiye?	When did this problem start?	Depuis quand avez-vous ce problème?
Haba hashize ibyumweru,amezi,imyaka?	Has it been weeks, months, years?	Il y a des semaines, des mois, des années?
Uracyafite uburibwe?	Do you still have pain?	Avez-vous encore des douleurs?
Ese ufite uburibwe nonaha?	Are you in pain now?	Sentez-vous la douleur maintenant?
Kora aho ubabara ukoresheje urutoki	Touch the spot where you have pain with one finger.	Touchez la ou vous sentez la douleur?
Ese ubabara igihe cyose?	Does it hurt all the time?	Sentez-vous la douleur tout le temps?
Ese uburibwe buraza bukongera bukagenda?	Does the pain come and go?	C'est une douleur "va et vient" ou continue?
Ese wumva uburibwe bwaragabanyutse ukurikije ejo?	Is the pain better than yesterday?	La douleur serait plus grave que celle d'hier?
Ufite umuriro?	Do you have fever?	Avez-vous la fièvre?
Ni iminsi ingahe wagize umuriro?	How many days have you had a fever?	Combien de jours avez-vous eu de la fièvre?
Uhinda umushyitsi?	Do you have chills?	Avez-vous des frissons?
Ese ubira ibyuya nijoro?	Do you have night sweats?	Avez-vous transpirations nocturnes?
Ese ubira ibyuya cyane nijoro?	Do you sweat much at night?	Transpirez-vous beaucoup la nuit? (Des sueurs abondantes la nuit?)
Ugira ubushake bwo kurya?	Is your appetite good or poor?	Est votre appétit bon ou diminué?
Wumvaushaka kurya?	Do you have a good appetite?	Votre appétit est-il bon? Avez-vous bon appétit?
Ese waba wumva udashaka kurya?	Have you lost your appetite?	Avez-vous perdu l'appétit?
Ese urararuka?	Have you vomited?	Avez-vous des vomissements?
Ese ibyo urutse bisa umukara cyangwa birimo amarso?	Is your vomit bloody or black?	Est votre vomi sanglant ou noir?
Ese ibyo urutse busa bite?	What did the vomit look like?	Décrire l'apparence de votre vomi.
Ese uruka kenshi?	Do you throw up (vomit) often?	Vomissez-vous souvent?
Ese waba warigeze kuruka amaraso?	Have you (ever) vomited blood?	Avez-vous (déjà)vomi du sang?
Ese ufite isesemi?	Do you have nausea?	Avez-vous la nausée?
Ese isesemi yatangiye uyu munsi?	Did the nausea start today?	Les nausées ne démarre aujourd'hui?
Ese ni inshuro zingahe wagize isesemi?	How many days have you been nauseated?	Combien de jours avez-vous été la nausée?
Ese ugira isesemi kenshi?	Do you often have nausea?	Avez-vous souvent des nausées?
Ese ujya ugira gutumba munda?	Do you have bloating?	Avez-vous des ballonnements?
Ese uyumunsi wumvise amara yawe anyeganyega?	Did you have a bowel movement today?	Avez-vous caca (une selle) aujourd'hui?
Ese ni ryari muheruka kujya ku musarane?	When was your last stool?	À quand remontent vos derniéres selles?

23

Review of Systems: GI/GU		
Kinyarwanda	**English**	**French**
Ese nikangahe wumva amara yawe anyeganyega ku munsi/ ku cyumweru?	How many bowel movements do you have a day/a week?	Combien de fois par jour/par semaine allez-vous à la selle?
Ese iyo amara yinyeganyeza ujya wumva ugira ububabare?	Do you sometimes have abdominal pain while having a bowel movement?	Avez-vous parfois des douleurs abdominales en allant à la selle?
Ese waba wananiwe kwituma?	Are you constipated?	Avez-vous la constipation? Souffrez-vous de constipation?
Ese ujya ukoresha imiti igufasha kwituma?	Do you take laxatives?	Prenez-vous es laxatifs?
Ese haba hari impinduka uheruka mu mirire yawe vuba aha?	Have there been any changes in your bowel habits lately?	Y-a-t-il eu des changements dans vos selles dernièrement?
Ese waba ushobora guhumeka(gusura?)	Can you pass gas?	Avez-vous lâcher des vents? Avez-vous des gaz?
Ese waba wahumetse (gusura) uyu munsi?	Did you pass gas today?	Avez-vous lâcher des vents aujourd'hui?
Ese waba uhitwa/ucibwamo? (Urahitwa?)	Do you have diarrhea?	Avez-vous la diarrhée? Souffrez-vous de diarrhée?
Inshuro zingahe ku munsi?	How many times per day?	Combien de fois par jour?
Inshuro zingahe ku munsi?	How frequently?	À quelle fréquence?
Ese umusararane wawe ni umukara cyangwa urimo amaraso?	Is the stool black or bloody?	Les selles sont noires ou sanglants?
Ese umusarane wawe urimo amaraso?	Are your stools bloody?	Les selles sont ou sanglants? (Avez-vous eu du sang dans les selles?)
Ese waba warigeze kugira umusarane wumukara?	Did you ever have black or tarry stools?	Vos selles ont-elles déjà été noires comme du goudron?
Ese waba warigeze kugira umusarane wera?	Do you ever have white or pale stools?	Vos selles sont-elles parfois blanches ou pâles?
Ese umusarane wawe usa ute... 1)umutuku 2)umuhondo 3)icyatsi 4)umukara?	What color is your stool...1) red, 2) yellow, 3) green, 4) black?	De quelle couleur sont des selles...1) rouge, 2) jaune, 3) vert, 4) noir??
Ese ugira uburyaryate mu kibuno?	Do you have anal itching?	Souffrez-vous de démangeaisons anales?
Ese waba ugira udusebe mu kibuno(amagara)?	Do you have hemorrhoids?	Avez-vous des hémorroïdes?
Ese ugira ububabare iyo umira?	Do you have pain with swallowing?	Avez-vous des problèmes d'avaler? Avez-vous mal quand vous avalez?
Ese ujya ugira ingorane zo kumira?	Do you have difficulty swallowing?	Avez-vous des difficultés à avaler? Avez-vous du mal déglutir?
Ese ubona bikoroheye kumira ibinyobwa kurusha ibiribwa?	Do you find liquids more easy to swallow than solids?	Trouvez-vous que c'est plus facile d'avaler des liquides ou des matières solides?
Ese ufite ububabare bumeze kubushye mu gifu cyawe?	Do you have a burning pain in your stomach?	Sentez-vous la douleur brûlante dans l'estomac?
Ese waba ugira ikirungurira?	Do you have heartburn?	Avez-vous des brúlures d'estomac?
Urashonje?	Are you hungry?	Avez-vous faim?
Ese uheruka kurya ryari?	When did you last eat?	Quand avez-vous manger?
Ese waba warigeze kubona utuyoka mu musarane wawe?	Have you seen worms in your stools?	Avez-vous des vers dans les selles jamais vu?
Ese waba warigeze guca mucyuma kireba igifu?	Have you had a gastroscopy?	Avez-vous connu la gastroscopie au paravent?

Review of Systems: GI/GU		
Kinyarwanda	**English**	**French**
Ese waba warigeze kugira udusebe two ku gifu?	Have you ever had an ulcer?	Avez-vous déjà eu un ulcère?
Ese ufite igisebe ku gifu cyangwa amara?	Do you have a stomach or duodenal ulcer?	Avez-vous un ulcère d'estomac ou un ulcère duodénal?
Ese ako gasebe kaba karigeze guturika/gucukukika?	Did this ulcer ever rupture (perforate)?	Cet ulcère s'est déjà perforé?
Uranyara nta kibazo? (Ese urihagarika neza?)	Are you urinating welll?	Est-ce que vous urinez bien?
Ugira ububabare iyo unyara? (Ese ugira uburibwe iyo wihagarika?)	Do you have pain when you urinate?	Sentez-vous la douleur brûlante quand vous urinez?
Ese ugira uburubwe bumeze nkubushye iyo wihagarika?	Do you have a burning sensation when you urinate?	Avez-vous une sensation de brûlure quand vous urinez?
Ese ugira amashyia ava mu myanya yimyororokere yawe?(Ubona igitsina kivamo amashyira?)	Do you have penile discharge?	Avez-vous senti la décharge du pénis?
Ese waba ufite igisebe ku myanya yimyorororkere yawe/ (Hari utubyimba ku gitsina yawe?)	Do you have a sore on your penis?	Y-il des ulcères sur votre pénis?
Ese waba warigeze kugira ikibyimba cyangwa igisebe ku myanya myibaruko yawe?	Have you ever had any sores on your genitals?	Avez-vous déjà eu des plaies sur vos organes génitaux?
Ese waba warigeze kurwara indwara zandurira mu mibonano?	Have you ever had a venereal disease?	Avez-vous déjà eu une maladie vénérienne? (Avez-vous eu des maladies sexuellement transmissibles?
Ese inkari zawe zisa zite?	What does your urine look like?	Quelle est la couleur de votre urine?
Ese ugira inkari zijimye?	Do you have dark urine?	Avez-vous une urine foncée?
Ese inkari zawe zirera?	Is your urine cloudy?	Votre urine est trouble?
Ese ufite ububabare mu mugongo aho urubavu rwarwe rwanyuma ruhurira nagatirigongo?	Do you have sharp pains in your back where the last rib meets the spine?	Avez-vous des douleurs aiguës dans le dos où la dernière côte répond à la colonne vertébrale?
Umfite uburibwe (ububabare) munsi y'umufuka w'amabya?	Do you have an aching pain under your scrotum?	Avez-vous une douleur sourde dans votre scrotum?
Ugira ikibazo iyo utangiye kunyara?	Do you have difficulty staring to urinate?	De façon générale avez vous de la difficulté à commencer à uriner?
Waba ujya uta udutonyanga tw'inkari rimwe na rimwe iyo urangije kunyara? (Ese waba uta udutonyanga twinkari iyo urangije kwihagarika?)	Do you have dribbling after you finish?	Quelques fois il vous arrive d'en perdre l'urine après vous fini?
Ese ninshuro zingahe wihagarika ku munsi?	How many times a day do you urinate?	Combien de fois par jour urinez-vous?
Inshuro zingahe ku munsi wihagarika mu ijoro?	How often do you urinate at night?	Combien do fois videz-vous par nuit?
Ese ujya ugira ikibabzo cyo gufata inkari zawe?	Do you sometimes have trouble holding your urine?	Vous arrive-t-il d'avoir du mal à retenir votre urine?
Ese ugira ubushake bwo kwihagarika kandi umaze kwihagarika ese wihagarika inkari nkeya?	Do you have the urge to urinate after just urinating and are you only urinating small amounts?	Avez-vous l'envie d'uriner après seulement uriner et que vous ne uriner petites quantités?

25

Review of Systems: GI/GU		
Kinyarwanda	**English**	**French**
Kwihagarika bigenda buhoro ?	Is the urine stream slow?	Est-ce que le jet des urines est lent ou rapide?
Ese iyo ukoroye cg ushoreje usohora inkari?	Do you leak urine when you cough or sneeze?	Avez-vous urinez accidentellement lorsque vous toussez ou éternuez?
Ese ujya wihagarika usinziriye?	Do you ever pass urine while asleep?	Avez-vous parfois des pertes d'urine quand vous dormez?
Ese ugira amaraso mu nkari?	Do you have blood in the urine?	Y-il du sang dans les urines?
Ese inkari zawe zisa zite?	What color is your urine?	Couleur est votre urine?
Ese wigeze ugira udusenyi mu mpyiko?	Have you every passed a kidney stone?	Avez-vous déjà passé une pierre au rein?
Ese ujya unanirwa gufata inkari zawe?	Do you have incontinence?	Vous n'arrivez pas à retenir l'urine?
Waba wanyaye uyu munsi? (Ese wigeze wihagarika uyumunsi?)	Have you urinated today?	Avez-vous uriné aujourd'hui?
Ese urumva agafuka kinkari zawe kuzuye neza?	Does your bladder feel full?	Est-ce que votre vessie se sentir rassasié?
Ese waba waigeze kurwara mburugu?	Have you had a positive test for syphilis?	Avez-vous déjà eu un test positif pour la syphilis?

Review of Systems: Women's Health		
Kinyarwanda	**English**	**French**
Ese wabawarigeze kugira ikibyimba mu mabere?	Have you noticed any breast lumps?	Avez-vous grosseurs du sein? (Avez-vous palpé ou senti un nodule?)
Ese ugira amatembabuzi mu mabere?	Do you have nipple discharge?	Avez-vous décharge du mamelon? (Avez-vous un écoulement mamelonnaire?)
Ese ujya ubyimba ku moko cyangwa hafi yaho	Do you have swelling around or below your nipples?	Avez-vous un gonflement autour ou en dessous de vos mamelons?
Ese waba waracuze imbyaro?	Have you reached change of life?	Avez-vous atteint la ménopause? Êtes-vous ménopausée?
Ese uratwite?	Are you pregnant?	Etes-vous enceinte?
Ese umaze amezi angahe utwite?	How many months pregnant are you?	Combien de mois de grossesse êtes-vous?
Birashoboka ko waba utwite?	Could you possibly be pregnant?	Pourriez-vous être enceinte?
Ushobora kwisuzumisha ko waba utwite?	We will do a pregnancy test.	Nous allons faire un test de grossesse.
Ese nikuyihe myaka wagiriye mu mihango?	At what age did you start to menstruate?	A quel âge avez-vous commencé vos menstruations? A quel age vos menstruations ont-elles commencé?
Ese imihango yawe iza igihe kimwe buri kwezi?	Are your periods regular?	Etes-vous en règles normalement? Vos menstruations sont-elle régulières?
Ese uraribwa iyo uri mu mihango?	Are your periods painful?	Connais-tu des règles douloureuse? Avez-vous des douleurs pelviennes cycliques?
Ese ugira amaraso meshi iyo uri mu mihango?	Is the flow heavy?	Y a-t-il beaucoup sang? (Avez-vous des règles abondantes?)
Ese ukoresha kotegisi zingahe?	How many pads or tampons do you use?	Combien de serviettes ou de tampons utilisez-vous?
Ese ni kangahe ku munsi uhindura kotegesi?	How often in a day must you change your sanitary napkin or tampon?	Combien de fois par jour devez vous changer de tampons ou de serviettes sanitaires?
Ese imihango yawe iheruka yatangiye ryari?	When did your last period start?	Quand ont-ils commencé les dernières règles? (Quelle est la date du premier jour de vos dernières règles?)
Ese imihango yawe imara iminsi ingahe?	How many days do your periods last?	Combien de temps vos menstruations durent-elles? Vos règles durent combien de temps?
Ese haca iminsi ingahe kugirango usubire mu mihango?	How many days between periods ?	Combien de jours entre vos menstruations?
Ese ujya uva amaraso hagati yimihango yawe yambere nikurikira?	Do you bleed between periods?	Avez-vous saignez entre les cycles menstruels?
Ese waba udaheruka imihango yawe?	Have you missed a period lately?	Avez-vous manqué un cycle dernièrement?
Ese waba ugira imibonano mpuzabitsina?	Do you have sexual relations?	Avez-vous des relations sexuelles? (Avez-vous des rapports sexuels?)
Ese ni ryari waba uheruka gukora imibonano mpuzabitsina?	When was the last time you had sexual relations?	Q quand remonte votre dernier contact sexuel?
Ese waba ukoresha imiti yo kwirinda gusama?	Do you use contraceptives?	Prenez-vous des contraceptifs? Avez-vous une contraception?
Ese waba ukoresha uburyo bwo kwirinda gusama?ubuhe?	Are you using any birth control method, which one?	Faites-vous usage de méthodes anti-conceptionnelles? lesquelles?
Ese waba ufata ibinini byo kuboneza urubyaro?	Do you take birth control pills?	Prenez-vous des contraceptifs?

27

Review of Systems: Women's Health		
Kinyarwanda	**English**	**French**
Ese waba warigezeukoresha agapira ko mumura?	Did you ever have an IUD put in?	Vous êtes-vous déjà fait poser un stérilet?
Ese ujya ugira ububabare mugihe cy'imibonano?	Do you have pain during intercourse?	Avez-vous des douleurs lors d'un rapport sexual?
Ese ugira uburyaryate mu myanya yawe yuburumbuke?	Do you have vaginal itching?	Avez-vous démangeaisons vaginal?
Ese ujya wumva ububabare munda yawe ibyara?	Do you have vaginal pain?	Sentez-vous la douleur dans le vagin?
Ese ujya ugira ibintu bidasanzwe biva mu gitsina?bike cyangwa byinshi?	Do you have unusual discharge from the vagina; a lot or a little?	Avez-vous des sécrétions vaginales extraordinaires? (Avez-vous des pertes vaginales?) ...beaucoup ou peu?
Ese waba waragize amavangingo y'umuhondo?	Do you have (have you had) any yellowish discharge?	Avez-vous (avez-vou eu) des pertes jaunâtres?
Ese waba waratangiye guca imbyaro?	Has your menopause begun?	Êtes-vous ménopausée?
Ese nikuyihe myaka waciriye imbyaro?	At what age did you have your menopause?	A quel âge votre ménopause s'est-elle produite?
Ese ni ku yihe myaka imihango yawe yahagarikiye?	At what age did you stop menstruating?	A quel âge vos menstruations ont-elles arrête? (A quel moment est survenu l'arrêt?)
Ese haribibazo waba uterwa no guca imbyaro?	Did you have any problems with your menopause?	Avez-vous eu des problémes avec la ménopause?
Ese ujya uva amaraso mu gitsina?	Are you having vaginal bleeding?	Avez-vous des saignements vaginaux?
Ese umaze igihe kingana gite uva amaraso?	How long have you had the bleeding?	Combien de temps avez-vous eu l'hémorragie?
Ese ayo maraso uva mugitsina ahoraho cyangwa uva rimwe na rimwe?	Is the vaginal bleeding continuous or does it come and go?	Le saignement vaginal continu ou faut-il aller et venir?
Ese waba warabuze imihango yawe vuba aha?	Have you missed your menstrual period recently?	Avez-vous manqué votre période menstruelle récemment?
Ese waba warigeze gutwita?	Have you ever been pregnant?	Avez-vous déjà été enceinte?
Ni ubwa kangahe usama? (Inda yawa ifite amezi angahe?)	How many times have you been pregnant?	Combien de fois avez-vous conçu? Combien de grossesse avait-vous?
Ufite abana bangahe?	How many children do you have?	Avez-vous combien d'enfants?
Ese uheruka kubyara ryari?	When did your have your last baby?	Quand avez-vous eu votre dernier enfant?
Ese waba warigeze kubyara impanga?	Have you ever had twins?	Avez-vous déjà eu des jumeaux?
Ese waba warabyaye neza utabazwe?	Were your deliveries normal?	Vos accouchements étaient normaux?
Waba warigeze ugira ikibazo cyo gukuramo inda?	Have you had any miscarriages?	Avez-vous eu des fausses couches?
Ese hari ibibazo wagize mu gutwita kwabanje?	Did you have problems in your previous pregnancies?	Avez-vous eu des difficultés pendant votre grossesse?
Ese waba warabyaye bikoroheye?	Did you have easy deliveries?	Avez-vous eu des accouchements faciles?
Waba warigeze kubyara ubazwe?	Did you ever have a baby by cesarian?	Avez-vous déjà eu un bébé par césarienne?
Ese waba warigeze ubyara bakurura umwana?	Did you ever have a forceps delivery?	Avez-vous déjà eu un accouchement par forceps?
Ese haba hari umwana wawe wigeze uvuka adashyitse?	Were any of your babies born prematurely?	Avez-vous eu des enfants qui sont nés prématurément?
Ese waba warigeze kuva cyane nyuma yo kubyara?	Did you have any severe bleeding after any of your deliveries?	Avez-vous eu des saignements graves après tout de vos accouchements?

28

Review of Systems: Women's Health		
Kinyarwanda	**English**	**French**
Ese waba uzi ubwoko bw'amaraso yawe?	Do you know your blood type?	Quel est ton groupe sanguine?
Mu gihe warutwite waba waravuye amaraso cyangwa kubyimba utugombambari?	During your pregnancy did you have any bleeding or swelling of the ankles?	Au cours de votre grossesse avez-vous avez des saignements ou une enflure des chevilles?
Ese uri kunda?	Are you in labor?	Êtes-vous dans le travail?
Ni ryari watangiriye ibise?	When did your contractions start? (When did the pains start?)	Depuis combien de temps es-tu en travail?
Ese ububabare bwawe bukurikirana bute?	How close together are the pains?	Comment rapprochés sont les douleurs?
Ese ububabare bwawe bwamaze igihe kingana gite?	How long do they last?	Combien de temps durent-ils?
Ibise byawe bizira rimwe(mugihe kingana)?	Are the contractions regular or irregular?	Vos contractions sont régulières ou irrégulières?
Haca umwana ungana ute mu bise byawe?	How many minutes between contractions?	Il y a combien de minutes entre les contractions?
Warivubiye? Wabonye ishuha imeneka?	Did your water break? Have you ruptured your membranes?	Avez-vous perdu de l'eau?
Uyu ni imfura yawe?	Is this your first baby?	C'est votre première enfant?
Urumva umwana akina?	Do you feel the baby move?	Vous sentez-vous l'enfant remuer?
Wisunika! (reka gusunika) (mu gihe umwana avuka)	Do not push.	Ne poussez pas.
Sunika (mu gihe umwana avuka)	Push now.	Poussez maintenant.
Sunika cyane (mu gihe umwana avuka)	Push very hard.	Poussez très fort.
Umfite umuhungu! (Wabyaye umuhungu!)	You have a boy!	Vous avez un garçon!
Umfite umukobwa! (Wabyaye umukobwa!)	You have a girl!	Vous avez une fille!
Umfite imanga (wabyaye impanga)	You have twins!	Vous avez des jumeaux!
Umwana ameze neza ;amfite ubuzima bwiza. (Abana bameze neza; bamfite ubuzima bwiza.)	The baby/babies is/are healthy.	Les bébés / enfants est / sont en bonne santé.
Umwana wawe ararwaye.	Your baby is sick.	Votre bébé est malade.
Turashaka gufasha umwana wawe.	We need to help your baby.	Nous devons aider votre bébé.
Ushobora gusigarana n'umwana wawe.	You can stay with your baby.	Vous pouvez rester avec votre bébé.

29

Review of Systems: Neonatal & Peripartum		
Kinyarwanda	English	French
Umwana wawe amfite imyaka ingahe?	How old is your baby?	Quel est l'âge de votre bébé?
Ese umwana wawe yavukiye mu rugo cyangwa kwa muganga?	Was your baby born at home or the health center?	Votre bébé est né à la maison ou au centre de santé?
Ese umwana wawe yavukanye ibiro bingahe?	What was your baby's birth weight?	Son enfant avait combien de poids à la naissance?
Ese wonsa umwana wawe cyangwa umuhera amata mu icupa ryabugenewe/	How are you feeding the baby, with breast or bottle?	Comment êtes-vous nourrissez le bébé, à la poitrine ou bouteille?
Ese umwana aronka neza?	Is the baby nursing well?	Est-ce qu'il tété bien?
Ese umwana wawe yaba yarigeze agagara?	Has the baby had a convulsion?	Cet enfant a eu la convulsion?
Ese uruzi rw'infa rwarirufite ibara risa rite?	What color was the amniotic fluid?	De quelle couleur était le liquide amniotique?
Ese waba wararwaye mbere yo kubyara?	Were you ill before the delivery?	Avez-vous un autre problème avant l'accouchement?
Ese umwana wawe afite umuriro ki?	What is the baby's temperature.	Quelle est la température de l'enfant?
Umwana wawe ararwaye.	Your baby is sick.	Votre bébé est malade.
Dukeneye gufasha umwana wawe.	We need to help your baby.	Nous devons aider votre bébé.
Ushobora gusigarana numwana wawe.	You can stay with the baby.	Vous pouvez rester avec le bébé.
Dukeneye gushyushya umwana wawe	We need to warm the baby up.	Nous avons besoin de réchauffer le bébé.
Turashaka gushyira umwana wawe kurumuri rwabigenewe kugirango ashyuhe	We need to put the baby under the bili-light to warm him/her.	Nous avons besoin de mettre le bébé sous la bili-lumière pour le réchauffer il ou elle.
Turashaka guha umwana wawe umwuka.	We need to give the baby oxygen.	Nous devons donner de l'oxygène de bébé.
Ese umwana ararira kenshi?	Does the child cry often?	Est-ce que l'enfant pleure souvent?
Ese umwana arikongera ibiro?	Is the child gaining weight?	L'enfant prend du poids?
Ese umwana ararya neza?	Does the child have a good appetite?	L'enfant at-un bon appétit?
Ese ni ubuhe bubabare umwana aririra	What kinds of pain does the child complain of?	Quel genre de douleur que l'enfant se plaint de?
Ese umwana aranywa neza?	Is the child drinking ok?	Est-ce qu'il (qu'elle) boit bien?
Ese umwana ararya neza?	Is the child eating ok?	Est-ce qu'il (qu'elle) mange bien?
Ese waba wabonye utuyoka mu birutsi cyangwa umusarane ?	Have you seen worms in the vomit or stool?	Avez-vous vu les vers dans les vomissements ou dans les selles?
Ese umwana wawe yihagaritse uyumunsi?	Did your child pass urine today?	Votre enfant at-uriner aujourd'hui?
Ese umwana wawe yagize umusarane uyumunsi/ejo?	Did you child have a stool today/ yesterday?	Votre enfant at-il eu un tabouret aujourd'hui / hier?
Ese arahitwa?	Does he/she have diarrhea?	Est-ce qu'il / elle a la diarrhée?
Ese araruka?	Has he/she been vomiting?	At-il / elle vomit?
Ese ufite agakarita ko gukingiriraho umwana?	Do you have the baby's vaccine card?	vez-vous la carte de vaccin du bébé?
Ese umwana araseka cyangwa agasakuza iyo umuvishije?	Does the baby smile and babble when you talk to him/her?	Est-ce que le bébé sourire et bavardage quand vous parlez à lui / elle?
Ese umwana azamura umutwe iyo aryamye yubitse inda?	Does the baby lift his/her head when lying on his chest?	Est-ce que le bébé lever son / sa tête quand il est couché sur sa poitrine?
Ese afata ibintu akoresheje intoki ze?	Does he/she grab objects with his/her whole hand?	Est-ce qu'il / elle saisir des objets avec son / sa main entière?

Review of Systems: Neonatal & Peripartum		
Kinyarwanda	**English**	**French**
Ese arihindukiza?	Does he/she roll over onto his/her chest or back?	Est-ce que votre bébé rouler sur leur poitrine ou le dos?
Ese umwana wawe arakambakamba?	Is your baby crawling?	Est-ce que votre bébé ramper?
Ese umwana wawe aragenda?	Is your baby walking already?	Est votre bébé marchait déjà?

31

Review of Systems: Neurologic & Psychiatric		
Kinyarwanda	**English**	**French**
Ugaragaza intege nkemu maso?	Do you have facial weakness?	Avez-vous: la faiblesse de la face?
Ese ufite ibinya mu maso?	Do you have facial numbness?	engourdissement de la figure?
Ese ufite intege nke mu maguru?	Do you have leg weakness?	faiblesse des jambes?
Ese ufite ibinya mu maguru?	Do you have leg numbness?	engourdissement des jambes?
Ese ufite intege nke mu maboko?	Do you have arm weakness?	faiblesse des bras?
Ese ufiteibinya mu kuboko?	Do you have arm numbness?	engourdissement des bras?
Ese waba warigeze gukomereka ku mutwe?	Have you ever had a head injury?	Avez-vous déjà eu un traumatisme crânien?
Waba warigezekugira impanuka?	Have you ever had a concussion?	Avez-vous eu un commotion cérébrale?
Wari ufite ubwenge?	Were you unconscious?	Est-ce que vous avez perdu connaissance?
Waba warigeze kugwa igihumura?	Have you ever lost consciousness?	Avez-vous déjà eu des pertes de connaissance?
Ese waba warigeze ugagara cyane?	Have you had any convulsions?	Avez-vous déjà eu une crise d'épilepsie?
Ese waba warigeze kugagara?	Do you ever have seizures?	Avez-vous déjà eu une crise d'épilepsie?
Ese mbere yuko ugagara urumva,urahumurirwa cyangwa ukumva ikintu kidasanzwe?	Before you have a seizure do you see, hear, smell, taste, or feel something in particular?	Avant votre crise comme telle voyez vous, entendez, sentez, goûtez-vous ou avez vous une sensation particulière quelconque?
Ese hari uwaba yarabonye ko amaso yawe yihindukiza iyo ugiye kugagara?	Has someone ever noticed if your eyes turn to the right or to the left at the beginning of your seizure?	Quelqu'un a-t-il déjà remarqué si vos yeux tournent à droite où à gauche au début de votre crise?
Ese ujya ugira gutitira?	Do you have tremors?	Avez-vous eu des tremblements?
Ese ujya urwara umutwe?	Do you have headaches? Do you suffer from headaches?	Avez-vous des maux de tête? (Avez-vous mal à la tête?)
Ese ukunda kurwara umutwe kenshi?	Do you often have headaches?	Avez-vous souvent mal à la tête?
Ese ujya urwara umutwe ukabije?	Do you have migraines?	Avez-vous des migraines?
Ese ujya wumva umutwe uremereye?	Do you feel pressure in your head?	Vous sentez-vous la pression dans votre tête?
Ese uyu mutwe niwo wakubabaje cyane?	Is this the worst headache of your life?	Est-ce le pire des maux de tête de votre vie?
Ese iyo warwaye umutwe ukurira uruhande rumwe?	When you have a headache is the pain always on the same side?	Quand vous avez un mal de tête avez-vous toujours mal du même côté?
Ese waba warigeze uhuma ijisho rimwe?	Have you had vision loss in one eye?	Avez-vous des difficultés à voir d'un œil récemment?
Ese ujya uhagarara ukumva ufite iserericyangwa ushaka kwitura hasi?	Do you have problems with your balance?	Avez-vous des difficultés à maintenir votre équilibre?
Ese ujya unanirwa guhagarara?	Do you lose your balance?	Perdez-vous l'équilibre?
Ese ujya wumva ufite isereri?	Do you feel the room turning or do you feel dizzy?	Est-ce que la pièce tourne on est-ce que vous sentez étourdi?
Ese isereri imaze umwanya ungana ute?	How long have you been dizzy?	Combien de temps avez-vous été le vertige?
Ese niyo wicaye uba wumva ukizengerwa?	Are you dizzy when you sit still?	Êtes-vous le vertige quand vous vous asseyez encore?
Ese iyo uzunguje umutwe ugira isereri?	Do you feel dizzy when you move your head?	Avez-vous vous sentez étourdi lorsque vous déplacez votre tête?

Review of Systems: Neurologic & Psychiatric		
Kinyarwanda	**English**	**French**
Ese iyo uhagurutse ugira isereri?	Are you dizzy when you stand up?	Êtes-vous le vertige quand vous vous levez?
Isereri yawe (yarororshye-irakabije-ntacyahindutse)kuva yatangira?	Is the dizziness (better – worse – the same as) since it started?	Est le vertige (meilleur - pire - le même que) depuis qu'elle a commencé?
Ese ujya wumva ushaka kwegamira iruhande rw"ubumoso/iburyo?	Do you tend to lean to the left/right side?	Avez-vous tendance à pencher toujours du côté gauche?droit?
Ese ujya ugira ingorane mu kugenda?	Do you have problems walking?	Avez-vous du mal à marcher?
Ese ujya ugira uburibwe buva kugihimba cyo hasi bumanuka mumaguru?	Do you have pain that travels from your buttock down the back of your leg?	La douleur s'étend de la fesse à l'arrière de votre jambe?
Ese ujya ugira ikibazo cyo kwibuka?	Do you have memory problems?	Souffrez-vous de la perte de mémoire?
Ese ujya wumva ufite gusuhuza umutima?	Do you have anxiety?	Avez-vous mal a la anxiété?
Ese ujya wumva wihebye?	Do you have depression?	Avez-vous mal a la dépression? (Vous sentez-vous déprimé?)
Ese ibyiyumviro byawe bimeze bite?	How is your mood?	Comment est votre humeur?
Ese wumva amajwi?	Do you hear voices?	Avez-vous déjà souffert de se sentir voix dans votre tête?
Ese usinzira neza?	Do you sleep well?	Dormez-vous bien la nuit?
Ese ujya ubura ibitotsi?	Do you have insomnia?	Souffrez-vous d'insomnie?

33

Commands		
Kinyarwanda	**English**	**French**
Asama.	open your mouth	ouvrez grand la bouche
Bumba umunwa wawe.	close your mouth	fermez la bouche
Nyereka amenyo yawe.	show me your teeth	montrez-moi les dents
Sohora ururimi rwawe.	stick out your tongue	tirez la langue
Vuga "Ahh".	say "A"	dites "A"
Nyeganyeza umutwe iburyo ni bumoso.	turn your head to the right, to the left	tournez la tête à droite, à gauche
Ubika wongere wubure umutwe wawe.	bend your head forward, backward	penchez la tête en avant, en arrière
Mira.	swallow	avalez
Reba hejuru.	look up	regardez en haut
Reba hasi.	look down	regardez en bas
Reba imbere yawe.	look straight ahead	regardez tout droit
Reba mu rumuri.	look up at the light	regardez la lumière
Kurikiza amaso yawe intoki zange.	follow my finger with your eyes	suivez mon doigt des yeux
Funga amaso yawe.	Close your eyes.	Fermez les yeux.
Zamura ibitsike byawe.	Raise your eyebrows.	Lever les sourcils.
Seka werekana amenyo yose.	Smile widely.	Sourire largement.
Mira nonaha.	Swallow now.	Avalez maintenant.
Fungara amaso.	Open your eyes.	Ouvrez les yeux.
Injiza umwuka mwinshi mu kanwa.	take deep breaths through your mouth	prenez des grandes respiration par la bouche
Humeka cyane.	take a deep breath	inspirez profondément (inspirez à fond)
Humeka utihuta.	take a deep breath slowly	inspirez profondément et lentement
Reka guhumeka mu masegonda make.	hold your breath	retenez votre souffle
Injiza umwuka.	breathe in	inspirez
Sohora umwuka.	breathe out	expirez
Korora.	cough	toussez
Kunama.	lean forward	penchez-vous en avant
Ryama.	lie down flat	couchez-vous à plat
Ryamira k'umugongo.	lie down on your back	couchez-vous sur le dos
Ryamira iburyo/ibumoso.	lie down on your right/left side	couchez-vous sur le côté droit/gauche
Ryamira urubavu rwawe.	Lay on your side.	Couchez vous sur le côté
Icara.	sit down	asseyez-vous
Byuka.	sit up (from supine position)	(s'asseoir depuis la position couchée) Redressez-vous et asseyez-vous.
Kuba umwenda (umuforomakazi afate umuvuduko wamaraso)	roll up your sleeve	remontez votre manche (vous pourriez remonter votre manche?)
Hindukira.	turn around	retournez-vous
Ryamira inda yawe (ubika inda).	turn over (lay on your abdomen)	tournez-vous
Zamura amaboko/zamura amaguru	raise your arms/legs	levez vos bras/jambes
Manura amaboko/zamura amaguru	lower your arms/legs	baissez les bras/jambes
Haguruka.	stand up	mettez-vous debout (levez-vous)
Genda ugana urugi/ngwino.	walk toward the door/toward me	marchez vers la porte/vers moi
Kurura.	pull	tirez
Sunika.	push	poussez
Vuga "yego" iyo urikumva.	Say "yes" if you feel this.	Dites "oui" si vous sentez ceci.
Kora gutya (vuba vuba).	Do this movement (quickly).	Faites ce mouvement (rapidement).

34

Commands		
Kinyarwanda	English	French
Koresha ukoboko kwawe uko ndikubigenza.	Move your arm like I do.	Bougez votre bras comme je le fais
Hina ivi ryawe.	Bend your knee.	Pliez le genou.

Physical Exam

Kinyarwanda	English	French
uko ugaragara, uburebure	Appearance, height	aspect, taille
uburemere."Hagaruka, hano."	weight (pounds/kilograms) "Stand on the scale."	Poids (livres/kg)" Montez sur la balance"
"Ndapima umuvudoko w'amaraso yawe."	pulse, blood pressure respiratory rate temperature "I must check your blood pressure."	Pouls, pression artérielle,rythme respiratoire, température "Je dois vérifier votre tension artérielle."
"Mfata agapimabushyuhe munsi y'ururimi rwawe (agapimabushyuhe); igipimisho cy'ubushyuhe."	Temperature: "Hold this under your tongue." (thermometer)	Température : "Maintenez le thermomère sous la langue"
uruku	skin	peau
aho ushobero kureba "Funga (hisha) ijisho ryawe ry'iburyo. Soma ibi. Noneho funga (hisha) ijisho ryawe ry'ibumoso hanyuma usome ibi."	visual acuity "Cover your right eye. Read the letters on the wall. Now, cover your left eye."	Acuité visuelle : "Cachez l'œil droit. Lisez les lettres sur le mur. Maintenant, cachez l'œil gauche."
Igihenehene	conjunctivae, sclerae	conjonctive, sclérotique
imboni "Ngomba kumurikisha umuriri mu maso yawe."	pupils "I am going to shine a light into your eyes."	pupilles : "Je vais diriger une lumière dans vos yeux."
imboni	pupils equal, round and reactive to light	pupilles égales, rondes et réactives à la lumière
	optic disc	disque optique
"Ngombagushyira ibitonyanga by'umuti mu maso yawe."	"I must put some medicine drops into your eyes."	"Je dois mettre quelques gouttes dans vos yeux."
"Ugiye kumva guhuha k'umuyaga mu maso yawe."	Glaucoma test: "You are going to feel a puff a air in your eyes"	Test du glaucome : "Vous allez sentir un jet d'air dans les yeux"
nyirugutwi; "Ngomba kureba mu gutwi kwawe."	ear canal, tympanic membrane "I am going to look into your ears."	Conduit auditif, Tympan "je vais regarder dans vos oreilles".
"Pfuka uku gutwi n'ukuboko kwawe. Mbwira niba udashobora kumva urusaku. Umbwire mu gihe urusaku ruhagaze."	AC> BC bilaterally? Rinne. "Cover this ear with your hand. Tell me when you cannot feel the vibration." Move the tuning fork off the mastoid process and next to but not touching the ear. "Tell me when the sound stops."	conduction de l'air > conduction osseuse. Rinne. Couvrez cette oreille avec la main. Dites moi quand vous ne sentez plus de vibration.". Déplacer le diapason de l'oreille et maintenez-le à côté mais sans toucher l'oreille. "Dites-moi quand le son s'arrête".
"Wumva amajwi mu buryo bumwe mu matwi yombi?"	Weber "Is the sound the same in both ears?" (with a tuning fork that is vibrating, resting on top of the patient's head)	Weber "le son est-il le même dans les deux oreilles?" (à l'aide d'un diapason qui vibre et qui est posé sur la tête du patient)
inyama zo mumazuru; "Ngiye kureba mu nazuru yawe imbere, unamura umutwe wawe. (uwujyana inyama)."	nasal mucosa "I am going to look into your nose."	muqueuse nasale "Je vais regarder dans votre nez."
	nasal septum	septum nasal
	turbinates	cornet du nez
amaraka	soft palate	voile du palais
utwobo two mu mutwe	sinuses	sinus
Amenyo	teeth	dents
"Asama, mushobora." (fungura meno)	mouth, gums, teeth, uvula, Stenson's and Wharton's ducts "Open your mouth, please."	bouche, les gencives, les dents, la luette. Les conduits de Stentson et Wharton "Ouvrez la bouche, s'il vous plaît."

Kinyarwanda	English	French
"Erekana ururimi, mushobora." (Sohora ururimi rwawe.")	"Stick out your tongue please."	"Tirez la langue, s'il vous plaît."
"Vuga ngo ahhh."	"Say ahh!"	"Dites ahh….!"
"Humeka cyane."	Auscultation, "Breathe in deeply."	auscultation "Respirez profondément."
"Ngomba gukubita ku mugongo wawe ngusuzuma gusa ntago bibaza."	percussion "I must tap on your chest- this won't hurt."	Percussion, Je vais taper sur votre poitrine -cela ne fera pas mal"
"Mushobora, ryamira k'umugongo." (Ryama)	"Lie down on your back, please."	"Couchez vous sur le dos, s'il vous plaît."
"Ryamira ibumoso."	"Lie on your left side."	"Couchez-vous sur le côté gauche."
Ryamira urubavu rwawe rw'iburyo.	"Lie on your right side."	"Couchez-vous sur le côté droit."
"Urababara hano?"	tenderness "Does it hurt here?"	Sensibilité "Avez-vous mal quand j'appuie ici ?"
"Ndashaka gusuzuma ku mugongo."	cva tenderness "I want to check your back"	douleur (à la palpation) angle costovertebral "Je vais examiner votre dos."
Uko umutima utera"Humeka."	heart rate, rhythm "Breathe normally."	fréquence cardiaque "Respirez normalement."
"Ndashaka gusuzuma umutima."	heart murmur? "I want to check your heart"	souffle cardiaque? "Je dois écouter votre cœur."
"Funga umwuka."	carotid "Hold your breath."	carotide "ne respirez pas" (bloquez votre respiration)
umutsi unyura mu majigo gukweduka	jugular venous pressure	jugulaire veineux distendu
"Hari amashyria aza mu mabere (imoko)?"	nipple discharge?	évacuation du téton
"Urababara ibere?"	breast tenderness? "Does it hurt when I press here?"	sensibilité des seins "Est-ce que ça fait mal quand j' appuie ici?"
"Ndashaka gusuzuma amabere."	breast exam "I need to examine your breasts."	examen des seins "Je dois examiner vos seins."
(carotid), (radial), ruboroga. Umumisha (artery) of neck and umumisha of wrist, "Gufunga umwuka."	carotid, radial, aortic pulsation "Hold your breath."	pulsation carotidienne, radiale,aortique "Retenez votre souffle".
"Gusuzuma imitsi."	femoral, dorsalis pedis and posterior tibial pulsation	fémoral, dos du pied, le postérieure du tibia
kubyimba?	leg edema?	gonflement du jambes
"Uraryamye, mushobora."	"Lie down please."	"Couchez-vous, s'il vous plaît."
"Nyereka aho ubabara."	"Show me where it hurts."	"Montrez-moi où cela vous fait mal."
"Ubabara hano?" ("Ubabara iyo n'koze aha?")	"Does it hurt when I touch here?"	"Avez-vous mal quand j'appuie ici?"
umukondo	umbilicus	ombilic
umusipa	inguinal hernia?	hernie, inguinal
"Gusuzuma munda."	palpation; "I must press my hands on your abdomen."	palpation "Je dois appuyer avec mes mains sur votre abdomen".
"Ngomba kumva kunda yawe."	auscultation; "I must listen to your abdomen."	auscultation "Je dois écouter les bruits de votre abdomen"
wamazi yo munda	fluid wave, superficial abdominal veins?	onde liquide, les veines abdominales superficielle?

Physical Exam		
Kinyarwanda	**English**	**French**
"Gusuzuma umura."	Uterine height (cm)	HU haut utérine
guteraki umutima w'umwana urimunda	fetal heart tones	BCF bruit de cœur fœtal
"Gutanga inkari."	urinalysis	CU culot urine
Igice cy'umubiri buona mu gihe umwana avuka.	presentation:	présentation
Igice cy'umutwe yabanje umutwe	brow presentation	
yabanje ikibuno	breech presentation	présentation siège
yaje atambamye	transverse presentation	présentation transverse
ni akuma bakoresha bareba nyababyeyi	speculum exam	spéculum
gukara mu gitsina	vaginal exam	TV toucher vaginal
igihe wasaniye inda	gestational age	âge gestationnel
isuhu	amniotic fluid	liquide amniotique
APGAR	Apgar, 1 minute	Score d'Apgar, à une minute
Igeregeza ry'ihumeka: Iyo uruhinja rutari guhumeka-igiteranyo ni 0. Iyo (niba) guhumeka biri gahoro cyangwa bihindagurika- igiteranyo ni 1. Iyo uruhinja rurira neza- igiteranyo ni 2	Breathing effort: If the infant is not breathing-score is 0. If the respirations are slow or irregular-score is 1. If the infant cries well-score is 2.	Respiration: absente = 0. quelques mouvements spontanés = 1. normale = 2.
Isuzumamutima ryakozwe n'icyumvisho (igikoresho muganga akoresha yumva umutima n'ibihaha). Iyo hatari ugutera k'umutima - igiteranyo kiba 0. Iyo umutima utera ishuro ziri munsi y'ijana (100) ku munota- igiteranyo kiba 1. Iyo umutima utera ishuro ziri hejuru y'ijana (100) ku munota- igiteranyo kiba 2.	Heart rate evaluated by stethoscope. If there is no heartbeat-score is 0. If the heart rate is less than 100 beats per minute-score is 1. If the heart rate is over 100 beats per minute-score is 2.	battements cardiaques: absents = 0. < 100/min = 1. > 100/min = 2
Gutera kw'imikaya (imitsi). Iyo imitsi (umukaya) yisanzuye kandi yorohereye - igiteranyo kiba (ni) 0. Iyo hari ugutera kw'imikaya - igiteranyo ni 1. Iyo hari ugutera guhambaye (gukorana ibakwe) kw'imikaya - igiteranyo ni 2.	Muscle tone. If the muscles are loose and floppy-score is 0. If there is some tone-score is 1. If there is active motion-score is 2.	Tonus musculaire: nul = 0. hypotonie = 1. tonus normal = 2.
Igisubizo cy'incamugongo (kibabaje) k'uwiyoroshya (witwara gipfura, utuje cyangwa nyamurangwa n'ubupfura). Iyo hatabayeho inkurikizi (igisubizo ku byavuzwe) - igiteranyo ni (kiba) 0. Iyo habayeho gushoberwa (inshoberamahanga), agahinda - igiteranyo kiba 1. Iyo bimushobeye akanakorora, agatsicyimba cyangwa gusuka amarira (n'ikiniga) - igiteranyo ni 2.	Grimace response or reflex irritability in response to a mild pinch. If there is no reaction-score is 0. If there is grimacing-score is 1. If there is grimacing and a cough, sneeze, or vigorous cry-score is 2.	Réactivité à la stimulation: nulle = 0, grimaces = 1. Cris = 2.

38

Physical Exam

Kinyarwanda	English	French
Ibara ry'uruhu: Iyo ibara ari iroza ku musatsi n'amaso y'ubururu - igiteranyo kiba 0. Iyo umubiri usa n'iroza n'impera (z'ibice bimwe na bimwe by'umubiri. Urugero: inzara, amano, amazuru,...) z'ubururu - igiteranyo ni 1. Iyo umubiri wose usa n'iroza - igiteranyo kiba (ni) 2.	Skin color: If the color is pale blue-score is 0. If the body is pink and the extremities blue-score 1. If the entire body is pink-score is 2.	Coloration: bleue ou pâle = 0. cyanose des extrémités = 1. rose = 2.
APGAR	Apgar at 5minutes	Score d'Apgar, à cinq minutes
uruhorihori	Fontanelle	fontanelle
warakebwe (urakebye?)	circumcision?	circoncis?
tumenyenyere	genital herpes?	herpès génital
amabya	testicular exam	Examen des testicules
Indwara yo kuzana amagara	hemorrhoids,nodules, prostate on rectal exam	hémorroïdes, nodosité, prostate?
"Ndashaka gusuzuma mu kibuno ihine, mushobora."	"I want to check your rectum for hemorrhoids. This might be uncomfortable. Bend over please."	"Je dois examiner votre rectum pour voir s'il n'y a pas d'hémorroïdes. Cela peut être inconfortable. Penchez-vous en avant, s'il vous plait."
wituma amaraso	guaiac:positive or negative	test au gaïac : positif ou négatif
"Mushobora, byuka."	"Sit up please."	"Redressez-vous, s'il vous plaît."
"Ushobora kumbwira itariki, turiho."	Can you tell me what the date is today?	Pouvez-vous me dire, quel jour nous sommes aujourd'hui?
"Ushobora, kumbwira aho turi ubu?"	Can you tell me where we are presently?	Où sommes-nous actuellement?
"Funga amaso yawe umbwire icyo wumva (impumuro)?"	N1 Olfactory: coffee, peppermint? "Close your eyes and tell me what you smell."	Nerf I; olfactif: café, pastille de menthe? "Fermez vos yeux et dites-moi ce que vous sentez?"
"Soma izi nyuguti kuri iki gipapuro. Reba ukomeze ukurikire urutoki."	N2 Optic: Snellen chart confrontation. "Read the letters on this chart. Follow my finger with your eyes, without moving your head."	Nerf II; optique: Échelle de Snellen. "Lisez les lettres sur ce tableau. Suivez mon doigt avec vos yeux, sans bouger la tête."
"Reba ukomeze ukurikire urutoki."	N3,4,6 Oculomotor, Trochlear, Abducens. EOM's "Follow my finger."	Nerf III, IV, VI, oculomoteur, pathétique (trochléaire), abducens: "Suivez mon doigt."
"Fatanya urwasaya." "Nyeganyiza inzasaya mu mpande zose."	N5 Trigeminal "Clench your jaw." "Move your jaw back and forth."	Nerf V; trijumeau "Serrez la mâchoire. Bougez votre mâchoire latéralement, de droite à gauche."
"Urumva iki ntu kigukozeho?"	Ophthalmic branch: forehead, Maxillary branch: cheek, Mandibular branch: chin, "Do you feel this?"	Ophthalmique (V1): front, maxillaire (V2) joues, mandibulaire (V3): menton. "Ressentez-vous quelque chose?"
"Zamura ibitsike."	N7 Facial: "Raise your eyebrows."	Nerf VII; facial: "Haussez les sourcils"
"Funga amaso, humiriza cyane, unyereke amenyo yose."	"Close your eyes tightly, smile big."	"Ferme les yeux fermement et faites un large sourire."
"Uri kunyumva muvuga? Subiramo ibyo mvuze."	N8 Acoustic: whisper, Rinne "Can you hear me talking? Try to repeat what I say."	Nerf VIII; auditif: murmure, épreuve de Rinne "Pouvez-vous m'entendre? Essayez de répéter ce que je dis."

Physical Exam		
Kinyarwanda	**English**	**French**
"Mbwira urusaku ni ruhagarara."	"Tell me when you can't feel the vibration."	"Dites moi lorsque vous ne sentez plus de vibration"
"Mira nonaha, mushobora."	N9 Glossopharyngeal: swallow (hoarsenss?) "Swallow please."	Nerf IX; glossopharyngien: (enrouement) "Avalez maintenant, s'il vous plaît."
"Asama cyane, Sohora ururimi mushobora. Noneho, funga munwa."	N10 Vagus: swallow, soft palate, gag reflex "Open your mouth widely. Stick out your tongue please. Now, close it."	Nerf X; vague: déglutition, voile du palais, réflexe pharyngé. "Ouvrez la bouche, tirez la langue, s'il vous plaît. Maintenant, fermez la bouche"
"Hindukiza umutwe, zamura intugu."	N11 Spinal accessory nerve: "Turn your head to the right, now to the left. Shrug your shoulders."	Nerf XI; nerf spinal accessoire: "Tournez la tête à droite, et maintenant à gauche. Hausser les épaules."
"Nyereko ururimi."	N12 Hypoglossal: tongue midline	Nerf XII; hypoglosse: langue médiane
	Glasgow coma score	échelle de Glasgow
fungura amaso	Opens eyes to: spontaneous (4), to speech (3), to pain (2), none (1)	les yeux s'ouvrent spontanément (4), les yeux s'ouvrent à la voix (3), les s'ouvrent à la douleur (2), ne s'ouvrent pas du tout (1)
Nyereka intoki ebyiri (zamura intoki ebyiri).	Best motor: "Hold up two fingers" obeys commands (6), localizes (5), withdraws (4), abnormal flexion (3), abnormal extension (2), none (1)	motricité meilleur: "Détenir deux doigts." on obéit aux ordres pour faire l'action (6), on peut localiser la douleur (5), on peut retire de la douleur (4), flexion: position anormale (3), extension: position anormale (2), on ne fait pas de mouvement ni position (1)
Ese uzi aho uri?	Best verbal: oriented (5), confused (4), inappropriate (3), garbled (2), none (1)	langage meilleur: on est conscient (5), on peut parler, mais on est confus (4), on ne fait pas le sens (3), on fait les mots incompréhensible (2), on ne fait pas un son (1)
	Motor function	Motricité
umuhore nyabubiri	biceps brachii, elbow flexion	(C-5) biceps brachial
"Tsindagira ukuboko, ukomeze."	"Pull your arm up, like this."	"Tendez le bras, comme ceci"
ubujana	wrist extensors	(C-6) poignet extenseur
"Gira ikiganza gutya, ukomeze."	"Bend your wrist up, like this."	"Pliez votre poignet, comme ceci"
	triceps brachii, elbow extension	(C-7) triceps brachial, coude extenseur
"Rambura ukuboko."	"Straighten your arm out, like this."	"Redressez au bras"
	finger flexors, distal phalanx middle finger	(C-8) doigt fléchisseur, articulation phalangette, doigt du milieu
"Hina intoki gutya."	"bend the tip of this finger"	"pliez le bout du doigt. Pliez la dernière phalange"
	finger abduction, little finger	(T-1) petit doigt, doigt abducteur
"Tandukanya intoki zawe ntutume nzihuza."	"hold the small finger tightly. (Don't let me squeeze your fingers together.)"	"tenez votre petit doigt fermement" "(Empêchez-moi de reserrer vos doigts)"
	iliopsoas, hip flexors	(L-2) psoas-iliaque, hanche fléchisseur

Physical Exam

Kinyarwanda	English	French
"Zamura ivi ryawe uryerekeza ku gituza."	"Move this knee to your chest, now the other knee."	"Ramenez votre genou sur la poitrine, maintenant l'autre".
ikibero itako	quadriceps, knee extensors	(L-3) quadriceps, genou extenseur
"Rambura ukugura."	"Straighten your leg out, like this."	"Tendez votre jambe, comme ceci"
ruseke	tibialis anterior, ankle dorsiflexors	(L-4) tibiale antérieure, dorsiflexion
"Zamura ikirenge."	"Pull your foot up, like this."	"Redressez votre pied, comme ceci"
	extensor hallucis longus, long toe extension	(L-5) extenseur commun des orteils
"Zamura igikumwe cy'ino."	"Raise your toe up, like this."	"Redressez votre orteil, comme ceci".
imfundiko	gastrocnemius, ankle plantar flexors	(S-1) gastrocnémien, cheville plantaire fléchisseur
"Manura ikirenge cyawe gutya."	"Push your foot down, like this."	"Rabaissez votre pied".
"Vuga 'yego' iyo urikumva."	Sensation "say 'yes' if you can feel this"	Sensation "dites oui, si vous pouvez sentir ceci"
"Noneho, Funga amaso yawe. vuga: kujomba...; gubazaho?"	"Is the sensation dull or sharp? Say sharp or dull."	Est-ce que la sensation est molle ou vive? Dites molle ou vive"
urutugu	C-4 (top of acromioclavicular joint)	C-4 (en haut d'articulation acromio-claviculaire)
inkokora	C-5 (lateral side of antecubital fossa)	C-5 (aspect latérale, pli de coude)
igikumwe	C-6 (thumb)	C-6 (pouce)
musumbazose	C-7 (middle finger)	C-7 (doigt (m) du milieu)
agahera	C-8 (little finger)	C-8 (petit doigt)
hafi na mabere	T-4 (nipple line)	T-4 (mamelon)
umukondo	T-10 (umbilicus)	T-10 (ombilic)
ikibero	L-2 (mid-anterior thigh)	L-2 (moyenne face antérieure de la cuisse)
ivi (imbere)	L-3 (medial femoral condyle)	L-3 (interne condyle fémoral)
agatsinshino	L-4 (medial malleolus)	L-4 (interne du tarse)
ikirenge	L-5 (dorsum of the foot, at third MTP joint)	L-5 (dos du pied, troisième articulation métatarso-phalangienne)
agatsinsino	S-1 (Lateral heel)	S-1 (aspect latérale, calcanéum)
ivi (inyuma)	S-2 (popliteal fossa of the knee, in the midline)	S-2 (aspect médiane, postérieur, genou)
itako	S-3 (ischial tuberosity)	S-3 (épine sciatique)
innyo	S4-5 (perianal area)	S4-5 (la région périanal)
"Ngiye gusuzuma nkubita gahoro."	Reflexes; "I am going to tap you here with this reflex hammer."	Réflexes : "Je vais taper à cet endroit avec le marteau réflexes"
ikizigera (inyuma), iburyo & ibumoso	triceps right and left	tricipital, droit et gauche
ikizigera (imbere), iburyo & ibumoso	biceps, right and left	bicipital, droit et gauche
ubujana, iburyo & ibumoso	brachioradial, right and left	
ingasire, iburyo & ibumoso	patella, right and left	rotulien, droit et gauche
akagombambari, iburyo & ibumoso	ankle, right and left	achilléen, droit et gauche
ino rinini	babinski, right and left (great toe extension= positive)	signe de Babinski, droit et gauche (gros orteil extension= positif)
	Tandem walk	Marcher en tandem

41

Physical Exam		
Kinyarwanda	**English**	**French**
"Tera imtambwe iki renge ku kindi." (Genda gutya.)	"Walk like this, one foot in front of other." (Or, say walk like this and demonstrate.)	"Marchez comme ceci, un pied devant l'autre" (ou dire marchez comme ceci en montrant)
	heel walk, toe walk,	épreuve marcher talons, épreuve marcher orteils
"Gendera ku bitsinsino, gendera ku mano."	"Walk on your heels, now on toes."	"Marchez sur les talons, maintenant marchez sur les orteils"
"Haguruka, rambura amaboko imbere yane, funga amaso (sinzira)"	romberg "Stand up, hold your arms out, close your eyes."	Romberg "Mettez-vous debout, bras écartés, les yeux fermés".
"Kora gutya vuba vuba."	rapid alternating movement (2nd finger, thumb) "Do this, fast".	Mouvement rapide alternatif (deuxième doigt, pousse) "faites ceci, rapidement"
"Shyira agatsinshino ku ivi ukamanure ku kuguru ugere ku kirenge."	heel-shin "Close your eyes. Move your right heel from your left knee to the ankle. Now, move your left heel from your right knee down to the ankle." (Open your eyes, let me demonstrate.)	talon-tibia "Fermez les yeux. Déplacez votre talon droit de votre genou gauche à la cheville. Maintenant, déplacez votre talon gauche de votre genou droit à la cheville." (Ouvrez les yeux, laissez-moi vous montrer.)
"Kurutoki rwanjye wongere ukore ku zuru nyawe."	finger nose finger "Touch my finger with your finger then touch your nose."	doigt -nez-doigt " Touchez mon doigt avec votre doigt, puis touchez votre nez".
"Funga amaso, urumva iki muki ganza."	stereognosis (key, pencil, cup) "Close your eyes; what is this in your hand?"	stéréognosie (clé, crayon, tasse) "Fermez les yeux ; qu' est-ce que vous avez dans la main?"
"Funga amaso, muwuhe mubare wanditse mu biganzo byawe?"	graphesthesia (draw #3 in hand) "Close your eyes, what is the number written in your hand?"	dermolexie (dessinez chiffre 3 dans la main) "Fermez les yeux; quel est le chiffre écrit dans votre main?"
"Funga amaso, ni kihe gice cy'umubiri wawe nkoze ho."	point localization: "Close your eyes, tell me what part of your body is being touched."	localisation d'un point "Fermez les yeux, dites moi quel partie de votre corps je touche"
"Wumva kamwe cyangwa tubiri tugukozeho?"	two point discrimination: "Do you feel one or two points of contact?"	Discrimination de deux points : "Sentez-vous un ou deux points de contact?"
	Saint Louis University Mental Status Examination	St. Louis University examen de l'état mental
Ni uwuhe munsi w'icyumweru?	What day of the week is it? (1)	Quel jour de la semaine sommes-nous?
Ni uwuhe mwaka?	What is the year? (1)	En quelle année?
Turi mu kahe karere? (Nyamasheke)	What state are we in? (1)	Dans quel département sommes-nous?
Ibuka bino bintu bitanu. Nzakubaza ibyo aribyo nyuma. Igitoki Ikaramu Ingofero Inzu Imodoka	Please remember these five objects. I will ask you what they are later. Apple Pen Tie House Car	Veuillez mémoriser ces cinq objets. Je vous les redemanderai tout à l'heure. Pomme, crayon, cravate, maison, voiture
Umfite amafaranga ibihumbi bitanu (5000frw) ujye mu iduka ugure ibitoki ku mafaranga magana atanu (500frw) n'igare ku mafaranga igihumbi (1000frw). Wakoresheje amafaranga angahe? Wasigaranye amafaranga angahe?	You have $100 and you go to the store and buy a dozen apples for $3 and a tricycle for $20. How much did you spend? (1) How much do you have left? (2)	Vous avez 100€ et vous achetez une douzaine de pommes pour 3€ et un tricycle pour 20 €. 1) Combien avez-vous dépensé? 2) Combien vous reste-t-il?

Physical Exam		
Kinyarwanda	**English**	**French**
Vuga amazina y'inyamaswa uko ushoboye mu munota umwe. (0) 0-4 inyamaswa, (1) 5-9 inyamaswa, (2) 10-14 inyamaswa, (3) 15+ inyamaswa	Please name as many animals as you can in one minute. (0) 0-4 animals, (1) 5-9 animals, (2) 10-14 animals, (3) 15+ animals	Veuillez nommer le plus d'animaux possible en une minute. (0) 0-4 animaux (1) 5-9 animaux, (2) 10-14 animaux, (3) 15+ animaux
Ni ibihe bintu bitanu nakubajije byo kwibuka? Igitoki Ikaramu Ingofero Inzu Imodoka. Erekana buri ryose ririryo.	What were the five objects I asked you to remember? Apple Pen Tie House Car. One point for each correct answer.	Quels étaient les cinq objets que je vous ai demandé de mémoriser? Un point par objet correct
Ngiye kuguhereza urutonde rw'imibare nkaba nifuza ko uribuyime uhereye inyuma. Urugero, Niba mvuze 42, uvuge 24. (0) 87, (1) 649, (2) 8537	I am going to give you a series of numbers and I would like you to give them to me backwards. For example, if I say 42, you say 24. (0) 87, (1) 649, (2) 8537	Je vais vous donner une série de nombres et j'aimerais que vous me les redonniez à l'envers. Par exemple, si je dis 42, vous devez me dire 24. (0) 87, (1) 649, (2) 8537
Iyi ni isaha. Shyira ishinge z'amasaha n'iminota kuri saa tanu zibura iminota icumi. (saa yine na mirongo itanu; 10h50'). Izerekana amasaha ni nzima? Igihe nicyo? (isaha ni yo?)	This is a clock face. Please put in the hour markers and the time at ten minutes to eleven o'clock. (2) Hour markers correct? (2) Time correct?	Voici le cadran d'une horloge. Veuillez marquer les heures et placer les aiguilles sur onze heures moins dix. (2) heures correctes (2) aiguilles correctes
Shyira akamenyetso ko gukuba muri mpandeshatu. Ni ikihe kinini muri ibi bishushanyo?	Place an X in the triangle. □ △ ◇, (1) Which of the figures is the largest? (1)	Veuillez placer un X dans le triangle □ △ ◇ (1) Laquelle des formes ci'dessus est la plus grande?(1)
Ngiye kugusomera inkuru. Gerageza gukurikira witonze kubera ko nyuma yaho, ndakubaza ibibazo bimwe na bimwe kuri yo. Seraphine yari umudozi (w'imyenda) w'ikitegererezo. Yabonye amafaranga menshi mu gukora imyenda. Yaje guhura na Martin, umuhungu mwiza (ihoho) ubabaza. Ashyingiranwa nawe babyarana abana batatu. Babaga i Butare. Noneho aza guhagarika gukora aguma mu rugo kugirango yite ku bana be. Mu gihe bari bamaze kuba ingimbi (abangavu), yasubiye ku kazi. We na Martin babayeho mu byishimo bihoraho nyuma.	I am going to read you a story. Please listen carefully because afterwards, I'm going to ask you some questions about it. Maria was a very successful cook. She made a lot of money on the stock market. She then met Giovanni, a devastatingly handsome man. She married him and had three children. They lived in Rome. She then stopped work and stayed at home to bring up her children. When they were teenagers, she went back to work. She and Giovanni lived happily ever after.	Je vais vous raconter une histoire. Ecoutez attentivement car ensuite je vous poserai des questions. Julie était un excellent avocat. Elle a gagné beaucoup d'argent dans un cabinet de droit international. Puis elle a rencontré Jacques, un homme très séduisant. Elle l'a épousé et a eu trois enfants. Ils vivaient à Bordeaux. Elle a quitté son travail et est restée à la maison pour élever ses enfants. Une fois ses enfants adolescents, elle a repris son travail. Elle et Jacques vivent heureux depuis.
Izina ry'umugore ryari irihe?	What was the female's name? (2)	(2) Quel est le prénom de la femme?
Ni uwuhe murimo yakoraga?	What work did she do? (2)	(2) Quel est son métier?
Yasubiye ku kazi ryari? (umuntu w'igitsina gore)	When did she go back to work? (2)	(2) Quand a-t-elle repris son travail?
Ni ayahe mahirwe yabanaga nayo?	What nation did she live in? (2)	(2) Dans quel région vivent-ils?
	Add total score, with high school education: 27-30 normal, 21-26 mild cognitive disorder, 1-20 dementia. Without high school education: 25-30 normal, 20-24 mild cognitive disorder, 1-19 dementia.	Enseignement secondaire 27-30 normale, 21-26 déficience cognitive légère, 1-20 démence. Enseignement primaire 25-30 normale, 20-24 déficience cognitive légère, 1-19 démence.

Joint Exams		
Kinyarwanda	English	French
"Koresha ukuboko kwawe uko ndikubigenza."	Shoulder test for impingement. Apley scratch test: Use your right hand to touch the left scapula by reaching over the left clavicle. Next, use your right hand to touch the right scapula. Thirdly, move your right thumb to the middle of your back between the scapulae. "Move your arm like I do"	Test de l'épaule pour un empiétement. Test de grattage Apley: Utilisez votre main droite pour toucher l'omoplate gauche en pénétrant sur la clavicule gauche. Ensuite, utilisez votre main droite pour toucher l'omoplate droite. Troisièmement, déplacez votre pouce droit pour le milieu de votre dos entre les omoplates. "Déplacez votre bras comme je le fais"
"Ngiye kuzamura ukuboko kwawe."	Shoulder test for impingement.Neers test: Place one hand on the patient's scapula, grasp their forearm with your other hand (their thumb should be facing down). Slowly forward flex the arm. "I am going to put my hand on your shoulder blade and move your arm."	Signe de Neer.syndrome d'accrochage entre les muscles de la coiffe des rotateurs et l'arc coraco-acromial. Le sujet est debout. Le thérapeute fixe d'une main la scapula de l'épaule à tester et place le bras du patient en rotation interne. Tout en maintenant cette rotation, le thérapeute amène le bras en flexion maximale avec le coude tendu."Je vais mettre ma main sur l'omoplate et déplacez votre bras."
"Zamura ukuboko kwawe gutya ugerageze no kukumanura."	Supraspinatus isometric test: the patient holds their arm at 20 degrees abduction and the examiner attempts adduction. "Hold your arm like this and try to raise it."	Sus-épineux essai isométrique: le patient retient son bras à 20 ° d'abduction et l'examinateur tente adduction. "Tenez votre bras comme ça et essayer de l'élever."
"Ngiye kuzamura ukuboko kwawe, umbwire mu gihe bikubabaza."	Supraspinatus function. Painful arc sign: "I am going to raise your arm, let me know when you have pain."	Fonction du sus-épineux. Douloureux signe de l'arc: «Je vais lever le bras, laissez-moi savoir quand vous avez des douleurs."
"Buhoro buhoro manura akaboko kawe ukiyegereza."	Supraspinatus function. Drop arm test: raise the arm to 180 degrees abduction then instruct the patient: "Slowly lower your arm to your side". If the arm falls quickly the test is positive.	Drop arm test: Mise en évidence d'une pathologie du supra-épineux (tendinopathies et/ou rupture).Le sujet est assis. Le thérapeute amène le bras à tester à 180° d'abduction (coude tendu). Il lâche ensuite le bras du sujet en lui demandant de l'abaisser lentement.
"Ubura kino gikombe."	Supraspinatus function. Jobe's or empty can test: hold the arm straight at the elbow at 90 degrees abduction, 30 degrees forward flexion and internally rotate the shoulder. Hand the patient a cup and instruct: "Turn this cup upside down." Pain during this motion is a positive sign.	Test de Jobe: Mise en évidence d'une pathologie du supra-épineux (tendinopathies et/ou rupture). Le sujet est debout, il place ses deux bras à 90° de scaption (abduction dans la plan scapulaire) et en rotation interne maximale (pouces pointant vers le bas) avec ses deux coudes tendus. Le thérapeute place une main sur chaque coude et applique une résistance progressive bilatérale dirigée vers le bas. Le sujet doit résister à la force du thérapeute.

Joint Exams		
Kinyarwanda	**English**	**French**
"Sunika ujyana inyuma (hanze)."	External rotation test for infraspinatus impingement. Have the patient abduct the shoulders 30 degrees, flex at the elbow 90 degrees. Hold the outside of the forearm and direct them to "Push outward."	Test de rotation externe pour un impact épineux. Avez-patient enlever les épaules 30 degrés, flex aux coudes de 90 degrés. Maintenez l'extérieur de l'avant-bras et les diriger à la section "vers l'extérieur."
"Twara ikiganza cyawe gutya ugisunike werekeje ku cyanjye."	Subscapularis;Push off test: have the patient put their arm behind their back with the palm facing outward and push against the examiner's hand. "Move your hand like this and push against my hand."	Sous scapulaire; Essai de poussée: la malade a mis son bras derrière le dos avec la paume tournée vers l'extérieur et le pousser contre la main de l'examinateur. "Placez votre main comme cela et pousser contre ma main."
"Wumva ububabare n'uburyaryate? Hehe?"	Tinel test for ulnar nerve entrapment: tap over the ulnar groove and ask "Do you have pain or numbness. If so, where?" (Pain and numbness at 4th, 5th fingers indicates a positive test.)	Signe de Tinel pour compression du nerf cubital: robinet sur la rainure ulnaire et demander "Avez-vous des douleurs ou un engourdissement. Si oui, où? "(Douleur et l'engourdissement à la 4e, 5e doigts indique un test positif.)
"Ni hehe ugira ububabare iyo ngukozeho hano?"	Phalen maneuver for carpal tunnel syndrome: hold the wrist in forced flexion. Pain is a positive indication. "Where do you have pain when I do this?"	Phalen manœuvre pour le syndrome du canal carpien: maintenir le poignet en flexion forcée. La douleur est un signe positif. "Où avez-vous des douleurs quand je fais cela?"
"Zamura ukuboko kwawe gutya. Bino birakubabaza?"	Finkelstein test for de Quervain's tenosynovitis. Have the patient cover the thumb with their fingers of the same hand. Deviate the wrist towards the ulna. Pain is indicative of tenosynovitis. "Hold your hand like this. Does this hurt?"	Essai Finkelstein pour la ténosynovite de de Quervain. Demandez au la malade de couvrir le pouce avec les doigts de la même main. S'écarter du poignet vers le cubitus. La douleur est indicative de ténosynovite. "Tenez votre main comme ça. Cela fait mal? "
"Mbwira niba wumva ububabare."	Scaphoid compression test. The thumb is held and pushed toward the scaphoid. Pain indicates a possible scaphoid fracture. "Tell me if you feel pain."	Essai de compression scaphoïde. Le pouce est maintenu et poussé vers le scaphoïde. La douleur indique une possible fracture du scaphoïde. "Dites-moi si vous ressentez une douleur."
"Bino birakubabaza?"	Hip assessment. Perform internal and external rotation of the hip and ask, "Does this hurt?"	Évaluation hanche. Effectuer une rotation interne et externe de la hanche et demander: "Est-ce mal?"

45

Joint Exams		
Kinyarwanda	English	French
"Ngiye kunyeganyeza ukuboko ukuguru kwawe; bino birakubabaza?"	Patrick test for hip or sacroiliac pathology: examiner flexes, abducts, externally rotates and extends the leg so that the ankle of that leg is on top of the opposite knee. "I am going to move your leg, does this hurt?"	Test de Fabre ou de Patrick: Mise en évidence d'un problème intra-articulaire et/ou péri-articulaire de la hanche et/ou de la sacro-iliaque. Le sujet est en décubitus dorsal. Le thérapeute place une contre-prise sur l'épine iliaque antéro-supérieure controlatérale afin d'éviter les compensations. Il amène la hanche en Flexion, Abduction et Rotation Externe (FABRE) en plaçant la cheville homolatérale sur le genou controlatéral. Il exerce une force verticale vers la table sur la face interne du condyle interne du genou fléchi.
"Ryamira urubavu rwawe."	Piriformis test Patient is in lateral decubitus position with hip flexed at 60 degrees and knee at full extension. Examiner places a hand on the patient's shoulder and exerts mild pressure on the flexed leg at the knee. A positive test is noted by radicular pain caused by impingement of the sciatic nerve by the tight piriformis muscle. "Lay on your side."	Test du piriforme: Mise en évidence d'une contracture du piriforme. Le sujet est en décubitus latéral sur le côté non-testé. Le thérapeute place une contre-prise sur la crête iliaque homolatérale au piriforme à tester. Il porte la hanche à tester à 60° de flexion puis place sa main sur le genou homolatéral. Il amène ensuite la hanche en adduction en appuyant le genou vers la table.
"Ryamira inda yawe (ubika inda)."	Ely's test to assess rectus femoris flexibility. Patient lays prone with legs fully extended. Examiner passively flexes the knee to full ROM. If the ipsilateral hip rises it is suggestive of a tight rectus femoris muscle. "Lay on your abdomen."	Le test de Ely pour évaluer muscle droit antérieur de flexibilité. La malade pose sur le ventre, les jambes complètement étendues. Examinateur fléchit le genou passivement à plein ROM. Si la hanche homolatérale augmente, il suggère une étroite muscle droit fémoral. "Allongez-vous sur votre abdomen."
"Icara ku mpande z'igitanda."	Fulcrum test Patient is seated on a table with legs dangling. Examiner places their forearm under the thigh for use as a fulcrum. Pressure is applied with the other hand over the knee and up the femur. Pain elicited may indicate a stress fracture. "Sit on the edge of the bed."	Patient de test Fulcrum est assis sur une table avec les jambes pendantes. Examinateur place son avant-bras sous la cuisse destiné à être utilisé en tant que point d'appui. La pression est appliquée avec l'autre main au-dessus du genou et le fémur. La douleur provoquée peut indiquer une fracture de stress. "Asseyez-vous sur le bord du lit."
"Ryama hasi. Ngiye kuzamura ukuguru kwawe, umbwire aho wumva ububabare."	Straight leg raise "Lay down, I am going to lift your leg, let me know where you feel pain.";	Élévation de la jambe droite "Allongez-vous, je vais lever la jambe, laissez-moi savoir où vous vous sentez la douleur.";

Joint Exams		
Kinyarwanda	**English**	**French**
"Ngiye kugukoraho na kano gati k'ipamba; umbwire nukumva."	Sensation of anterolateral thigh to assess for meralgia paresthetica; "I am going to touch you with this cotton ball, let me know when you feel it."	Sensation de antérolatérale de la cuisse à évaluer pour meralgia paresthésique; "Je vais vous toucher avec cette boule de coton, laissez-moi savoir quand vous le sentez."
"Ryama hasi; ngiye gusuzuma ivi ryawe."	Knee collateral ligament assessment. valgus stress for medial instability. "Lay down. I am going to check your knee." Place one hand on lateral thigh while the other hand is used to apply outward pressure on the calf.	Genou évaluation du ligament collatéral. valgus de l'instabilité interne. "Poser. Je vais vérifier votre genou. "Placez une main sur la cuisse latérale tandis que l'autre main est utilisée pour appliquer une pression vers l'extérieur sur le mollet.
"Ryama hasi; ngiye gusuzuma ivi ryawe."	Knee collateral ligament assessment. varus stress for lateral instability "Lay down. I am going to check your knee." Place one hand on the medial thigh while the other hand is used to apply inward pressure on the calf.	Genou évaluation du ligament collatéral. le stress en varus de l'instabilité latérale "Allongez-vous. Je vais vérifier votre genou. "Placez une main sur la cuisse médiale tandis que l'autre main est utilisée pour appliquer une pression vers l'intérieur sur le mollet.
"Ryama hasi; hina ivi ryawe."	Lachman's test for anterior cruciate ligament injury (ACL) "Lay down, bend your knee." Place the knee at 30 degrees flexion, stabilize the the femur with one hand while pulling the proximal tibia anteriorly. Laxity indicates ACL injury.	Test de Lachman: Mise en évidence d'une lésion du ligament croisé antérieur.Le sujet est en décubitus dorsal. Le thérapeute maintient d'une main la partie distale de la cuisse et de l'autre la partie proximale de la jambe. Il place le genou du sujet entre 15° et 30° de flexion puis imprime une traction vers l'avant de la partie proximale de la jambe. "Couchez-vous, pliez le genou."
"Ryama hasi. "	Pivot shift test for ACL injury. "Lay down." With the knee in full extension the examiner rotates the tibia and applies valgus stress then flexes the knee. If acl injury is present a "clunk" sound will be heard.	Test de Mac Intosh (pivot shift test). Mise en évidence d'une lésion du ligament croisé antérieur. Le sujet est en décubitus dorsal. Le thérapeute place une main à la face latérale du genou et une autre au niveau du pied du sujet. Cette dernière amène le genou en rotation interne tandis que l'autre induit un valgus du genou. Tout en maintenant cette torsion, le thérapeute va fléchir le genou du sujet à partir d'une position d'extension. "Allongez-vous."

47

Joint Exams		
Kinyarwanda	**English**	**French**
"Ryama hasi; hina ivi ryawe."	Anterior drawer for ACL injury. "Lay down and bend your knee." to 90 degrees. The examiner hold the proximal tibia with both hands, sits on the patient's foot and pulls the tibia anteriorly to look for laxity.	Test du tiroir antérieur. Mise en évidence d'une lésion du ligament croisé antérieur.Le sujet est en décubitus dorsal avec le genou fléchi à 90° et la hanche fléchie à 45°. Le thérapeute, assis, immobilise le pied du sujet avec sa fesse ou sa cuisse. Il place ses mains sur les faces latérale et médiale de la partie proximale de la jambe avec ses pouces au niveau de l'interligne fémoro-tibiale antérieure et ses doigts au niveau de la face postérieure de genou. Il imprime ensuite une traction antérieure en rotation neutre des plateaux tibiaux.
"Ryama hasi; hina ivi ryawe."	Posterior drawer test for posterior cruciate ligament injury (PCL) Patient is supine with the hips flexed at 45 degrees and knees at 90 degrees, Examiner sits on the patient's feet, grasps the tibia with both hands and applies backward pressure. Laxity is a sign of a torn posterior cruciate ligament. "Lay on your back and bend your knee."	Test du tiroir postérieur. Mise en évidence d'une lésion du ligament croisé postérieur. Le sujet est en décubitus dorsal avec le genou fléchi à 90° et la hanche fléchie à 45°. Le thérapeute, assis, immobilise le pied du sujet avec sa fesse ou sa cuisse. Il place ses mains sur les faces latérale et médiale de la partie proximale de la jambe avec ses pouces au niveau de l'interligne fémoro-tibiale antérieure et ses doigts au niveau de la face postérieure de genou. Il imprime ensuite une poussée postérieure en rotation neutre des plateaux tibiaux.
"Haguruka. hina ivi ryawe urihindure nka gutya."	Thessaly test: for knee meniscal injury"Stand up. Bend your knee and then turn it like this." Patient should hold the examiner's hand, stand on one leg with the knee flexed at 20 degrees. The pt then internally and externally rotates their knees. Pain or locking is a positive test.	Essai Thessalie: pour les lésions du ménisque du genou "Levez-vous. Pliez votre genou puis la tourner comme ça. "La malade doit tenir la main de l'examinateur, debout sur une jambe avec le genou fléchi à 20 degrés. La malade a alors intérieurement et extérieurement tourne leurs genoux. Douleur ou blocage est un test positif.
"Ryamira inda yawe (ubika inda). Ngiye gusunika ku mavi yawe; umbwire niba wumva ububabare."	Apley test for knee meniscal injury "Lay on your abdomen." With patient prone bend the knee to 90 degrees and apply downward pressure while internally and externally rotating the foot. Pain indicates a positive test.	Test de compression d'Apley. Mise en évidence d'une lésion du ménisque. Le sujet est en décubitus ventral. Le thérapeute place son genou sur la partie inférieure de la face postérieure de la cuisse du sujet afin de l'immobiliser. Il fléchit le genou du sujet jusqu'à 90° puis imprime une force vers l'avant afin de comprimer les ménisques entre le tibia et le fémur. En maintenant cet appui, il effectue des rotations interne et externe de genou.

48

Joint Exams		
Kinyarwanda	**English**	**French**
1. Imyaka yawe ini iyihe? 2. Umfite ububabare hano?3 Umfite ubababare hano? 4. Hinira amavi yawe kure hashoboka. 5. Hagarara ku kaguru kawe k'iburyo gusa; nanone hagarara ku kaguru kawe k'imoso gusa. Ushobora kugenda (gutembera). Ugira ububabare iyo nkoze hano.	Ottawa knee rules X ray indicated if any of following are present: 1. age over 55 "What is your age?" 2. Tenderness of patella: "Do you have pain here?" 3. Tenderness of fibular head: "Do you have pain here." Inability to flex the knee to 90 degrees: "4. Bend your knee as much as possible." 5. Inability to transfer weight to each leg. "Stand on your right leg only, now on your left leg only."	règle d'Ottawa pour le genou: La radiographie est indiquée si:1) client âgé de plus de 55 ans, "Quel âge avez-vous?"2) sensibilité isolée à la rotule, "Avez-vous mal ici?"3) sensibilité à la tête du péroné, 4) incapacité de fléchir le genou à 90 degrees, "Pliez votre genou autant que possible." 5) incapacité de procéder à une mise en charge immédiatee lors du traumatisme ou de faire quatre pas lors de la visite à l'urgence. "Tenez-vous sur votre jambe droite seulement, maintenant sur votre jambe gauche seulement."
Ushobora kugenda (gutembera). Ugira ububabare iyo nkoze hano.	Ottawa ankle rules, part 1. An ankle x ray is indicated if there is inability to bear weight in the ER or there is tenderness at the posterior edge or tip of the medial or lateral malleolus (distal 6cm). "Can you walk? Do you have pain when I touch here?"	Règle d'Ottawa de la cheville et du pied. 1)Radiographie de la cheville ou du pied indiquée si présence d'un des signes ou symptômes suivant:ouleur malléole interne ou portion postérieure de la malléole (sur 6 cm), Douleur malléole externe ou portion postérieur de la malléole (sur 6 cm). Êtes-vous capable de marcher? Avez-vous des douleurs quand je touche ici.
Ushobora kugenda (gutembera). Ugira ububabare iyo nkoze hano.	Ottawa ankle rules, part 2. A foot x ray is indicated if there is inability to bear weight in the ER or there is tenderness at the base of the 5th metatarsal or over the navicular bone. "Can you walk? Do you have pain when I touch here?"	Règle d'Ottawa de la cheville et du pied: 2) Incapacité de mise en charge et de faire 4 pas (immédiatement et lors de l'examen), Douleur base du 5 e métatarse, Douleur os naviculaire, Douleur "mid-foot". Êtes-vous capable de marcher? Avez-vous des douleurs quand je touche ici.
"Ryamira inda yawe (ubika inda). "	Thompson test for achilles tendon rupture. The patient lays prone with their feet hanging over the end of the bed. The calf muscles are squeezed and if the Achilles tendon is ruptured there is no plantar flexion of the foot."Lay on your abdomen."	Essai Thompson pour rupture du tendon d'Achille. Le patient pose sur le ventre, les pieds qui pèse sur le bout du lit. Les muscles du mollet sont pressés et si le tendon d'Achille est rompu il n'y a pas de flexion plantaire du pied. "Lay sur votre abdomen."

		Counseling	
Category	Kinyarwanda	English	French
Emergency	Jya ku cyumba cyakirirwaho abarwayi mu buryo bwihuse niba umfite kimwe muri ibi bibazo? 1)Gukorora cyangwa kuruka amaraso 2)Kuvunika igufwa 3)Umfite uburwayi bukomeye bitunguranye 4)Ntacyo wumva iyo hari ukoze mu maso (isura), ku maguru cyangwa akaboko 5)Bahiye bikomeye 6)Wakomeretse umutwe 7)Kugira igikomere cyo mu bwana.	Go to the emergency room if you: 1) cough or vomit blood, 2) break a bone 3) have sudden severe illness 4) have numbness in your face, legs or arms 5) are severely burned 6) injure your head 7) have an injured infant.	Allez à la salle d'urgence si vous: 1) la toux ou des vomissements de sang, 2) casser un os 3) avoir une maladie soudaine et sévère 4) avoir un engourdissement dans le visage, les bras ou les jambes 5) sont gravement brûlé 6) blesser votre tête 7) ont un enfant blessé.
Emergency	Ugomba kujya ku cyumba cyakirirwaho abarwayi mu buryo bwihuse niba umfite: 1) Ububabare mu gatuza cyangwa ibibazo mu kuvuga, 2) Umuriro mwinshi hamwe n'ijosi ritanyeganyega no guhuzagurika mu mutwe, 3) guhumeka nabi, 4) mira uburozi, 5) Gutakaza ubwenge bitunguranye	Go to the emergency room if you have: 1) chest pain or trouble speaking 2) high fever with stiff neck, mental confusion or trouble breathing 3) severe shortness of breath (gasping for air) 4) poisoning 5) sudden loss of consciousness	Allez à la salle d'urgence si vous avez: 1) la douleur de poitrine ou difficulté à parler 2) une forte fièvre avec raideur de la nuque, de la confusion mentale ou des difficultés à respirer 3) essoufflement grave (à bout de souffle 4)), un empoisonnement 5) perte de conscience soudaine
Pulmonary	Ugomba kujya kunyura muri radiographie.	You need to go for an x ray.	Vous devez aller à rayons X.
Pulmonary	"Ibaywe maze kubimenya."	I have the result of your sputum.	J'ai le résultat de votre cas.
Pulmonary	Ufite... (Mufite...)	You have...	Vous avez...
Pulmonary	igituntu	tuberculosis	tuberculose
Pulmonary	umusonga	pneumonia	pneumonie
Pulmonary	"Ibihaha byawe birarwaye...	Your lungs are...	Tes poumons sont atteints...
Pulmonary	harawaye kimwe, ikindi ni kizima."	one is infected, the other is healthy.	un seul est malade, l'autre est sain.
Pulmonary	Ugomba kurekera aho kunywa/ gumfata itabi	You must stop smoking.	Vous devez arrêter de fumer.
Pulmonary	Irinde kunywa itabi cyangwa kub a iruhande rw'abanywa itabi	Avoid smoking or being around people that smoke.	Évitez de fumer ou être entouré de gens qui fument.
Cardiac	Ntukajye unywa ibiyobyabwenge ku rwego rwo hejuru.	Limit alcoholic drinks.	Limitez les boissons alcoolisées.
	Ntuzabyibuhe cyane.	Don't get too fat.	Ne soyez pas trop gras.
Cardiac	Ibimenyetso byindwara zumutima nibi:	Signs of a heart attack include:	Les signes d'une crise cardiaque comprennent:
Cardiac	Ububabare hagati mugituza bimara hejuru yiminota mike cyangw abikagenda bikongera bukagaruka	Pain in the center of the chest that lasts more than a few minutes or that goes away and comes back	Douleur dans le centre de la poitrine qui dure plus de quelques minutes ou qui s'en va et revient
Cardiac	Ububabare mukuboko kumwe cyangwa yose, mumugongo,kwijosi cyangwa mugifu	pain in one or both arms, the back, neck, jaw or stomach.	douleur dans un ou deux bras, le dos, le cou, la mâchoire ou l'estomac.

50

		Counseling	
Category	**Kinyarwanda**	**English**	**French**
Cardiac	Guhumeka nabi(gake) ubabara cyangwa utababara mugituza	Shortness of breath with or without chest pain.	Essoufflement avec ou sans douleur dans la poitrine.
Cardiac	kubira icyuya, iseseme, isereri	Breaking out in a cold sweat, nausea or feeling faint.	Sortir d'une sueur froide, nausée ou d'évanouissement.
Neurologic	Ibimenyetso byuko ubwonko budakora neza nibi:	Signs of a stroke include:	Les signes d'un AVC comprennent:
Neurologic	Kugukora kwisura,kukuboko,kukuguru,cyane cyane kuruhande rumwe rwumuburi ntiwumve cyangwa ugacika intege.	Sudden numbness or weakness of the face, arm or leg, especially on one side of the body.	Un engourdissement ou une faiblesse soudaine du visage, des bras ou des jambes, surtout sur un côté du corps.
Neurologic	Kutumva cyangwa ntuvuge neza.	Trouble speaking or understanding	Parole ou difficulté à comprendre
Neurologic	Kutabona nijisho rimwe cyangwa yose.	Trouble seeing with one or both eyes.	Du mal à voir avec un ou les deux yeux.
Neurologic	Kutagenda neza,isereri,cyangwa.	Trouble walking, dizziness or loss of balance or coordination.	Difficulté à marcher, étourdissements ou une perte d'équilibre ou de coordination.
Neurologic	Umutwe ukabije utazwi icyawuteye.	Sudden severe headache with no known cause.	Mal de tête sévère soudain sans cause connue.
Infectious Disease	Urwaye marariya.	You are sick with malaria.	Vous êtes malade de la malaria.
Infectious Disease	Urwaye ibigatura.	You have typhoid fever.	Vous avez de la fièvre typhoïde.
Infectious Disease	Urwaye inzoka.	You have intestinal worms.	Vous avez les vers intestinaux.
Infectious Disease	"Indwara yawe iravurwa."	Your illness can be healed.	Votre maladie peut être guérie.
Infectious Disease	Bizagutwara igihe kugirango ukire.	It will take time for you to heal.	Il faudra du temps pour vous de guérir.
Infectious Disease	Agakoko gakwirakwizwa n'amaraso n'ububobere bwo mu gitsina	HIV can be transmitted through blood, semen, and vaginal secretions.	Le VIH peut être transmis par le sang, le sperme et les sécrétions vaginales.
Infectious Disease	HIV ntabwo yakwirakwizwa no kwegerana numuntu,gusuhuzanya nintoki,gukorora,kwitsamura,gutanga amarasɔ,kwicara kumusarane,kutizanya amashuka, ikanya, ibiyiko,imishyo,cyangwa amasane,imibu cyangwa utundi dusimba.	HIV cannot be transmitted by: 1)casual contact 2)shaking hands 3)hugging,kissing 4) cough,sneezing 5) giving blood 6)sitting on toilet seats 7) sharing bed linen 8) sharing forks, spoons, knives, plates bowls or glasses 9) mosquito or other insect bites	Le VIH ne se transmet pas par: 1) un contact occasionnel 2) serrant la main 3) étreintes, les baisers 4) toux, les éternuements 5) don de sang 6) assis sur les sièges de toilette 7) Draps partage du lit 8) partage fourchettes, cuillères, couteaux, assiettes bols ou verres 9) moustiques ou d'autres insectes
Gastro-enterology	Ugomba gukorwa ibizamini himfashishijwe gastroscopy	You need a gastroscopy.	Vous devez avoir une gastroscopie.
Gastro-enterology	"Habi igisebe mu gifu."	There is an ulcer in your stomach.	Il y a ton estomac un ulcère.
Gastro-enterology	"Ugomba gusiba rwose inzoga."	You need to quit drinking beer completely.	Vous devez s'abstenir complètement de bière.

		Counseling	
Category	Kinyarwanda	English	French
Gastro-enterology	Umfite icyibyimba mu gifu cyawe.	You have a tumor in your stomach.	Vous avez une tumeur à l'estomac.
Gastro-enterology	Ngomba gushyira ikinini (umuti) gitoya mu nnyo yawe.	I need to put a suppository in your rectum.	J'ai besoin de mettre un suppositoire dans le rectum.
Gastro-enterology	Ibimenyetso byumwijima wo mubwoko bwa B nibi:gucika intege,kudashaka kurya,isesemi no kuruka, guhitwa no kunya impatwe,inkari zijimye, umuriro,umutwe,kuribwa kuruhu,kubabara mungingo namabara.	The symptoms of hepatitis B include: 1) weakness and tiredness 2) loss of appetite 3) nausea or vomiting 4) diarrhea or constipation 5) dark urine 6) fever 7) headache 8) itchy skin 9)joint pain and rashes.	Les symptômes de l'hépatite B comprennent: 1) la faiblesse et la fatigue 2) une perte d'appétit 3) des nausées ou des vomissements 4) diarrhée ou constipation 5) urine foncée 6) la fièvre 7) de maux de tête 8) démangeaisons de la peau 9) des douleurs articulaires et des éruptions cutanées.
Surgery	"Ugomba kwibagisha ubu nyine."	You need to have an operation today.	Il va falloir vous opérer aujourd'hui même.
Surgery	"Uheruka kurya no kunywa ryari?"	When have you last eaten?	Quand avez-vous mangé dernier?
Surgery	Waba wariye mu masaha atandatu ya nyuma?	Have you eaten in the last six hours?	Avez-vous mangé dans les six dernières heures?
Surgery	Ntugire ibyo urya cyangwa unywa kugeza nyuma yaho uvira mu ibagiro (aho babagira kwa muganga).	Do not eat or drink until after surgery.	Ne pas manger ni boire jusqu'à ce que après la chirurgie.
Surgery	"Uzidodesha uru ruguma."	You need to have this wound sewed up (sutured).	Vous devez avoir cette blessure cousu (suture).
Surgery	Ukeye igipfuko ku kaguru kawe mu gumfasha imvune gukira	You need a cast on your leg.	Vous avez besoin d'un plâtre sur la jambe.
Surgery	Umfite igikomere gikabije	You are badly injured.	Vous êtes gravement blessé.
Surgery	Ibagwa ryawe ryagenze neza	The operation went very well.	L'opération s'est très bien.
Surgery	Ukeneye kuguma mu buriri	You need to stay in bed.	Vous devez rester au lit.
Surgery	Ukeneye gusigara mu bitaro mu iminsi mike.	You need to stay in the hospital.	Vous devez rester à l'hôpital.
Surgery	Shaka guhindura igipfuko	I need to change your dressing.	J'ai besoin de changer votre pansement.
Pharmacy	Ndaguha umuti.	I will give you medication.	Je vais vous donner des médicaments.
Pharmacy	Ufate uyu muti mu uribwa.	This medication is for pain.	Ce médicament est contre la douleur.
Pharmacy	Uyu muti ni uwo kurwanya ubwo burwayi.	This medication is for the infection.	Ce médicament est pour l'infection.
Pharmacy	Ntumfate (ntunywe) ibinyobwa bimfite imisemburo mu gihe umfata iyi miti. (Inzoga-Oya!)	Do not drink alcohol while on this medicine.	Ne buvez pas d'alcool à ce médicament.
Pharmacy	"Uzanywa uyu muti (rimwe,kabiri, gatatu, kane) mu munsi."	You take this medicine once (two, three, four)times per day.	Vous prenez ce médicament deux (une, trois, quatre) fois par jour.

52

		Counseling	
Category	Kinyarwanda	English	French
Pharmacy	Unywe uyu muti kugeza ushizemo.	Take this medicine until the bottle is empty.	Prenez ce médicament jusqu'à ce que la bouteille est vide.
Pharmacy	"Nti muhagarike iyi miti!"	Do not stop this medication!	Ne pas arrêter ce médicament!
Pharmacy	Fata uyu muti mu gihe uwukeneye gusa.	Take this medication only if you want to.	Vous prenez ce médicament si vous en avez besoin.
Pharmacy	Fata uyu muti kabiri kumunsi igihe ubikeneye gusa	Take this medication twice a day only if you need to.	Prenez ce médicament deux fois par jour seulement si vous en avez besoin.
Pharmacy	"Murafata or muranywa uyu muti mbere yo kurya."	Take this medication before eating.	Vous prenez ce médicament avant les repas.
Pharmacy	"Muranywa uyu muti mugihe cyo kuryo." (muri kurya)	Take this medication with food.	Vous prenez ce médicament avec les repas.
Pharmacy	Fata uyu muti mu gihe utarya.	Take this medication on an empty stomach.	Prenez ce médicament sur un estomac vide.
Pharmacy	"Muranywa uyu muti nyuma yo kurya."	Take this medication after meals.	Vous prenez ce médicament après les repas.
Pharmacy	Ufate uyu muti mu gitondo.	Take this medication in the morning.	Prenez ce médicament le matin.
Pharmacy	Fata uyu muti 1) buri gitondo 2) buri joro.	Take this medicine a) each morning b) each night.	Prenez ce médicament a) chaque matin b) chaque nuit.
Pharmacy	Ufate uyu muti mu ijoro.	Take this medication at night.	Prenez ce médicament à la nuit.
Pharmacy	Fata uyu muti mu a) cyumweru kimwe, 1) munsi umwe, 2) minsi ibiri, 3) minsi itatu	Take this medicine for a) one week, b) for one (1), two (2), three (3) days.	Prenez ce médicament pour a) une semaine, b) pour un (1), deux (2), trois (3) jours.
Pharmacy	Ufate uyu muti mugihe uribwa.	Take this medication in case of pain.	Prenez ce médicament en cas de douleur.
Pharmacy	Iyi miti ishobora guhindura ibara ry'inkari zawe.	This medicine may change the color of your urine.	Ce médicament peut changer la couleur de votre urine.
Pharmacy	Ntumfate/ ntukoreshe uyu muti n'amata	Do not take this with dairy products.	Ne pas prendre avec des produits laitiers.
Pharmacy	Shyira ibitonyanga (by'umuti) mu gutwi kwawe kurwaye.	Place drops in your bad ear.	Lieu gouttes dans votre mauvaise oreille.
Pharmacy	Mfungura kino ubundi ukinjize mu mukibuno.	Unwrap and insert one suppository in your rectum.	Déballer et insérer un suppositoire dans le rectum.
Pharmacy	Kandira uyu (umuti) mu zuru ryawe.	Spray this in your nose.	Vaporiser dans votre nez.
Pharmacy	Humeka uyu muti mu kanwa.	Inhale by mouth (like this).	Inspirez par la bouche (comme ça).
Pharmacy	Shyira iki kinini mu gitsina.	Insert the suppository into your vagina.	Insérer le suppositoire dans le vagin.
Pharmacy	Shyira agatonyanga kamwe mu jisho rirwaye.	Place drops in this eye.	Lieu gouttes de cet œil.
Pharmacy	Fate iyintungamubiri ikungahaye muri feri.	Take this supplemental iron.	Prenez ce supplément de fer.
Pharmacy	Kurya ibiribwa bifite intungamubiri ya feri.	Eat these foods containing iron.	Mangez ces aliments contenant du fer.
Pharmacy	Ufate iyintungamubiri ya Iyode	Take this supplemental iodine.	Prenez ce iode supplémentaire.

53

		Counseling	
Category	Kinyarwanda	English	French
Ob/Gyn	Nezerwa, uratwite!	Congratulations, you are pregnant!	Félicitations, vous êtes enceinte!
Ob/Gyn	Umwana azavuka kuri iyi tariki...	The baby is due on this date...	Le bébé est dû à cette date ...
Ob/Gyn	Mfata imvange ya vitamini cyangwa vitamini na 400 micrograms of folic acid (y'ingirakamaro mu gukura tw'inyangingo no mumyororokere) buri munsi	Take a daily multivitamin or a vitamin with 400micrograms of folic acid.	Prendre une multivitamine quotidienne ou une vitamine avec 400 microgrammes d'acide folique.
Ob/Gyn	Mugihe cyumubyeyi asura umuforomo,umubyaza cyangwa umuganga akora:	During the prenatal visit the nurse midwife or doctor will:	Au cours de la période prénatale visiter l'infirmière sage-femme ou médecin:
Ob/Gyn	Bamusuzuma inyuma hose harimo na.	Do a complete physical exam, including a pelvic exam and pap smear.	Faire un examen physique complet, y compris un examen pelvien et test de Papanicolaou.
Ob/Gyn	Fata amaraso n"inkari.	Take blood and urine.	Une prise de sang et l'urine.
Ob/Gyn	umuvuduko w'amaraso, igihagararo, ibiro	Check blood pressure, height and weight.	Vérifier la pression artérielle, la taille et le poids.
Ob/Gyn	Kubara amatariki mu gihe umwana azavukira	Calculate the due date, a date near which the baby will be born.	Calculer la date d'échéance, une date proche qui le bébé sera né.
Ob/Gyn	Kureba ikigero umutima w'umwana uriho.	Check the baby's heart rate.	Vérifiez la fréquence cardiaque du bébé.
Ob/Gyn	Niba ubonye/uzanye amaraso mu gitsina mu gihe utwite, hita ujya ku bitaro ako kanya.	Signs of trouble during pregnancy: If you are bleeding bright red blood or blood is soaking through your underwear, go to the hospital immediately.	Signes de problème pendant la grossesse: Si vous avez des saignements sang rouge vif ou de sang trempe par vos sous-vêtements, aller à l'hôpital immédiatement.
Ob/Gyn	Kubyumweru 16 byo gutwita umwana wawe agomba kugenda inshuro 10 mumasaha 2 buri munsi.niba umwana wawe atagenda munda mwisaha 1 kugeza kuri 2 wareba muganga.	At 16 weeks of pregnancy, your baby should move 10 times within two hours every day. If your baby is not moving this much after 1-2 hours, contact the doctor.	À 16 semaines de grossesse, votre bébé devrait passer 10 fois dans les deux heures chaque jour. Si vous bébé ne bouge pas beaucoup cette après 1-2 heures, contactez le médecin.
Ob/Gyn	Hamagara muganga niba: 1) hari iyegerana hagati ya 30-70 cyangwa 2) ufite ubababare mu mugongo budashira 3) Amazi yawe arameneke. 4) Andika rero itariki bibereyeho . Ubona amaraso afashe cyane.	Contact your doctor if:1) you have contractions that are 30-70 seconds apart, occur regularly and are getting stronger. 2) you have low back pain that does not go away 3) Your water breaks. 4) You have a bloody mucous discharge or bloody show.	Contactez votre médecin si: 1) vous avez des contractions qui sont 30-70 secondes d'intervalle, se produisent régulièrement et se renforcent. 2) vous avez une lombalgie qui ne va pas plus loin 3) Vos eau pauses. 4) Vous avez un écoulement muqueux ou sanglante spectacle sanglant.
Ob/Gyn	Umuformomakazi ahageze mukanya.	The nurse is on her way.	L'infirmière va venir.
Ob/Gyn	Umugore w'uburyo arafasha n'ivuka.	She will help with the delivery.	Elle va venir faire ton accouchement.

54

		Counseling	
Category	Kinyarwanda	English	French
Ob/Gyn	Uzakenera kubagwa kugirango umwana aboneke.	You will need a cesarean section.	Vous aurez besoin d'une césarienne.
Ob/Gyn	Umfite umuhungu! (Wabyaye umuhungu!)Umfite umukobwa! (Wabyaye umukobwa!)	You had a boy. You had a girl.	Vous avez eu un garçon. Vous avez eu une fille.
Ob/Gyn	Umfite imanga (wabyaye impanga)	You had twins.	Vous avez eu des jumeaux.
Ob/Gyn	Umwana ameze neza ;amfite ubuzima bwiza. (Abana bameze neza; bamfite ubuzima bwiza.)	The baby is healthy. (The babies are healthy)	Le bébé est en bonne santé. (Les bébés sont en bonne santé)
Neonatal	Umwana wawe ararwaye.	The baby is sick.	Le bébé est malade.
Neonatal	Turashaka gufasha umwana wawe.	We need to help your baby.	Nous devons aider votre bébé.
Neonatal	Ushobora gusigarana n'umwana wawe.	You can stay with the baby.	Vous pouvez rester avec le bébé.
Neonatal	Turashaka gushyushya umwana.	We need to warm the baby up.	Nous avons besoin de réchauffer le bébé.
Neonatal	Turashaka gushyira umwana mu cyuma cyabugenewe (kuvurisha urumuri) ngo ashyuhe.	We need to put the baby under a special light (warming light or to treat neonatal jaundice).	Nous avons besoin de mettre le bébé sous une lumière spéciale (réchauffement lumière ou pour traiter la jaunisse néonatale).
Neonatal	Turashaka guhungiza umwana.	We need to give the baby oxygen.	Nous devons donner de l'oxygène de bébé.
Contraception	Uburyo bwo kuboneza urubyaro burimo:	Birth control options include:	Options de contrôle des naissances comprennent:
Contraception	Agakingirizo: Agakingirizo kambikwa imboro mbere y'imibonano. Agakingirizo nibwo buryo bwonyine bwo kuboneza urubyaro bunarinda indwara zandurira mu mibonano muzabitsina nka virusi itera SIDA. Hari udukingirizo twagenewe abagabo n'utwagenewe abagore.	condoms: condoms are placed over the penis before intercourse. Condoms are the only type of birth control that also protects against sexually transmitted diseases like HIV/ AIDS. There are condoms made for men and women.	préservatifs: les préservatifs sont placés sur le pénis avant le rapport sexuel. Les préservatifs sont le seul type de contrôle des naissances qui protège également contre les maladies sexuellement transmissibles comme le VIH / sida. Il existe des préservatifs fabriqués pour les hommes et les femmes.
Contraception	Uburyo bw'ibinini: Ibi binini byo kuboneza urubyaro ni iby'abagore barabimira binyuze mu munwa. Bikoreshwa/bimfatwa buri munsi.	Oral contraceptives: This birth control pill is for women to swallow by mouth. It is taken daily.	Contraceptifs oraux: Cette pilule de contrôle des naissances pour les femmes à avaler par la bouche. Il est pris quotidiennement.
Contraception	Urushinge rwo kuboneza urubyaro: Ni uburyo bwo kuboneza urubyaro batera umugore urushinge buri mezi atatu.	Depo-vera injection: this birth control is injected like a shot to the woman every 3 months.	Injection de Depo-vera: ce contrôle des naissances est injecté comme un coup à la femme tous les 3 mois.

55

		Counseling	
Category	Kinyarwanda	English	French
Contraception	Impeta yo mu nkondo y'umura: Ubu buryo bwo kuboneza urubyaro ni ishusho y'impeta binjiza mu gituba. Imaramo ibyumweru bitatu bakayikuramo mugihe umugore ari mu mihango. Nyuma ya buri gihe cy'uburumbuke hashyirwamo indi mpeta.	Nuvaring: this birth control is in the shape of a ring and is inserted into the vagina. It is worn for three weeks and taken out while the woman is menstruating. After each menstrual cycle a new ring is used.	Nuvaring: ce contrôle des naissances est sous la forme d'un anneau et est insérée dans le vagin. Il est porté pendant trois semaines et retiré alors que la femme a ses règles. Après chaque cycle menstruel un nouvel anneau est utilisé.
Contraception	Agapira/ kwambara agapira: Uburyo bwo kuboneza urubyaro ni agakoresho gakoze nka T gasyirwa mu y'umugore bikozwe na muganga we.	Intrauterine device (IUD): this birth control is a T-shaped device placed inside the woman's womb by her doctor.	Dispositif intra-utérin (DIU): ce contrôle des naissances est un dispositif en forme de T placé dans l'utérus de la femme par son médecin.
Contraception	Agakingirizo k'abagore: Ubu buryo bwo kuboneza urubyaro buri mu ishusho y'igikombe kakagshyirwa mu gituba mbere y'imibonano mpuzabitsina.	Diaphragm (cervical cap): this birth control is in the shape of a cup and placed inside the vagina before sexual intercourse.	Diaphragme (cape cervicale): ce contrôle des naissances est en forme de tasse et placé à l'intérieur du vagin avant les rapports sexuels.
Contraception	Gumfunga burundu: Ubu buryo bwo kuboneza urubyaro ni ukubagwa gukorerwa ku bagore. Ni uburyo bwa burundu bwo kuboneza urubyaro ku bagore biyemeje kutazongera kubyara.	Tubal ligation: this birth control is a surgery done on women. It is a permanent method of birth control for women who decide never to have children again.	La ligature des trompes: ce contrôle des naissances est une chirurgie effectuée sur les femmes. Il s'agit d'une méthode permanente de contrôle des naissances pour les femmes qui décident de ne jamais avoir à nouveau des enfants.
Laboratory	"Ndashaka urugero 1) w'inkari 2) n'umusarani 3) urugero w'amaraso 4) n'urw'igikororwa."	I need a... 1) urine sample 2) stool sample 3) blood sample 4) sputum specimen.	Je besoin d'un ... 1) échantillon d'urine 2) tabouret échantillon 3) de l'échantillon de sang 4) des échantillon d'expectoration.
Laboratory	Ndashaka gufata ikiamini cyamaraso.	"I need to take a blood sample."	"Je dois prendre un échantillon de sang." (Je vais faire une analyse de sang.)
Laboratory	"Mushobora kumpa inkari muri aka gakombe."	"Please give me a urine sample in this cup."	"S'il vous plaît me donner un échantillon d'urine dans cette coupe."
Laboratory	" Mushiobora kumpa umusarane muri kano gakoresho."	"Please give me a stool specimen in this container."	"S'il vous plaît me donner un échantillon de selles dans ce conteneur."
Laboratory	" Mushobora kumpa igikororwa muri iki gikombe."	"Please give me a sputum sample in this cup."	"S'il vous plaît me donner un échantillon de crachat dans cette coupe."
Procedures	Ndashaka gushyira.	"I need to put this tube in your nose."	"Je dois mettre ce tube dans le nez."
Procedures	Ndibujye mugifu cyawe.	"It will go into your stomach."	"Il ira dans votre estomac."
Procedures	"Kino gitembo kiravana ibintu mu gifu cyawe"	"This tube will drain your stomach."	"Cette sonde sera vider votre estomac."

56

		Counseling	
Category	Kinyarwanda	English	French
Procedures	" Ugomba kumira kugirango umfashe agatembo kumanuka/kugena."	"You need to swallow to help the tube go in."	"Vous devez avaler pour aider le tube entrer."
Procedures	Ngomba gushyira uruhombo mu gatuza kawe.	"I need to put a tube in your chest."	"J'ai besoin de mettre une sonde dans la poitrine."
Procedures	Uru ruhombo ruzayobora umwuka n'ibitemba hanze y'igituza cyawe.	"This tube will drain the air and fluid out of your chest."	"Cette sonde sera drainer l'air et le liquide de votre poitrine."
Procedures	"Ndabanza serumu."	"I need to start an IV."	"J'ai besoin de commencer un IV."
Procedures	Turashaka kuguha amazi yo mumutsi.	"We need to give you fluid."	"Nous avons besoin de vous donner fluide."
Procedures	Ngomba kuguha amaraso kuko umfite igabanuka ry'amaraso mu mubiri (irangwa cyane no kugwa agacuho no guhinduka kw'ibara ry'umubiri (uruhu) mu buryo budasanzwe).	" We need to give you blood."	"Nous avons besoin de vous donner du sang."
Procedures	Nkeneye gushyira umuyobora (uruhombo) k'uruhago rwawe kugirango nyobore inkari.	I need to put a tube in your bladder to drain the urine.	J'ai besoin de mettre un tube dans votre vessie pour drainer l'urine.
Procedures	Ndashaka kugutera urushinge 1) mu kaboko, 2) mu kaguru	I need to give you a shot 1) in the arm, 2) in the leg	Je dois vous donner une injection 1) dans le bras, 2) dans la jambe
Procedures	"Ngomba kugutera uyashinge 1) ku makobo 2) kukaguru"	You need to get an x ray of the bone.	Vous devez obtenir une radiographie de l'os.
Orthopedic	Ufite maguru rye ryavunitse	You have a broken leg.	Vous avez une fracture de la jambe.
Orthopedic	Ufite akagombambari rye ryavunitse	You have a broken ankle.	Vous avez une fracture de la cheville.
Orthopedic	Ufite ububoko rye ryavunitse	You have a broken arm.	Vous avez une fracture du bras.
Orthopedic	Ufite ubujana rye ryavunitse	You have a broken wrist.	Vous avez une fracture du poignet.
Orthopedic	Umfite ikamuka (ihonyoka) rya...	You have tendinitis.	Vous avez une tendinite.
Orthopedic	Ufite amazi mungingo zawe.	You have fluid in your joint.	Vous avez fluide dans votre articulation.
Orthopedic	Urashyirwaho 3ima.	You need a cast.	Vous devez avoir un plâtre.
Orthopedic	Ngomba gushyira ikintu gishashe cyangwa kiringaniye (igitambaro cyangwa ikindi cyabugenewe) (kugirango amagufwa agume ahantu hamwe) ku kaboko/ ku kuguru kwawe.	We have to put a cast on your arm/leg.	Nous devons mettre un plâtre sur votre bras / jambes.
Orthopedic	Ntukureho ipamba cyangwa ngo urijabike (kurikonjesha).	Do not remove or get the cast wet.	Ne pas enlever ou permettre de plâtre se mouiller.
Orthopedic	Ushobora gukuramo uwo mwambaro (igikoresho cyabugenewe mu gumfata amagufwa; mu gihe avurwa) kugira ngo ukarabe ariko ugisubizeho urangije.	You may take the splint off to bathe but it must be put back on afterwards.	Vous pouvez prendre l'attelle de se baigner, mais il doit être remis sur la suite.

57

		Counseling	
Category	Kinyarwanda	English	French
Orthopedic	Ngomba kukubaga kugirango shyire icyuma kirambuye kandi kigoronzoye mu gusana (kunga) amagufwa.	We need to do surgery to place a metal plate with screws to help the bone heal.	Nous devons faire de la chirurgie pour placer une plaque métallique avec des vis pour aider à guérir l'os.
Psychology	Birashoboka kuba wancitse intege/ ubabaye iyo umfite bino bimenyetso: 1) Guhora ubababaye, 2) kurira cyane, 3) kumva udakeneye kuva iwawe, 4) kuba udamfite imbaraga, 5) Gusinzira cyane cyangwa kugira ibibazo mu gusinzira.	You could be depressed if you have the following symptoms: 1) feel sad all the time 2) cry a lot 3) never want to go out 4) have no energy 5) sleep a lot or have difficulty sleeping	Vous pourriez être déprimé si vous avez les symptômes suivants: 1) sens triste tout le temps 2) beaucoup pleurer 3) jamais envie de sortir 4) n'ont pas d'énergie 5) dormir beaucoup ou avoir de la difficulté à dormir
Psychology	Ntabwo ari byiza/ bizima kwiyumvamo umubabaro/agahinda igihe cyose.	It is not healthy to feel sad all the time.	Il n'est pas sain de se sentir triste tout le temps.
Psychology	Ugomba kuvugana n'umusosiyali, cyangwa na muganga w'indwara zo mu mutwe	You could talk to a social worker; psychologist.	Vous pouvez parler à un travailleur social; psychologue.
Psychology	Umuntu akenera ubumfasha bw'ukurikirana ubuzima bwo mu mutwe cyangwa cyangwa muganga w'indwara zo mu mutwe iyo: 1) Adashobora guhagarika guheranwa n'agahinda, 2) ahorana ubwoba bw'abandi igihe cyose, 3) iyo ahindura imyimfatire mu buryo budasanzwe, 4) iyo ahubuka, 5) atangiye gukeka ibintu bitabaho.	A person may need help from a mental health worker or psychiatrist if they: 1) cannot stop being sad all the time 2) are afraid of others all the time 3) change their behavior in an unusual way 4) become violet 5) start to imagine things that are not real.	Une personne peut avoir besoin d'aide d'un agent de santé mentale ou un psychiatre si elles: 1) ne peuvent pas arrêter d'être tout le temps triste 2) ont peur des autres tout le temps 3) changer leur comportement d'une manière inhabituelle 4) devenue violette 5) commencer à imaginer des choses qui n'existent pas.
Pediatrics	Umwana wawe ameze neza.	Your child looks fine.	Votre enfant a l'air bien.
Pediatrics	Umwana wawe araza kurwara bidasubirwaho (nta gushidikanya) mu kanya.	Your child will be ill for quite a while.	Votre enfant sera malade pendant un certain temps.
Pediatrics	Uhereze umwana wawe ibyo kurya bikeya kenshi mu masaha.	Give the child small amounts of food every few hours.	Donner à l'enfant de petites quantités de nourriture au bout de quelques heures.
Pediatrics	Uhereze umwana wawe ibi byo kunywa kenshi mu masaha.	Give your child this to drink every few hours.	Donnez à votre enfant ce à boire toutes les quelques heures.
Pediatrics	Ni byiza kureka umwana wawe agasinzira.	It is ok to let your child sleep.	Il est autorisé à laisser votre enfant à dormir.
Pediatrics	Ejo uzagarure umwana ku ivuriro (mu cyumweru, mu kwezi).	Bring your child back to the clinic tomorrow.(a week, a month)	Ramener votre enfant à la clinique demain. (une semaine, un mois)
Dental	Umwana ufite amenyo yashiririye aba azagira ikibazo cyamenyo nyuma mubuzima bwe.	Children with tooth decay with have dental problems later in life.	Les enfants atteints de carie dentaire avec soins dentaires ont des problèmes plus tard dans la vie.

Category	Kinyarwanda	Counseling English	French
Dental	Gusukura/koza amenyo y'umwana wawe n'uburoso bw'amenyo.	Brush your child's teeth lightly with a tooth brush.	Brossez les dents de votre enfant légèrement avec une brosse à dents.
Dental	Oza inyuma,hejuru, nimbere yiryinyo. Ntiwibagirwe koza iryinyo ryinyuma. Kandi woze nishinya.	Brush the back and top of the front teeth. Don't forget to brush the back teeth. Brush your gums as well.	Badigeonner le dos et le dessus des dents de devant. Ne pas oublier de se brosser les dents arrière. Brossez-vous les gencives ainsi.
Prognosis	Uko uri ntabwo bikanganye.	What you have is not serious.	Qu'est-ce que vous avez n'est pas grave.
Prognosis	Uraza kuba neza (kumererwa neza).	You will be better soon.	Vous serez mieux bientôt.
Prognosis	Wigira impungenge, uko umeze bishobora gukira.	Do not worry, your condition can be cured.	Ne vous inquiétez pas, votre état de santé peut être guérie.
Prognosis	Umerewe nabi.	Your condition is grave.	Votre état est grave.
Follow-up	Muzagaruke niba mumfite ibindi bibazo/ byisumbuyeho.	Please come back if you have more problems.	S'il vous plaît revenir si vous avez plus de problèmes.
Follow-up	Muzagaruke mu cyumweru kimwe.	Please return in one week.	S'il vous plaît revenir dans une semaine.

Dates, Numbers, Time		
Kinyarwanda	**English**	**French**
Mutarama	January	janvier
Gashyantare	February	février
Weruwe	March	mars
Mata	April	avril
Gicurazi	May	mai
Kamena	June	juin
Nyakanga	July	juillet
Kanama	August	août
Nzeli	September	septembre
Ukwakira	October	octobre
Ugushyingo	November	novembre
Ukuboza	December	décembre
ku cyumweru	Sunday	dimanche
kuwa mbere	Monday	lundi
kuwa kabili	Tuesday	mardi
kuwa gatatu	Wednesday	mercredi
kuwa kane	Thursday	jeudi
kuwa gatanu	Friday	vendredi
kuwa gatandatu	Saturday	samedi
zeru	0 (zero)	zéro
rimwe	1 one	un, une
kabiri	2 two	deux
gatatu	3 three	trois
kane	4 four	quatre
gatanu	5 five	cinq
gatandatu	6 six	six
karindwi	7 seven	sept
umunane	8 eight	huit
icyenda	9 nine	neuf
icumi	10 ten	dix
cumi na rimwe	11 eleven	onze
cumi na kabiri	12 twelve	douze
cumi na gatatu	13 thirteen	treize
cumi na kane	14 fourteen	quatorze
cumi na gatanu	15 fifteen	quinze
cumi na gatandatu	16 sixteen	seize
cumi na karindwi	17 seventeen	dix-sept
cumi n'umunane	18 eighteen	dix-huit
cumi n'icyenda	19 nineteen	dix-neuf
makumyabiri	20 twenty	vingt
makumyabiri na rimwe	21 twenty-one	vingt et un
mirongo itatu	30 thirty	trente
mirongo itatu na rimwe	31 thirty-one	trente et un
mirongo ine	40 forty	quarante
mirongo itanu	50 fifty	cinquante
mirongo itandatu	60 sixty	soixante

60

Dates, Numbers, Time		
Kinyarwanda	**English**	**French**
mirongo irindwi	70 seventy	soixante-dix
mirongo irindwi na rimwe	71 seventy-one	soixante et onze
mirongo irindwi na kabiri	72 seventy-two	soixante-douze
mirongo irindwi na gatatu	73 seventy-three	soixante-treize
mirongo irindwi na kane	74 seventy-four	soixante-quatorze
mirongo irindwi na gatanu	75 seventy-five	soixante-quinze
mirongo irindwi na gatandatu	76 seventy-six	soixante-seize
mirongo irindwi na karindwi	77 seventy-seven	soixante-dix-sept
mirongo irindwi n'umunane	78 seventy-eight	soixante-dix-huit
mirongo irindwi n'icyenda	79 seventy-nine	soixante-dix-neuf
mirongo inani	80 eighty	quatre-vingts
mirongo inani na rimwe	81 eighty-one	quatre-vingt-un
mirongo inani na kabiri	82 eighty-two	quatre-vingt-deux
mirongo icyenda	90 ninety	quatre-vingt-dix
mirongo icyenda na rimwe	91 ninety-one	quatre-vingt-onze
mirongo icyenda na kabiri	92 ninety-two	quatre-vingt-douze
ijana	100 one hundred	cent
magana abili	200 two hundred	deux cents
magana atatu	300 three hundred	trois cents
magana ane	400 four hundred	quatre cents
magana atanu	500 five hundred	cinq cents
magana atandatu	600 six hundred	six cents
magana alindwi	700 seven hundred	sept cents
magana inani	800 eight hundred	huit cents
magana cyenda	900 nine hundred	neuf cents
igihumbi	1000 one thousand	mille
igihumbi na magana atanu	1500 one thousand five hundred	mille cinq cents
ibihumbi bibiri	2000 two thousand	deux mille
ibihumbi bibiri na magana atanu	2500 two thousand five hundred	deux mille cinq cents
imihumbi bitanu	5000 five thousand	cinq mille
Inama iraba ryari?	When is the meeting?	Quand la réunion?
Ni ryari ni saha ki?	At what time?	À quelle heure?
Sambiri z'umugoroba.	At 8p.m. (this evening)	À 20 heures, ce soir.
Sasita.	At noon.	À midi.
Satatu za mugitondo.	It is 9 a.m.	Il est neuf heures.
Samunani z'ijoro.	It is 2:30 p.m.	Il est 14h30.
none	today	aujourd'hui
ejo hazaza	tomorrow	demain
ejo hashize	yesterday	hier
vuba	soon	bientôt
nonaha	right now	tout de suite
nonaha	now	maintenant
igitondo	morning	matin
ni munsi	afternoon	après-midi
umugoroba	evening	soir

Dates, Numbers, Time

Kinyarwanda	English	French
ijoro	night	nuit
icyumweru gishize	last week	la semaine passée
iki cyumweru	this week	cette semaine
icyumweru gitaha	next week	la semaine prochaine
umwaka ushize	last year	an passé
uyu mwaka	this year	cet an
umwaka utaha	next year	an porchain
icumweru	one week	un semaine
ibyumweru bibiri	two weeks	deux semaine
ukwezi	one month	un mois
amezi abiri	two months	deux mois
amezi atatu	three months	trois mois
amezi ane	four months	quatre mois
amezi atanu	five months	cinq mois

Body Parts		
Kinyarwanda	**English**	**French**
igikumwe	thumb	pouce
mukubitarukoko	2nd finger	index; deuxième doigt
musumbazose	3rd finger	médius; troisiéme doigt
marere	4th finger	annulaire; quatrième doigt
agahera	5th finger	petit doigt; cinquième doigt
inda	abdomen	abdomen
igitsi	Achilles' tendon	tendon d'Achille
ingoto	adam's apple	pomme d'Adam
akagombambari	ankle	cheville
innyo	anus	anus
ukuboko (amaboko)	arm (arms)	bras
ukwaha	axilla	asselle
umugongo	back	dos
ino rinini	big toe	gros orteil
uruhago	bladder	vessie
ibere	breast (breasts)	sein
itako	buttocks	fesses
imfundiko	calf	mollet
itama	cheek	joue
igituza	chest	poitrine
akananwa	chin	menton
umuseke w'ukuboko	clavicle	clavicule
rugongo	clitoris	clitoris
igitabazi	colon	côlon
ugutwi (amatwi)	ear (ears)	oreille(oreilles)
ingoma y'ugutwi	earlobe	lobe de l'oreille
inkokora	elbow	coude
umuhogo	esophagus	œsophage
ijisho (amaso)	eye (eyes)	oeil (yeux)
igisike (ibisike)	eyebrow (eyebrows)	sourcils
urugohe (ingohe)	eyelash (eyelashes)	cil (cils)
ikigohe	eyelid (eyelids)	paupière (paupières)
isura	face	visage
imiyoborantanga	fallopian tube	trompes de Fallope
ikibero	femur/thigh	fémur
urutoki (intoki)	finger (fingers)	doigt (doigts)
urwara (inzwara)	fingernail	ongle
ikirenge (ibirenge)	foot (feet)	pied (pieds)
uruhanga	forehead	front
agasaho	gallbladder	vésicule biliaire
igitsina	genitalia	organes génitaux
umusatsi	hair	cheveux
ikiganza (ibiganza)	hand (hands)	main (mains)
umutwe	head	tête
umutima	heart	coeur
agatsinsino	heel	talon
intantu	hips	hanches

63

Body Parts		
Kinyarwanda	**English**	**French**
umuseke w'urwano ikizigira	humerus	humérus
amaranda	intestines, small	intestin grêle
umusaya; ijigo	jaw	mâchoire
impyiko	kidney (kidneys)	rein
ivi (amavi)	knee (knees)	genoux
ingasire	kneecap	rotule
mu ngingo (ingingo y'urutoki)	knuckle (knuckles)	jointure de doigt (jointures)
ukuguru (amaguru)	leg (legs)	jambe
umunwa	lips	lèvres
umwijima	liver	foie
ukuboko	lower arm	avant bra
umugongo	lower back	lombes
ukuguru	lower leg	
igihaha	lung	poumon
uduturugunyu	lymph nodes	ganglions
ijigo	mandible	mandibule
akanwa	mouth	bouche
ijosi	neck (anterior)	cou
imoko	nipple	mamelon
izuru	nose	nez
utwenge twamazuru	nostril	narine
igi (intanga ngore)	ovary (ovaries)	ovaire (ovaires)
urushyi	palm of hand	paume de la main
ifuha	pancreas	pancréas
ingasire y'ivi	patella	rotule
imisumbi	pelvis	bassin
imboro	penis	pénis
akanyamasohoro	prostate	prostate
imboni	pupil	pupille
umwoyo	rectum	rectum
urubavu (imbavu)	rib (ribs)	côtes
urumeramusatsi	scalp	cuir chevelu
urushyi rw'ukuboko	scapula	omoplate
umufuka w'amabya/	scrotum/testicle	scrotum/testicule
umurundi	shin	tibia
urutugu (intugu)	shoulder (shoulders)	épaule
igihanga	skull	crâne
urwagashya	spleen	rate
igifu	stomach	estomac
ikibero	thigh	cuisse
umuhogo	throat	gorge
igikumwe	thumb	pouce
ino (amano)	toe (toes)	orteil (orteils)
urwara rw'ino	toenail	ongle de pied
ururimi	tongue	langue
amaraka	tonsils	amygdales

64

Body Parts		
Kinyarwanda	**English**	**French**
iryinyo (amenyo)	tooth (teeth)	dent (dents)
urureri; umukungwa	umbilical cord	cordon ombilical
umukondo	umbilicus	nombril
ikizigira	upper arm	bras, le haut du
umuyobora/umuyoboro w'inkari (inyariro)	ureter/urethra	uretère, urètre
uruhago	urinary bladder	vessie urinaire
umura; nyababyeyi	uterus	utérus
igituba	vagina	vagin
ubujana	wrist	poignet

Kinyarwanda	English	French
byinshe	**A lot**	beaucoup
inda	**abdomen** *The portion of the body bordered by the diaphragm and the pelvis.*	abdomen
umuhishwa; umudigi	**abdominal swelling**	gonflement abdominal
kidasanzwe	**aberrant** *Different than normal.*	aberrant
ugukura	**ablation** *Surgical removal or amputation.*	ablation
kidasanzwe	**abnormal**	anormal
inda yavuyemo; ugukuramo inda	**abortion** *Premature expulsion of the fetus from the uterus.*	avortement
gukuramo inda (kuyemo)	**abortion, inevitable**	l'avortement inévitable
hejuru	**above**	au-dessus
gitunguranye	**abrupt** *Suddenly or hastily.*	brusque
ikibyimba	**abscess** *A localized collection of pus.*	abcès
ibura	**absence of**	absence de
kabisa	**absolute**	absolu
inyunyuza	**absorption (intestinal absorption)**	absorption
gusiba	**abstain, to** *To give up or to stop.*	de s'abstenir
ukwangiza imyanyandangagitsina	**abuse (sexual abuse)**	abus
gutuka	**abuse, to (verbal abuse)**	d'abuser (violence verbale)
umuti wica uburondwe n'utundi dusimba	**acaricide** *A treatment for mite infestation.*	acaricide
guhihibikanyw	**accelerate** *(To accelerate the healing process).*	accélérer
ukugera	**access** *Means of entry.*	accès
umufasha	**accessory** *Complimentary or concomitant.*	accessoire
gisida, icyago, irango, ishyano	**accident**	accident
gusohoza	**accomplish, to** *Achieve.*	accomplir
kubwa	**according to**	selon
ububabare si cyane	**ache** *A mild pain*	mal
igitsi	**Achilles tendon reflex** *The normal response to tapping the achilles tendon with a reflex hammer is the plantar flexion of the foot.*	réflexe achilléen
ikirungurira	**acid reflux** *Heartburn.*	brûlures d'estomac
aside	**acid** *Substance with a pH less than 7.*	acide
ubukarihe	**acidity** *Referring to an acid state.*	acidité
igishishi	**acne** *Inflamed or infected sebaceous glands.*	acné
indwara y'ibiheri byo mu maso	**acne vulgaris** *Chronic acne occurring on the face, chest and back of youth.*	acné vulgaire
nkizabupfamatwiburagi	**acoustic** *Referring to the auditory system.*	acoustique
SIDA	**Acquired Immunodeficiency Syndrome (AIDS)** *Presence of an AIDS defining illness or having a CD4 of less than 200/ mm3.*	syndrome d'immunodéficience acquise (SIDA)
umushinga	**activity**	actomyosine
ubuvuzi nkomoka-bushinwa	**acupuncture** *Traditionally an aspect of Chinese medicine involving insertion of needles into the skin.*	aigu
igitaku	**acute** *Abrupt onset.*	actine
ingoto	**Adam's apple** *A prominence on the anterior neck caused by the thyroid cartilage of the larynx.*	pomme d'Adam

66

Kinyarwanda	English	French
kubara	**add, to** *To count.*	ajouter
isazi	**adenoids** *Pharyngeal tonsils.*	végétations adénoïdes
guhaza	**adequate** *Sufficient.*	1. adéquat 2. convenable
ubudahemuka	**adherence** *To stick to something figuratively or literally.*	adhérence
kubogora	**adjust, to** *To modify a plan.*	ajuster
ikosora	**adjustment** *A modification of a plan.*	ajustement
ubugimi; ubukumi	**adolescence**	adolescence
inkumi (umusore)	**adolescent -female (male adolescent)**	adolescente (adolescent mâle)
ingaruka nabi	**adverse effect** *In reference to medication use, it is an undesirable consequence of the drug.*	effet indésriable
kubwiriza	**advise, to** *To give counsel.*	conseiller
simfite umuriro	**afebrile** *Absence of fever.*	1. afébrile 2. aprétique
kwemeza	**affect** *The expression of emotions or feelings.*	affect
urukondo	**affinity** *To have a natural liking for.*	affinité
inda ya nyuma (ingobyi)	**afterbirth** *The tissue expelled after the birth of a child that includes the placenta and allied membranes.*	placenta 1. arrière-faix 2. délivre
ano, imyaka y'amvuka, urugero	**age** *Length of life.*	âge
umurawanyi	**aggression** *Violent or hostile behavior.*	agression
igishyika	**agitation** *A state of extreme emotional disturbance.*	agitation
imibereho mibi	**agony** *Anguish or torment.*	agonie
ubwoba bwo kujya ahagaragara mu ruhame	**agoraphobia** *The fear of being in a large open space.*	agoraphobie
isezerano	**agreement** *Accordance in opinion or feeling.*	accord
SIDA	**AIDS** *Acquired Immunodeficiency Syndrome*	SIDA
umwuka	**air**	air
humeka nabi	**air hunger** *The sensation of shortness of breath.*	respiration de kussmaul
inyemi	**albino** *A person who lacks pigment in the eyes, skin and hair.*	albinos
inzoga	**alcohol** *Ethanol or ethyl alcohol.*	alcool
umusinzi	**alcoholic** *A person with alcohol dependence.*	1. alcoolique 2. éthylique
agatama	**alcoholism** *An addiction to alcohol.*	alcoolisme
kuba maso	**alert** *Being in a watchful, ready state.*	attentif
ikimera	**algae** *Nonflowering plants containing chlorophyll but without stems, roots, or leaves.*	algue
ifurutwa	**allergy** *An immune response by the body to a compound it is hypersensitive to.*	allergie
koroshya	**alleviate, to**	atténuer
hafi	**almost**	presque
kandi, ndetse, na	**also**	aussi
itangizwa	**alteration** *The process of change or modification.*	changement
umusazi	**Alzheimer's disease** *A dementia of unknown cause or pathogenesis.*	Alzheimer, maladie d'

67

Abdomen-cholera		
Kinyarwanda	**English**	**French**
gusanga	**amalgamate,to** *To make an amalgam by dissolving a metal in mercury.*	amalgamer
gutwalira intandi	**ambidextrous** *Ability to use both hands equal ability.*	ambidextre
ingobyi y'abarwayi; ambilansi	**ambulance** *A vehicle that carries the sick or injured.*	ambulance
kugenda	**ambulate, to** *To walk.*	déambuler
amibe	**amebiasis** *A condition in which one is infected with amebae, mostly commonly Entamoeba histolytica.*	amibiase
guhindura	**ameliorate** *To make something better or to improve.*	s'améliorer
ukutajya mu mugongo	**amenorrhea** *The absence of menses.*	aménorrhée
uruzi rw'inda	**amniotic fluid** *The fluid surrounding the fetus.*	liquide amniotique
urugero	**amount** *The total or the aggregate.*	montant
ikinimfu (guca umwanya w'umubiri)	**amputation** *Typically referring to the surgical removal of a limb. (to amputate)*	amputation
umuzimbwe	**anal ulcer** *An open wound near the anus.*	ulcère anal
umuti ugabanya ububabare	**analgesic** *A medication used to remove pain.*	analgésique
bisa	**analogous** *To resemble or be similar to.*	analogue
guhuza umubiri	**anastomosis** *Surgical formation of a connection between two previously separate parts.*	anastomose
ubucukumbuzi	**anatomy** *The study of body structure.*	anatomie
kweruruka; ubukeneramaraso	**anemia** *Lower than normal red blood cell count.*	anémie
ikinya	**anesthesia** *Loss of sensation.*	anesthésie
akinjiro; impagarara	**anguish** *Significant mental or physical pain.*	angoisse
akagombambari	**ankle** *The area of the ankle joint.*	cheville
kubyimba amaguru	**ankle edema or dependent edema** *Extracellular fluid volume noted by swelling or pitting.*	œdème malléolaire
ubuhindigiri	**ankylosis** *Abnormal immobility of a joint.*	ankylose
uhanganye	**antagonist** *A muscle or agent that acts in counteract to effects of another muscle or agent.*	antagoniste
imbere	**anterior** *Toward the front.*	antérieur
umuti y'inzoka	**anthelmintic** *An agent used to destroy worms.*	1. anthelminthique 2. vermifuge
iragara	**anthrax** *An infectious disease caused by Bacillus anthracis; there are cutaneous, inhalation and gastrointestinal syndromes.*	anthrax
antibiyotiki	**antibiotic** *A medication that inhibits or kills microorganisms.*	antibiotique
imbambizi	**antibody** *A protein that combines with and counteracts foreign substances.*	anticorps
umuti wuburozi	**antidote** *A medication that neutralizes a toxin.*	antidote
icyomoro	**antiseptic** *A substance that inhibits microorganism growth.*	antiseptique
innyo	**anus** *The body opening distal to the rectum.*	anus

Kinyarwanda	English	French
amaganya; impungenge	**anxiety** *Nervousness or unease.*	anxiété
guhahalika; kudugarara	**anxious** *Experiencing nervousness or unease.*	anxieux
ruboroga	**aorta** *The large artery originating at the left ventricle and going to the pelvis where it bifurcates.*	aorte
ukwa	**apart** *Separated by a distance.*	séparé
ubujunjame	**apathy** *Lack of interest in one's environment or indifference.*	apathie
iyatura	**aperture** *An opening or hole, as in the hole the light passes through in a camera.*	ouverture
isonga	**apex** *The highest point of something.*	sommet
kutafungura	**aphagia** *The lack of eating.*	aphagie
ukugobwa ururimi	**aphasia** *Diminished ability to communicate via speech or writing.*	aphasie
imisusire	**appearance** *The way someone looks or presents.*	aspect
ishyira umugereka	**appendicitis** *Inflammation of the appendix.*	appendicite
ishyira	**appendix** *An appendage of the cecum.*	appendice
ubwenge	**apperception** *The ability to interpret sensory impressions.*	aperception
apeti; ipfa uburyoherwe	**appetite** *A desire to eat.*	appétit
gahunda	**appointment** *A previously scheduled time to see a person.*	rendez-vous
amakenga	**apprehensive** *A fear that something unpleasant will happen.*	appréhension
icyemezo	**approval** *Accepting something as satisfactory.*	agrément
ugereranyije	**approximate** *Nearly but not totally accurate.*	approximatif
cyegereye; hafi	**approximately** *Nearly but not completely.*	approximativement
inzobere	**apt** *Suitable in the circumstances.*	apte
ubushobozi	**aptitude** *A natural talent for something.*	aptitude
amasurura y'ishisho	**aqueous humor** *The fluid between the cornea and lens, anterior to the globe.*	humeur aqueuse
gutongana	**argue, to** *To debate or reason. (quarrel)*	1. argumenter 2. discuter
ukuboko	**arm** *One of two upper extremities.*	bras
ukwaha	**armpit** *A common term for axilla.*	aisselle
ahagana	**around** *On every side of.*	autour
umujyana; umumisha	**artery** *Vessel that carries oxygenated blood from the heart to the periphery.*	artère
rubagimpande; indwara ifata amahuriro y'amagufwa	**arthritis** *Joint inflammation.*	arthrite
ingingo	**articulation; joint**	articulation
cy'ubukorikori	**artificial** *Not natural produced.*	artificiel
inzoka yo munda	**ascaris** *A nematode from genus intestinal lumbricoid parasite, also called round worm.*	ascaris
kugambirira	**ascertain, to** *Synonym of "to determine".*	déterminer
urushwima	**ascites** *Serous fluid in the abdominal cavity.*	ascite
gusinzira	**asleep** *To be in a dormant or inactive state.*	endormi

69

Kinyarwanda	English	French
ukuzibiranwa	**asphyxia** *A condition exhibited by a lack of oxygen and subsequent loss of consciousness or death.*	asphyxie
kwica	**assault**	aggression
umusanzu	**assessment** *An medical evaluation.*	bilan
ubuvunnyi	**assistance** *The act of helping.*	aide
asima; ubuhwemo	**asthma** *An inflammatory disease of the lungs noteworthy because of reversible airway obstruction.*	asthme
gisharira	**astringent** *An agent causing contraction of the skin.*	astringent
kugabanuka kw'inda ibyara	**atrophic vaginitis**	vaginite atrophique
ubunyunyke	**atrophy** *A diminution in the size of a part.*	atrophie
umwimerere	**atypical** *Not usual.*	atypique
umuhora w'ugutwi	**auditory canal, external** *Also called the external acoustic meatus; it leads from the auricle to the tympanic membrane.*	méat acoustique externe
ugutwi	**auricle** *The external portion of the ear.*	1. auricule 2. pavillon de l'oreille
gusuzuma	**auscultation** *The act of listening to sounds emanating from the body.*	auscultation
isuzumwary'umurambo kugira ngo bamenye icyishe nyirawo	**autopsy** *Examination of a body post-mortem in an attempt to determine cause of death.*	autopsie
ukuboneka	**availability** *A person or thing that is available.*	disponibilité
kuboneka	**available** *Attainable, obtainable.*	disponible
gukanguka	**awakening** *The state of being conscious.*	réveil
kure ya	**away from** *Separated from.*	éloigné de
ukwaha	**axilla** *The hollow beneath the arm.*	aisselle
uruhinja	**baby** *A newborn.*	bébé
umugongo	**back** *The back of a person from the neck to the buttocks.*	dos
uruti rw'umugongo	**backbone** *Spine, vertebral column.*	colonne vertébrale; échine
bagiteri	**bacteria** *Plural for any organism of the order Eubacteriales.*	bactéries
umubavu; ipomade	**balm** *A topical medical preparation.*	baume
mazizi; akayoga	**banana beer**	la bière de banane
igipfuko	**bandage** *A strip of gauze used to immobilize or support.*	bandage
ibesani	**basin** *A small bowl used for washing.*	cuvette
kwiyuhagira	**bathing** *To wash oneself.*	bains
kwihangana	**bear, to** *To endure or resist.*	supporter
kubyara	**bear, to** *To give birth to a child.*	donner naissance
uburiri	**bed** *A mattress resting on a frame.*	lit
igihere	**bedbug Cimex lectularius**. *A small insect that is parasitic and hides in clothing or bedding.*	punaise de lit
ishuka	**bedding** *The sheets and covers used on a bed.*	literie
waheze mu buriri	**bedridden** *Term used to indicate one is so ill they cannot get out of bed.*	grabataire
akameza ko mucyumba cy'uburiri	**bedside table** *A small table placed next to the bed.*	table de chevet

70

Kinyarwanda	English	French
inzoga, ibyeri	**beer** *A form of fermented alcohol. (banana beer)*	bière
mbere	**beforehand** *In advance or previously.*	préalable au
gutura umubi	**belch, to** *Eructate, to pass a small quantity of air from the stomach to the mouth.*	éructer
umukondo	**belly button** *A common term for umbilicus.*	nombril; ombilic
hepfo	**below** *Under.*	dessous
umukandara	**belt** *A strap used to hold clothing up.*	ceinture
amitwara gipfura	**benign** *Not harmful.*	bénin
kuganya	**bereaved, to be** *The sorrow one feels with the loss of a loved one.*	être en deuil
icyunamo	**bereavement** *The sorrow one feels with the loss of a loved one.*	deuil
hirya	**beyond** *On the farther side.*	au-delà
kubogama	**biased** *Prejudiced.*	biaisé
ikizigira	**biceps** *A muscle with two heads usually referring to the biceps brachii which is used for forearm flexion.*	biceps
gushamika	**bifurcate** *When one branch divides into two branches.*	bifurqué
magirirane	**bilateral** *Referring to both sides.*	bilatéral
indurwe	**bile** *An alkaline fluid secreted by the liver to aid digestion.*	bile
agatembadurwe	**bile ducts** *The structures that are conduits for passage of bile from the liver and gallbladder to the duodenum.*	canal biliaire
fagitire	**bill** *A financial statement that indicates how much one owes.*	facture
ikinyabuzima	**biology** *The study of living organisms.*	biologie
ivuka	**birth** *The process of bearing offspring from the uterus.*	naissance
kubyara	**birth, to give**	donner naissance; faire accoucher
ikibibi	**birthmark** *A benign brown or red patch one is born with.*	tache de vin
kugana	**bitter (taste)** *Having a harsh, unpleasant taste.*	amer
igikara	**black** *Referring to the color, as in the color of coal.*	noir
kurabirana	**blackout** *Common term for loss of consciousness.*	voile noir
uruhago	**bladder, urinary** *Vestibule for urine prior to being expelled via the urethra.*	vessie urinaire
ugucuyura	**bleach** *A solution that includes sodium hypochlorite.*	eau de javel
kuva amaraso	**bleed, to** *To lose blood.*	saigner
ikizinga	**blemish** *A small mark on one's skin.*	imperfection
imitezi	**blennorrhea** *Discharge from the mucous membranes, usually referring to gonorrhea.*	blennorrhée
inkobore	**blepharitis** *Inflammation of the eyelids.*	blépharite
amayeri	**blind** *Absence of sight.*	aveugle
impumyi	**blind person** *Person with absence of sight.*	Perso cieco
ubuhumyi	**blindness** *Absence of visual perception. (to be blind)*	cécité (être aveugle)

71

Kinyarwanda	English	French
ihumbaguza	**blinking** *To open and close the eyelid rapidly.*	clignement
urufuro	**blister** *Common term for bulla.*	cloque
amaraso	**blood** *Plasma containing erythrocytes, leukocytes and platelets.*	sang
agasoro	**blood cells** *A common term that does not differentiate between erythrocyte or leukocyte.*	globule sanguin
urwego rw'amaraso	**blood grouping** *Testing blood to determine which type should be used for transfusion.*	groupage sanguin
itembera ry'amaraso	**blood pressure** *Written as the measurement in mmHg at the time of systole of the left ventricle over the time of diastole.*	1. tension artérielle 2. pression artérielle
umutsi	**blood stream** *Common term or the arterial or venous systems.*	circulation sanguine
umuheha w'amaraso	**blood vessel**	vaisseau sanguin
ubwicanyi	**blood-letting** *The removal of blood from a patient with the thought it would cure or prevent disease; currently used to treat polycythemia.*	phlébotomie
kwimyira	**blow one's nose, to**	à se moucher
bururu; bisa n'ijuru	**blue** *A color between green and violet.*	bleu
gihubukiwe	**blunt** *Having a flat or rounded end.*	1. contondant 2. émoussé
gushyira ahabona	**blurt out, to** *To speak without considering the repercussions.*	lâcher
gutukura	**blush, to** *To have an increased volume of blood flow to one's face causing a red tint to the skin.*	rougir
ikibyimba	**boil** *Small abscess or furuncle.*	furoncle
igufa	**bone** *Skeletal tissue formed by osteoblasts.*	os
umusokoro	**bone marrow** *The soft material filling the cavity of bones.*	moelle osseuse
imbago	**border** *Margin.*	bord
kuvuka	**born, to be** *Being present as a result of birth.*	né
icupa, urusaro	**bottle** *A container used for the storage of liquids.*	1. bouteille 2. biberon
amaguru y'imiheto	**bow-legged** *Synonym for genu varum.*	genu varum; jambes arquées
kunnya	**bowel movement** *The action of defecation or the solid waste itself.*	défécation; exonération
igitabazi	**bowel, large**	gros intestin
ibuuteri	**brace** *A splint.*	appareil orthopédique; attelle
ubwonko	**brain** *A common term for cerebrum.*	encéphale; cerveau
kanseri y'ubwonko	**brain cancer**	cancer du cerveau, le
kumena	**break** *A common term for a fracture in a bone.*	cassure
ibere	**breast** *Mammary tissue including the areola.*	sein
igikaca	**breast abscess** *Pus collection in the breast.*	abcès du sein
kanseri y'ibere	**breast cancer**	cancer du sein
amashereka	**breast milk**	le lait maternel
kwonsa	**breastfeeding** *The process of giving milk to a baby via the nipple.*	allaitement maternel

72

Kinyarwanda	English	French
umwuka	**breath** *One respiration.*	haleine
guhwera	**breathe one's last**	respirer son dernier souffle
guhumeka	**breathe, to** *The act of respiration.*	respirer
kibengerana	**bright** *Giving out a lot of light.*	brillant
kuzana	**bring, to** *To carry or transport something.*	apporter
kibangutse	**brisk** *Rapid or fast.*	animé
gukonyoka	**broken (arm)** *Fracture of the arm.*	bras cassé
gakonkwa; urwaye imiyoboro yo guhumeko	**bronchitis** *Inflammation of the mucous membranes of the bronchioles that causes bronchospasm and cough.*	bronchite
ikigatura	**bronchopneumonia** *Pneumonia that starts in the distal bronchioles.*	bronchopneumonie
urwayaya	**bronchus** *The major air channels that bifurcate from the distal trachea.*	bronche
ikigina	**brown** *Coffee-colored.*	brun
amakore	**brucellosis** *A gram-negative bacteria in cattle that causes persistent fever in humans.*	brucellose
igisebe; imfunira	**bruise** *Common term for ecchymosis.*	ecchymose
uburoso	**brush** *Implement used for cleaning or for taking a tissue sample.*	brosse
kwiyoza amenyo	**brush teeth, to** *Use of a toothbrush to clean the teeth.*	se brosser les dents
itama; cyo mu kanwa	**buccal** *Referring to the cheek.*	buccal
agasimba	**bug** *Insect.*	hémiptère
Kugagara umurimi, iminwa urusenge rw'akanwa, akamironko n'ahakegereye	**bulbar palsy** *Paralysis due to changes in the motor center of the medulla oblongata. Glossolabiopharyngeal paralysis. Muscle weakness causing dysphagia, dysarthria and tongue weakness.*	paralysie bulbaire
ipfupfu	**bulge** *A protuberance on a flat surface.*	1. saillant 2. bombé
gusuma	**bulge, to** *Formation of a protuberance on a flat surface.*	se gonfler
inzara nyinshi	**bulimia** *Pathologic increase in hunger.*	boulimie
kibyibushye cyane	**bulky** *Voluminous or substantial.*	abondant
ubushye	**burn** *An injury caused by exposure to heat.*	brûlure
guturika	**burst, to** *To rupture.*	éclater
amatako (itako); amabuno	**buttocks (buttock)** *The bilateral region covering the gluteal muscles.*	fessiers, (fesses)
amajeli	**buzzing in the ears** *Common description of tinnitus.*	tintement
irungu; kunkunyuka	**cachexia** *Generalized weakness and severe wasting.*	cachexie
umupfu	**cadaver** *A dead body.*	cadavre
agatsinsino	**calcaneus** *Commonly called the heel bone.*	calcanéum
kalisiyumu	**calcium** *A chemical element that is an essential component in teeth and bone.*	calcium
impfundiko	**calf** *Muscles of the posterior portion of the lower leg.*	mollet
kureka	**cancel, to** *To stop or revoke.*	annuler
indwara indakira; kanseri	**cancer; carcinoma** *A disease of uncontrolled abnormal cell growth.*	cancer

73

Abdomen-cholera		
Kinyarwanda	English	French
itabaza	**candle** *A cylindrical piece of wax with a central wick.*	bougie
inkoni	**cane** *Device used to aid walking (walking stick).*	bâton de marche
ibwene	**canine teeth** *Located between the incisors and premolars.*	canine
urumogi	**cannabis** *A plant from the Cannibidaceae family that is known for its psychotropic effects.*	1. cannabis 2. haschisch
agatsi	**capillary** *A vessel that connects arterioles to venules.*	capillaire
umutwe	**caput** *The head.*	chef d'un muscle
y'umutima	**cardiac** *Referring to the heart.*	cardiaque
ubuhanga ku mutima n'indwara zawo	**cardiology** *A specialty of medical practice involve treatment and prevention of heart disease.*	cardiologie
indwara y'umutima	**cardiomyopathy** *Chronic cardiac muscle disease.*	cardiomyopathie
kurwaza	**care for the sick, to**	soigner les malades
buhoro-buhoro	**carefully (slowly, slowly)**	soigneusement
umurwaza; umufasha	**caregiver** *A person who provides care to another.*	1. aidant 2. soignant
ukubora kw'amenyo	**caries** *Referring to decay or death of a tooth.*	carie
umutsi w'ijosi	**carotid** *Referring to the large artery on each side of the neck.*	carotide
isima bashira ku mvune	**cast; plaster cast** *Use of plaster of paris to immobilize an extremity.*	moule
gukona	**castration** *Excision of the gonads.*	castration
umurwayi	**casualty** *A person who is killed or seriously injured.*	accidenté
ishaza ryo mu jisho	**cataract** *An opacity of an eye lens or the capsule.*	cataracte
indwara y'amaso	**catarrh** *Inflammation of a mucous membrane.*	catarrhe
guhwema	**catch one's breath, to**	détenir son souffle
ntandaro	**causative** *Something that induces an effect.*	causal
kirakaza	**caustic** *Abrasive or corrosive.*	caustique
isenga	**cavity** *Pouch or chamber.*	caverne
umunyankondo	**cecum** *The portion of the bowel between the ileum and and the ascending colon.*	cæcum
agasoro	**cell** *The smallest functional unit of an organism.*	cellule
hagati	**center** *A point equidistant from all sides.*	centre
kijanye n'umutwe	**cephalic** *Towards the head.*	céphalique
impiri y'urukiryi	**cerebellum** *The part of the brain in the posterior portion of the skull that controls muscle coordination and movement.*	cervelet
cyo mu bwonko	**cerebral** *Referring to the cerebrum.*	cérébral
ubukurugutwi	**cerumen** *Waxy substance found normally in the external ear canals.*	cérumen
kanseri y'inkondo y'umura	**cervical cancer**	cancer du col utérin
inkondo y'umura	**cervix uteri** *The narrow end of the uterus.*	col de l'utérus

74

Kinyarwanda	English	French
kubagwa kugirango umwana aboneke.	**cesarean section** *Incision of the abdominal and uterine walls in order to deliver a fetus when natural delivery is not possible.*	césarienne
utuherehere	**chalazion** *A chronic granuloma of a meibomian gland.*	chalazion
induru y'ibinyoro	**chancre** *The initial ulcer that is seen with primary syphilis.*	chancre
uburagaza	**chancroid** *A sexually transmitted disease caused by Haemophilus ducreyi that is exhibited by ulcers without indurated margins.*	chancrelle
gusuzumwa	**check for, to**	vérifier
itama	**cheek** *Lateral facial tissue.*	joue
igituza; agatuza	**chest** *Thorax.*	poitrine
guhekenya, gutapfuna, kumeca	**chew, to** *Masticate.*	mâcher
indwara yandura itera ubushyuhe (intandara) bw'igihe gito n'amabara y'umutuku ku mubiri; ibihara	**chicken pox, varicella** *A viral disease characterized by extremely pruritus blisters over the entire body.*	varicelle
umwana	**child** *A person aged 1 to 8 years old. (male, female)*	enfant
ivuka; ukubyara	**childbirth** *Parturition; the process of labor and delivery of an infant.*	accouchement
ubwana	**childhood** *The time between infancy and puberty.*	enfance
ubukonje	**chill** *Sensation of coldness.*	frisson
akananwa, akarevuro, akasakusaku	**chin** *Mentum; the anterior projection of the lower jaw.*	menton
hamiro imitezi	**chlamydiosis** *A disease caused by the species Chlamydia.*	chlamydiase
amahitamo	**choice** *Selection or decision.*	choix
kuniga	**choke, to** *To retch, cough or fight for breath.*	étouffer
kolera; amacinya	**cholera** *An infectious disease exhibited by vomiting and diarrhea and caused by Vibrio cholerae.*	choléra

75

Kinyarwanda	English	French
umurambo	**corpse**	cadavre
umubyibuho	**corpulence** *Fatness.*	corpulence
igiciro	**cost** *The fee or penalty.*	coût
ipamba	**cotton wool** *Raw cotton.*	ouate
inkorora	**cough** *Forceful expulsion of air from the lungs.*	toux
gukorora	**cough, to**	tousser
kubara	**count, to** *To determine a number.*	compter
amata	**cow's milk**	lait de vache
inda	**crab louse** *Phthirus pubis is formal name for a louse that infests pubic hair and causes intense itching.*	pou du pubis
agakeka	**cracks in the skin**	fissures dans la peau
ingobyi	**cradle** *A bed for an infant.*	1. arceau 2. berceau
ikinya; imbwa	**cramp** *A painful contraction of muscles.*	crampe
igihanga	**cranium** *The skeleton of the head.*	crâne
cyifuza	**craving** *An unusually strong urge for something.*	désir obsédant
ubumara	**cretinism** *A chronic condition caused by diminished thyroid hormone secretion.*	crétinisme
umwobo	**crevice** *A narrow opening.*	crevasse
ikimuga, ikirema	**cripple** *A person with a physical disability; not used in polite society.*	paralysé
agatereranzamba	**crisis** *A turning point in the treatment of a disease.*	crise
amagaragamba	**crust** *Dried serous exudate covering a wound.*	croûte
amabekire	**crutches** *Long metal or wooden sticks used for support while walking.*	béquilles axillaires
kurira	**cry, to**	pleurer
mugiga ku SIDA	**cryptococcal meningitis** *A meningeal infection associated with AIDS.*	cryptococcose neuro-méningée
Amazi yo muruti rw'umugongo	**CSF** *Abbreviation for cerebrospinal fluid.*	LCR
umuti ukiza	**curative** *A remedy capable of healing completely.*	curatif
umuti	**cure** *A remedy for a medical illness.*	guérison
gukiza	**cure, to**	guérir
umuvumba	**current** *Flow or stream.*	actuel
magingo aya	**currently** *Presently.*	actuellement
umusego	**cushion** *A pillow or stuffed pad used to sit on.*	coussinet
uruguma	**cut** *An incision.*	incision
inono	**cuticle** *The dead skin at the base of the toenail or fingernail, also called the eponychium.*	cuticule
kweruruka	**cyanosis** *Bluish discoloration of the skin and mucous membranes.*	cyanose
imvuvu	**dandruff** *Dead skin found in the hair.*	pellicules
Itariki yo kwinjira mubitaro	**date of admission** *Beginning date of hospitalization.*	date d'entrée
isabukuru y'amavuka	**date of birth**	date de naissance
umukobwa	**daughter**	fille
pfuye	**dead** *Deceased.*	décédée

Kinyarwanda	English	French
igihe ntarengwa	**deadline** *Cutoff date.*	date limite
igipfamatwi	**deaf** *Absence of the sense of hearing.*	sourd
ikiragi	**deaf-mute** *Inability to hear or speak.*	sourd-muet
ubupfamatwi	**deafness** *Having impaired hearing.*	surdité
urupfu	**death** *The action of dying.*	décès
ubugugu	**debility** *Physical weakness.*	débilité
ikinyacumi	**decade** *Ten years.*	décennie
guca umutwe	**decapitate, to** *The physical separation of the head from the body.*	décapiter
gushoka	**decline** *As in a decrease in status or health.*	1. baisse 2. déclin
kugabanuka	**decrease** *Becoming smaller or fewer.*	diminution
-re-re	**deep** *Having significant depth.*	profond
kunnya	**defecation** *The discharge of feces from the rectum.*	1. défécation 2. exonération
inenge	**defect** *A shortcoming or imperfection.*	défaut
ubuke	**deficiency** *Insufficiency or deficit.*	déficit
ubumuga	**deformity** *A malformation or imperfection.*	déformation
kumira	**deglutition** *The process of swallowing.*	déglutition
umwuma	**dehydration** *The status of having a decrease in total body water.*	déshydratation
ihomvu; amateshwa	**delirium** *An acute mental state exhibited by altered thought processes and restlessness.*	confusion mentale
ubusinzi	**delirium tremens** *A condition seen when alcohol is withdrawn which is exhibited by restlessness, hallucinations and tremors.*	delirium tremens
kuramukwa	**deliver, to be ready to (to have labor pains)**	avoir les douleurs du travail
kubyara	**delivery** *The process of giving birth.*	accouchement
ubujiji	**delusion** *A belief that is contradictory to rational thought.*	délire
urubibi	**demarcation** *Having a fixed boundary.*	démarcation
ibisazi	**dementia** *A chronic brain disorder exhibited by memory loss, personality changes and faulty reasoning.*	démence
Indwara ya dengue	**dengue** *A mosquito-borne viral disease exhibited by fever and joint pain.*	dengue
ubucucike	**denslty** *The denseness of an object.*	densité
kijanye n'amenyo	**dental** *Referring to teeth.*	dentaire
kubora ry'iryinyo	**dental caries** *Decay of teeth.*	carie dentaire
umuganga w'amenyo	**dentist** *A professional capable of treating diseases of the teeth and gums.*	dentiste
amenyo y'umusimbura	**denture** *A frame that holds artificial teeth.*	dentier
guhakana	**deny, to** *To reject or repudiate.*	nier
icyena	**depressed** *Melancholy.*	déprimé
amajune; kugira umushiha	**depression** *A medical condition exhibited by profound despondency.*	dépression
ukwima	**deprivation** *The lack of a necessity.*	privation
indwara y'uruhu	**dermatosis** *Any skin disease.*	dermatose
uruhu	**dermis** *The "true skin" that lies beneath the epidermis.*	derme
kumanuka	**descending** *Moving toward the inferior portion.*	descendant

77

Kinyarwanda	English	French
gukama	**desiccation** *The act of drying up.*	dessiccation
gushaka	**desire, to**	vouloir
n'ubwo	**despite** *Notwithstanding.*	malgré
gusubira inyuma	**deterioration** *Worsening in one's medical condition.*	détérioration
inabi	**detrimental** *Harmful.*	nocif
inenge	**deviation** *Away from the norm. (deviation to the right)*	déviation
diyabeti	**diabetes mellitus** *A disease exhibited by a deficiency of the pancreatic hormone insulin.*	diabète sucré
urwaye isukari	**diabetic** *A person who has diabetes mellitus.*	diabétique
ikimenyetso	**diagnostic** *A specific symptom or characteristic.*	diagnostique
icyahi	**diaper** *Undergarment worn to absorb urine in incontinent persons.*	couche de bébé
kubira icuya cane	**diaphoretic** *Exhibited by profuse perspiration.*	diaphorétique
isapfu	**diaphragm** *The muscular separation between the thoracic and abdominal cavities.*	diaphragme
uruhitwe; impiswi	**diarrhea** *Increase in frequency and a loose consistency of the stools.*	diarrhée
guhitwa	**diarrhea, to have**	diarrhée, pour avoir
kunanguka	**die suddenly, to**	mourir subitement
kuremba	**die, to be about to**	être sur le point de mourir
gupfa	**die, to** *To stop living, to expire.*	mourir
indyo	**diet** *The kinds of food a person eats.*	1. diète 2. régime alimentaire
kugogora	**digest, to**	digérer
ukugogora	**digestion** *The process of enzymatic breakdown of food in the alimentary canal.*	digestion
urutoke cyangwa ino	**digit** *Finger or toe.*	doigt
ukureguka	**dilatation** *The process of becoming wider or larger.*	dilatation
indwara yandura byihuse (imfite uburemere) izana umuriro mwinshi (intandara) ikanatera guhumeka biruhanyije no kumira. (ubutembwe)	**diphtheria** *A contagious bacterial disease characterized by a grey membrane on the pharynx along with respiratory or cutaneous symptoms; caused by Corynebacterium diphtheriae.*	diphtérie
kumugara igice c' umubiri	**diplegia** *The paralysis of both arms or both legs.*	diplégie
umwanda	**dirty** *Unclean.*	sale
ubumuga	**disability** *Decreased or impaired mental or physical ability.*	incapacité
ukuva amashira (igituba)	**discharge, abnormal vaginal** *Purulent vaginal secretions.*	sécrétions vaginales purulentes
ukuva amashira (ugutwi)	**discharge, ear** *Otic secretions.*	sécrétions auriculaires
ugusohora umurwayi mu bitaro	**discharge,hospital** *The release of a patient from the hospital.*	quitter l'hôpital; Sortie de l'hôpital
ububabare	**discomfort** *A feeling of physical or mental unease.*	gêne
uwitonze	**discrete** *Separate and distinct.*	discret
kuvugana	**discuss, to**	discuter
indwara	**disease** *Malady or disorder.*	mal

78

Kinyarwanda	English	French
imbambiramuze	**disinfectant** *A substance that kills bacteria.*	désinfectant
gukuka	**dislocate, to**	disloquer
gutandukana mu ngingo	**dislocation** *The displacement of a bone when referring to an articulation.*	1. déboîtement 2. dislocation 3. luxation
kuvunika ku rutugu	**dislocation, shoulder** *Separation of the humerus from the scapula at the glenohumeral joint.*	dislocation, à l'épaule
kuyoberwa	**disorientation** *Mental confusion.*	désorientation
iyimura	**displacement** *Movement from normal position.*	déplacement
kwambura	**disrobe, to** *To remove clothing.*	déshabiller
ubucukumbuzi	**dissection** *Autopsy or postmortem exam.*	dissection
gusesa	**dissemination** *To be spread or dispersed widely.*	dissémination
isenywa	**dissolution** *Disintegration.*	dissolution
idoma; umudigi	**distended abdomen**	abdomen distendu
ugutanga	**distribution** *The manner in which something is shared or spread out.*	distribution
isereri	**dizziness** *Sensation of losing one's balance.*	étourdissement
kuzengerera	**dizziness, to have**	vertiges, d'avoir
umuganga	**doctor**	médecin
kijanye 'umugongo	**dorsal** *Referring to the back or back surface.*	dorsal
ugutanga umuti	**dosage** *The amount and frequency a medication is given.*	dosage
umwino	**dose of medicine given by enema**	dose de médicament administré par lavement
kabiri	**double** *Twice the size, quantity or strength.*	double
kwoza igisabo	**douche** *Cleansing of a canal; unless otherwise specified it refers to cleansing of the vaginal canal.*	lavage vaginal
hepfo	**down** *In a lower position.*	vers le bas
inzozi	**dream** *The thoughts or images occurring during sleep.*	rêve
guhindura ipansoma	**dressing, to change a** *To place a new dressing on a wound.*	remplacer un pansement
kunyareguzwa	**dribble urine, to** *To slowly, drip-by-drip, release urine for example.*	dribbler urine
kunywa	**drink, to** *To imbibe.*	boire
amazi	**drinking water** *Water clean enough to ingest orally.*	eau potable
igitonyanga	**drop** *A single bit of fluid as in a drop seen while giving IV fluids.*	goutte
akamakama	**drop by drop** *Expression meaning little by little.*	goutte-à-goutte
kurohama	**drown,to** *The process of dying from submerging in and inhaling water.*	se noyer
igitosi	**drowsiness** *Sleepiness.*	assoupissement
ikiyobyabwenge	**drug** *A medication, sometimes with negative connotation.*	drogue
kuba umuja ikiyobyabwenge	**drug dependence** *Addiction to a substance.*	pharmacodépendance
gusinda	**drunk** *Inebriated.*	ivre

79

Kinyarwanda	English	French
cumye	**dry** *Absence of moisture.*	sec
imvubura	**duct** *Hollow tubular tissue used to carry fluid from a secretory organ.*	conduite; canal
amara; nyawakira	**duodenum** *The portion of the small bowel between the stomach and jejunum.*	duodénum
ivumbi	**dust** *Dry earthen particles found on the ground and surfaces.*	poussière
igikuri	**dwarf** *Abnormally small person.*	nain
indembe	**dying person**	très malade personne
amacinya	**dysentery** *A severe form of diarrhea with blood and mucous in the stool.*	dysenterie
Indwara yo kubira icyuya; ikimeme	**dyshidrosis** *Disregulation of sweating*	dyshidrose
Indwara yo kumira	**dysphagia** *Difficulty in swallowing.*	dysphagie
guhumeka nabi	**dyspnea** *Difficult breathing.(SOB)*	dyspnée
ububabare na kunyara	**dysuria** *Difficulty or pain upon urination.*	dysurie
ugutwi	**ear** *The organ of hearing and balance.*	oreille
ingoma y ugutwi	**ear-drum** *Common term for tympanic membrane.*	tympan
Ugutwi kwimbere	**ear, inner** *Auris interna.*	oreille interne; auris interna
Ugutwi kwinyuma	**ear, middle** *Auris media.*	oreille moyenne; auris media
indwara mu matwi	**earache** *Pain associated with the ear.*	mal d'oreille
igishato c'ugutwi	**earlobe** *The soft, fleshy inferior portion of the pinna.*	lobe d'oreille
kurya	**eat, to** *To consume food.*	manger
Kufungura nabi	**eating disorder** *General term for pathologic eating habits.*	trouble de l'alimentation
indwara ya Ebola; Ebola irangwa no kuvira imbere no guhinda umuriro	**Ebola virus disease or Ebola hemorrhagic fever.** *A viral disease with a 50% mortality rate. Symptoms include fever, sore throat, muscle pain, headaches, projectile vomiting and diarrhea.*	Maladie à virus Ebola; fièvre hémorragique Ebola
igipfupfuli; imfunira	**ecchymosis** *Skin discoloration caused by bleeding beneath the epidermis.*	ecchymose
ugukika	**ectopic pregnancy** *A pregnancy that is not intrauterine.*	grossesse extra-utérine
umunyama	**ectropion** *Eversion of the eyelid, usually the lower lid.*	ectropion
Imimerere y'uruhu aho ruba umutuku, rukomeye (rukakaye) biatuma ushaka kuhakanda. (urukerera)	**eczema** *A medical condition exhibited by pruritic, red, scaly patches on the scalp, cheeks and extensor surfaces.*	eczéma
ukububika amazi munsi y'urukoba	**edema** *Extravascular fluid accumulation.*	œdème
amashure	**education** *Instruction or guidance.*	enseignement
gikora neza	**efficacious** *Effective.*	efficace
akigoro	**effort** *Attempt or endeavor.*	effort
igi	**egg**	œuf
kurangiza	**ejaculation** *The emission of semen at the moment of sexual climax in a male.*	éjaculation
inkokora	**elbow** *The joint between the humerus and radius/ulna.(right elbow, left elbow)*	coude
umusaza	**elderly** *Advanced in years.*	personnes âgées
indwara y'imidido; umusozi	**elephantiasis** *A condition caused by nematode parasites leading to lymphatic obstruction and limb or scrotal swelling.*	1. éléphantiasis 2. lymphangite endémique tropicale
kunyunyuka	**emaciation** *Abnormally thin and weak.*	émaciation

80

Kinyarwanda	English	French
ubuzime bw'imiyoboro y'amaraso	**embolus** *A blood clot, air bubble or fatty deposit that cause obstruction of a vessel.*	embole
urusoro	**embryo** *The term used to describe a fertilized ovum in the first 8 weeks of development.*	embryon
ukuboneka	**emergence** *Coming into prominence.*	apparition
ivyihutirwa cane	**emergency** *An urgent, life-threatening situation.*	urgence
mu ntabarimbabare	**emergency room** *A ward used for initial treatment of critical patients.*	salle d'urgence
ibesani	**emesis basin** *A small bowl used to catch vomitus.*	bassin de vomissements
ikirutsi	**emesis** *Vomiting.*	vomissement
kuruka	**emesis, to have an (to vomit)**	vomir
imiti urutsa	**emetic** *An agent that induces vomiting.*	émétique
ipomade	**emollient** *Having softening or soothing qualities.*	émollient
amarangamutima	**emotion** *An intense feeling.*	émotion
kumeneka	**empty** *Containing nothing.*	vide
mugiga yo mumutwe	**encephalitis** *Inflammation of the brain.*	encéphalite
icyorezo gature	**endemic** *When a disease is commonly found in a location or in a people group.*	endémique
urusobe nyadusoko	**endocrine** *Referring to glands that secrete hormones and other chemicals into the blood.*	endocrine
kanseri za nyababyeyi	**endometrial cancer**	cancer de l'endomètre
kokoza	**endow, to** *To supply or provide for.*	doter
kongera ingano	**enlargement** *Becoming bigger.*	1. agrandissement 2. augmentation de volume
kinicyane	**enormous** *Very large.*	énorme
gukora ibishoboka byose ngo	**ensure, to** *To make certain of.*	assurer de, s'
Kubaga amara	**enterectomy** *Surgical resection of part of the intestine.*	entérectomie
indwara yo mumara	**enteritis** *Inflammation of the intestines.*	entérite
ikiza; icyorezo	**epidemic** *Ubiquitous development of an infectious disease.*	épidémie
umubiri	**epidermis** *The skin cells overlying the dermis.*	épiderme
akameme	**epigastrium** *The section of the abdomen that overlies the stomach.*	épigastre
akamironko	**epiglottis** *Tissue at the base of the tongue that covers the trachea when one swallows.*	épiglotte
igicuri	**epilepsy** *A condition associated with abnormal brain activity and exhibited by sudden, recurrent convulsions, sensory disturbances and loss of consciousness.*	épilepsie
igicuro	**epileptic seizure** *A convulsion related to abnormal brain activity (as opposed to being precipitated by hypoglycemia.)*	épileptique crise
ukwatira mu ibyara	**episiotomy** *A surgical incision of the vagina used to aid childbirth.*	épisiotomie
imyuna	**epistaxis** *Bleeding emanating from the nose.*	épistaxis
hamwe	**equal** *The same or uniform.*	égal

81

Kinyarwanda	English	French
kuringanira	equilibrium *When opposing forces are in balance.*	équilibre
igikoresho	equipment *Apparatus or instrument.*	matériel
umushyukwe	erection	érection
isuri	erosion *The gradual destruction of surface tissue.*	érosion
ifuti; ikosa	error *Mistake or inaccuracy.*	erreur
gucikanwa	error, to make an	faire une erreur
ugutura umubi	eructation *Belch or burp.*	éructation
ikirungurira	esophageal reflux *Regurgitation of the stomach contents into the esophagus.*	reflux gastro-œsophagien
umuhogo w'ibiryo	esophagus *The muscular tube that connects the throat to the stomach.*	œsophage
cyishingiro	essential *Crucial or necessary.*	essentiel
inkomoko	etiology *The underlying cause of a problem.*	étiologie
inkone	eunuch *A man who has been castrated.*	eunuque
umuheha w'ugutwi	eustachian tube *The muscular canal that connects the tympanic membrane with the pharynx*	trompe d'Eustache
gupfuba umurwayi abyisabiye	euthanasia *Killing someone painlessly who is thought to have a terminal condition.*	euthanasie
ihungisha	evacuation *The emptying of an organ of fluids or gas.*	évacuation
igenagaciro	evaluation *Assessment or evaluation.*	évaluation
iminsi yose	every day *Each day.*	quotidien
buri	every *Each or all possible.*	chaque
kwihandagaza	evident *Obvious.*	évident
gufomoza	evisceration *The removal of bowels from the body.*	éviscération
gutuma ikintu gikara	exacerbation *Worsening of an existing problem.*	exacerbation
isuzumwa	examination *Assessment or evaluation.*	examen
umusesekare	excess *Surplus or overabundance.*	excès
umubyindi; amalyi	excrement *Feces. (slang term = poop)*	excrément (caca)
gushira	exhausted, to be	être épuisé
kuzura	exhumation *To remove a dead body from a grave.*	exhumation
inyongera	expansion *Enlargement or increase in size.*	ampliation
kurindira	expect, to *To suppose or presume.*	attendre
umuti w'inkorora	expectorant *A substance that promotes the secretion of sputum.*	expectorant
gucira	expectoration *The presence of sputum that has been coughed out.*	expectoration
gupfa	expire, to *To die.*	mourir
guhumeka hanze	expire,to *To exhale.*	exhaler
ukwirukana	expulsion *Evacuation or elimination.*	expulsion
gushoka ry'ingobyi	expulsion of placenta *Passage of the placenta out the cervix after childbirth.*	délivrance
kurambura	extend, to *To expand or stretch out.*	signe de Babinski positif
inyongera	extension *Going from a bent to straight position.*	extenseur
cy'inyuma	external *Outside of the body.*	extracapsulaire

82

Kinyarwanda	English	French
gutsembatsemba	**extirpate, to** *To totally destroy.*	extracellulaire
ukuboko cyangwa ukuguru	**extremity** *Refers to one arm or one leg.*	extrémité
ijisho (amaso)	**eye (eyes)**	œil (les yeux)
igipimo c'amaso	**eye test** *Catch all phrase for ophthalmologic examination.*	examen de la vue
igisike	**eyebrow** *Supercilium.*	sourcil
amadarubindi; amalineti	**eyeglasses** *Eye wear used for cosmetic or prescription purposes.*	lunettes
urugohe (ingohe)	**eyelash** *Each of the short hairs on the eyelid.*	cil
ikigohe	**eyelid** *Palpebra.*	paupière
imirorere	**eyesight** *A person's ability to see.*	vue
isura	**face** *Anterior aspect of the head from the forehead to the chin.*	1. face 2. figure
kuraba	**faint** *Weak and dizzy.*	évanouissement
intabera	**fair** *Equitable.*	juste
imiyoborantanga	**fallopian tubes** *Either of a pair of long narrow ducts located in a female's abdominal cavity that transport the male sperm cells to the egg.*	Fallope, trompes de
umuryango	**family**	famille
ukuboneza imbyaro	**family planning** *Birth control.*	planification familiale
gusura	**fart, to** *Slang term for releasing flatus.*	pet
kwiyiriza ubusa	**fasting** *Absence of caloric intake for a specified period.*	1. jeun à 2. jeûne
amavuta	**fat** *A greasy or oiling substance naturally occurring in the body.*	graisse
yica	**fatal** *Lethal.*	fatal
umuruho; umunaniro	**fatigue** *Tiredness and exhaustion.*	fatigue
umususu	**fear** *Fright or trepidation.*	crainte
guhanda, kuboba	**fear, to have** *Fright or trepidation.*	avoir peur
umuriro	**febrile** *Presence of an supraphysiologic temperature.*	fébrile
umubyindi ; amabyi	**feces** *Excrement.*	1. fèces 2. selles
w'ubwenge buke	**feeble-minded** *Antiquated term used to describe a person unable to make seemingly simple decisions because of a cognitive impairment.*	arriéré
agaheha nkuruzi	**feeding tube** *An enteral tube, typically placed in the nose and the distal end is in the stomach or small bowel.*	tube d'alimentation entérale
kugubwa neza	**feel better, to** *To have improved health symptomatically.*	mieux, à se sentir
kumva urwaye; gufatwa n'indwara	**feel sick, to**	tomber malade
kumera	**feel, to** *To perceive or discern.*	percepire
-kazi	**female** *Feminine. (female nurse)*	1. femelle 2. femme (infirmière)
igufa ry'itako; ikibero	**femur** *The long bone in the thigh.*	fémur
uburumbuke	**fertility** *The ability of a person to contribute to contraception.*	fertilité
itwita	**fertilization** *The melding of male and female gametes to form a zygote.*	fertilisation
kuzana amashira	**fester, to** *To become infected.*	suppurer
urusoro	**fetus** *Medical term for the infant prior to birth.*	fœtus

83

Kinyarwanda	English	French
umuriro	**fever** *A temperature above the normal range.*	fièvre
gushushirwa	**fever, to have a**	souffrir d'une fièvre
ugucurwa	**fibrillation** *Uncoordinated, ineffective contraction as in atrial fibrillation.*	fibrillation
idosiye	**file** *Patient record or folder.*	dossier
urutoke (intoki)	**finger (fingers)** *Any of the five digits on the hand.*	doigt
urwara	**fingernail** *Thin horny plate over the dorsal aspect of the end of finger.*	ongle de la main
impinga bw'urutoke	**fingertip** *Distal aspect of a finger.*	bout du doigt
kutava	**firm** *Hard or unyielding.*	solide
ubutabazi bw'ibanze	**first aid** *The initial treatment after an injury.*	premiers secours
ifi; isambaza	**fish** *A cold-blooded vertebrate with gills and fins.*	poisson
ubusate	**fissure** *A general term for a cleft or deep groove. An anal fissure, for example, is a small ulcer adjacent to the anus.*	1. fissure 2. scissure
igipfunsi	**fist** *When a person has their fingers clenched tightly to the palm.*	poing
inzibyi	**fistula** *An abnormal communication between two organs or an organ and the skin, as in rectovaginal fistula.*	fistule
kwaduka	**flare-up** *A sudden worsening one's condition.*	explosion de colère
terimosi	**flask** *A narrow-necked container.*	fiole
gitengeneje	**flat** *Level or even; without bulges.*	plat
gutsinda uruhenu	**flatten, to** *To make even.*	aplatir
umusuzi; ubwangati	**flatulence** *The gas expulsed from the anus.*	1. flatulence 2. météorisme
umusuzi	**flatus** *Term for air that is expelled from the anus.*	faltulence; pet
gusura	**flatus, to pass** *To expel air from the anus.*	passer flatulences
imbaragasa	**flea** *A small wingless insect that feeds on blood of mammals.*	puce
umubiri	**flesh** *The tissue between the skin and bones.*	chair
umuvumba	**flow** *Movement in a continuous stream.*	écoulement
kweza	**flush, to** *Term used to describe an irrigation procedure, as in flushing an NG tube.*	rougir
urufuro	**foam** *A mass of small bubbles in a liquid.*	1. mousse 2. spume
igihorihori	**fontanelle or fontanel** *The space between the bones in the skull that are separate at birth.*	fontanelle
ibiryo	**food** *Nutrition.*	aliment
ubuzirongwe	**food poisoning** *Poisoning where the active agent is in the food.*	1. toxicose alimentaire 2. intoxication alimentaire
uburenge	**foot and mouth disease** *A contagious viral disease exhibited by oral and digital vesicles.*	foramen
ikirenge	**foot** *The lower extremity distal to the ankle.*	fièvre aphteuse
akaboko	**forearm** *Segment of the arm from the elbow to wrist.*	1. antebrachium 2. avant-bras

84

Kinyarwanda	English	French
uruhanga	**forehead** *Section of the face from the hairline to the eyebrows.*	front
igitotsi	**foreign body** *Term used to describe an object found in a body orifice that is not part of the body.*	corps étranger
igishishwa cy'imboro gikatwa	**foreskin** *Also called prepuce, the skin that naturally covers the glans but can be rolled back.*	prépuce
cyahise	**former** *Prior.*	ancien
imvune	**fracture** *A broken bone.*	fracture
ikinyoro	**framboesia; yaws** *An endemic tropical disease caused by Treponema pertenue.*	pian
ubukana	**frequency** *Rate of occurrence.*	fréquence
ubwumvikabuke	**friction** *Grating or rasping.*	friction
umutungu	**frog** *A tailless amphibian that is short with long hind legs for jumping.*	grenouille
ubutita	**frostbite** *Local tissue destruction after exposure to cold.*	gelures
ifuro	**froth** *Covered with a mass of small bubbles.*	écume
gukambya; kubika umutwe	**frown,to**	froncer les sourcils
umumaro	**function** *An activity natural to a person or thing.*	fonction
umuti wica ibiyege	**fungicide** *An agent that destroys fungus.*	fongicide
igihumyo; ikiyege	**fungus** *A spore-producing organism that feeds on organic matter.*	champignon
kuniga	**gag,to** *To choke or retch.*	avoir des haut-le-cœur
ingendo	**gait** *The way one walks.*	démarche
agasaho	**gallbladder** *The organ adjacent to the liver that stores bile and secretes it into the duodenum.*	vésicule biliaire
akabuye kko mu mpyiko	**gallstone** *Calculus produced in the bile duct or gallbladder.*	calcul biliaire
intanga	**gamete** *A germ cell that is able to unite with another germ cell of the opposite gender to form a zygote.*	gamète
umufunzo	**gangrene** *Tissue death from either impaired blood flow or an infection.*	gangrène
cyasamye	**gaping** *Wide open.*	béant
ukubaga igifu	**gastrectomy** *Complete or partial surgical resection of the stomach.*	gastrectomie
cyo mu gifu	**gastric** *Referring to the stomach.*	gastrique
ipfurutagifu	**gastritis** *Inflammation of the stomach.*	gastrite
indutsiimpiswi	**gastroenteritis** *A bacterial or viral infection that leads to vomiting and diarrhea.*	gastro-entérite
igipimo	**gauge** *The size or thickness of something. An 18gauge needle.*	1. calibre 2. jauge
igipfuko; ibendege	**gauze** *A fabric used for dressing changes.*	gaze
indoro	**gaze** *Steady, intent look.*	regard
intangakamere	**gene** *A unit of heredity that is passed on from parent to child.*	gène
isura	**general appearance** *The overall look of a patient.*	génétique
cya rusange	**general** *Common or expected.*	général

85

Kinyarwanda	English	French
ibitsina	**genitalia** *Genitals.*	organes génitaux
urwungano rw'ibyara	**genitourinary** *Referring to the urinary system through the organs or urine excretion.*	génito-urinaire
ivirusi	**germ** *Microorganism.*	germe
inda; uguhaka	**gestation** *The development of a fetus from conception until birth.*	gestation
igihangange	**giant** *Huge or massive.*	géant
isereri	**giddiness** *A tendency to fall or dizziness.*	vertige
indwara y'ifumbi y'amenyo	**gingivitis** *Inflammation of the gums.*	gingivite
kuvura	**give a treatment, to**	donner un traitement médical
kwibaruka	**give birth, to**	donner naissance
kwitegereza	**glance** *A brief look at something.*	coup d'œil
umutwe w'imboro	**glans penis** *The distal aspect of the penis.*	gland du pénis
ibinyonga	**glare** *An angry stare.*	éblouissement
ifurebantoki	**glove** *A covering for hand protection.*	gant
kore	**glue** *Plastic cements*	colle
umwe mu mihore y'ikibuno	**gluteal** *Referring to the gluteus.*	glutéal
ikibuno	**gluteal or gluteus muscle** *A paired set of three muscles, the gluteus maximus, medius and minimus, that all have origins in the ilium and insertions in the femur. (buttocks)*	fessier muscle 2. gluteus muscle
genda kwa muganga	**go to the doctor, to**	aller chez le médecin, à
genda ku bitaro	**go to the hospital, to**	aller à l'hôpital, à
amadarubindi	**goggles** *Close fitting, protective eyeglasses.*	lunettes de protection
umwingo	**goiter** *Swelling of the thyroid gland.*	goitre
zahabu	**gold** *Precious metal with atomic number of 79.*	or
ibya ; umurerantanga	**gonad** *A testis or an ovary.*	gonade
uburagaza; imitezi	**gonorrhea** *A sexually transmitted disease that is exhibited by purulent discharge from the vagina or penis.*	blénorragie
urumeza	**goose bumps** *Cutis anserina.*	chair de poule
kunogora	**gouge, to**	gouger
ikanzu	**gown** *A sterile gown used during surgical procedures.*	1. blouse 2. robe
urwego	**grade** *A level of rank or quality.*	1. degré 2. rang
imva	**grave**	tombe
kurwalika	**gravely ill, to be**	gravement malade, d'être
gutwita	**gravida** *Pregnant.*	1. gravide 2. enceinte
umubabaro; agahinda	**grief** *Deep sorrow.*	dolore, chagrin
umwano	**groan** *A deep inarticulate sound made due to pain or despair.*	gémissement
kuganya	**groan, to**	gémir
itiro	**groggy** *Drowsy.*	somnolent
imisumbi	**groin** *The genital region.*	aine
ugukura	**growth** *The increase in physical size.*	croissance
umutontomo	**grunting** *A low guttural sound used to describe a person with profound respiratory difficulty.*	grognement

86

Kinyarwanda	English	French
kugagara k'umusokoro w mu ruti rw'umugongo bajya bita indwara ya Landiri	**Guillain-Barré syndrome** *An acute autoimmune disorder that causes nerve inflammation subsequently muscle weakness. Landry Syndrome.*	Guillain-Barré, syndrome de; paralysie ascendante; polyradiculonévrite aiguë
ikinyigishi	**gum** *Gingiva.*	gencive
ahagerwa n'isasu ry'imbunda isasu	**gunshot wound** *An penetrating injury sustained from a bullet.*	blessure par balle
ijwi rituruka mu muhogo	**guttural** *Having a harsh quality; coming from the back of the throat.*	guttural
akageni	**habit** *A custom or inclination.*	habitude
urwoya	**hair** **(of body)**	poils du corps
umusatsi	**hair** **(of head)**	cheveux de la tête
kabutindi	**hairy** *A profuse amount of hair.*	pileux
igice	**half** *Divided in two.*	1. demi 2. moitié
icya kabiri	**half-life** *The time a drug decreases its effect in half over time.*	demi-vie
ukunuka mu kanwa	**halitosis** *Foul odor emanating from the mouth.*	halitose
ubusazi	**hallucination** *A perception that is not based on reality.*	hallucination
ikiyobyabwenge	**hallucinogen** *A substance that elicits hallucinations.*	hallucinogène
ikiganza	**hand** *The upper extremity distal to the wrist.*	main
urushyi	**hand, palm of**	main, la paume de
ibibembe	**Hansen's disease** *Leprosy*	Hansen, maladie de; lèpre

Kinyarwanda	English	French
kwumva bihurugushwi	**hard of hearing** *Decreased sense of hearing.*	malentendant
gikomeye	**hard** *Rigid or very firm.*	dur
umutwe	**head**	tête
uburibwe bw'umutwe	**headache** *Cephalgia.*	1. céphalée 2. mal de tête
gukira, gukiza, kuvura	**heal, to** *To treat or to cure.*	guérir
ivuriro	**health center** *A physical location where patients are treated.*	centre de santé
ubuzima	**health** *The state of being free of illness.*	santé
-zima (muzima) {Ni muzima.}	**healthy** *In good health.*	bien portant
urubanza	**hearing** *Auditory perception.*	1. audition 2. ouïe
igipimo c'amatwi	**hearing test** *Audiologic evaluation. (audiometry)*	audiométrie
indwara y'umutima	**heart attack** *Myocardial infarction.*	crise cardiaque
ugutera kw'umutima	**heart beat** *A single contraction of the heart.*	battement cardiaque
ibibazo by'umutima-Indwara z'umutima	**heart disease**	maladie cardiovasculaire
iyumvikana ry'amajwi adasanzwe mu mutima, rimwe na rimwe nk'ikimenyetso cy'imimerere (imikorere) mibi (amakemwa) yawo.	**heart murmur** *An abnormal heart sound usually related to valvular disease.*	souffle cardiaque
umutima	**heart** *Muscular organ that pumps blood thru the circulatory system.*	cœur
ikirungurira	**heartburn** *Synonym of pyrosis.*	brûlures gastriques
ubushyuhe	**heat** *The quality of being hot.*	chaleur
kibyibushye	**heavy** *Possessing great weight.*	lourd
agatsinsino	**heel** *Proximal portion of the plantar aspect of the foot.*	talon
uburebure	**height** *Distance between the bottom of the foot and top of the head.*	1. hauteur 2. taille
inzoka yo mu nda	**helminth** *A fluke, tapeworm or nematode.*	helminthe
amacyinya	**hematochezia** *Presence of blood in the excrement.*	hématochézie
emipleji	**hemiplegia** *Paralysis of one side of the body.*	hémiplégie
umuvu w'amaraso	**hemorrhage** *Bleeding from a damaged blood vessel.*	hémorragie
indwara ya karizo	**hemorrhoids** *Engorgement of the veins in the anus or rectum.*	hémorroïdes
rero; kuva aha	**hence** *Thus.*	d'où
kurwara umujimo	**hepatitis** *Inflammation of the liver.*	hépatite
Umuryango umuntu akomokamo	**hereditary** *That which is transmitted genetically*	héréditaire
ikinyabibiri	**hermaphrodite** *A person possessing gonadal characteristics of both sexes.*	hermaphrodite
ikirusu	**hernia** *An abnormal bulge of bowel through muscle.*	hernie
igisereka	**herpes** *A skin condition exhibited by formation of clustered vesicular lesions; herpes simplex is at times referred to, albeit incompletely, as herpes.*	herpès
tumenyereye	**herpes simplex**	l'herpès simplex
isepfu	**hiccup** *Involuntary spasm of the diaphragm with sudden closure of the glottis; this causes a characteristic cough.*	hoquet
cyo hejuru	**high** *Elevated.*	élevé

88

Kinyarwanda	English	French
ikinyankinya	**hip** *The lateral eminence of the pelvis from the waist to the thigh; it is formed by the iliac crest and greater trochanter.*	hanche
inyonga	**hip joint** *The lateral eminence of the pelvis from the waist to the thigh; it is formed by the iliac crest and greater trochanter.*	articulation cox-fémorale
ukugira imisatsi myinshi	**hirsutism** *Abnormal growth on hair on a person's face and body.*	hirsutisme
ubumenyi bw'ingirabika	**histology** *The study of the structure and composition of minute structures.*	histologie
VIH/SIDA	**HIV** *Abbreviation for human immunodeficiency virus.*	VIH, virus de l'immunodéficience humaine
umuzinga w'inzuki	**hives** *Urticaria*	urticaire
gifite amakaraza	**hoarse** *A rough, harsh sounding voice.*	1. enroué 2. rauque
ikibaya	**hollow** *An indentation.*	creux
impabe	**homeless** *Having nowhere to live.*	sans-abri
ubwicanyi	**homicide** *When one person kills another.*	homicide
ankilositome inzoka yo mu nda	**hookworm** *A parasitic infection of the family Strongylidae that can cause anemia.*	ankylostome
inkaburadusoko	**hormone** *A substance produced in the body that effects a specific organ.*	hormone
ihembe	**horn** *A keratinized outgrowth.*	corne
ibitaro	**hospital** *Acute care medical/surgical facility.*	hôpital
gusohoka ibitaro	**hospital discharge** *To leave the hospital.*	sortie de l'hôpital
gishyushye cyane	**hot** *Very warm.*	chaud
umuntu	**human** *Homo sapien.*	humain
ikizigira; umuseke w'urwano	**humerus** *The long bone in the upper arm.*	humérus
inyonjo	**hunchback** *Synonym of kyphosis.*	cyphose; gibbosité
inzara	**hunger** *A sense of discomfort caused by a lack of food.*	faim
ikimanye	**hybrid** *An animal or plant produced from two different species.*	hybride
uguhehera	**hydration** *Used to describe fluid balance.*	hydratation
imisuha	**hydrocele** *The accumulation of fluid in a body sac.*	hydrocèle
uburwayi bwo gutinya amazi	**hydrophobia** *Abnormal fear of water.*	hydrophobie
amakore	**hygroma** *A cyst or bursa filled with fluid.*	hygroma
urutezo	**hymen** *A membrane in the vagina.*	hymen
igufwa ryo munsi y'ururimi	**hyoid bone** *A horseshoe shaped bone located between the chin and thyroid cartilage.*	os hyoïde
isukari indengarugero mu maraso	**hyperglycemia** *Higher than normal level of glucose in the blood.*	hyperglycémie
kuwiza icyuya cane	**hyperhidrosis** *Excessive perspiration.*	hyperéphidrose
indwara yo gukanyarara umubiri	**hyperkeratosis** *Excessive thickening of the outer layer of skin.*	hyperkératose
indenzambono	**hypermetropia** *Farsightedness.*	hypermétropie
ukwibuka birenze urugero	**hypermnesia** *Unusually good memory.*	hypermnésie
umuriro	**hyperpyrexia** *Fever.*	hyperpyrexie
uhora yibwira ko arwaye	**hypochondriac** *A person suffering from hypochondriasis.*	hypocondriaque
ugukuramo nyababyeyi	**hysterectomy** *Surgical removal of the uterus.*	hystérectomie

Kinyarwanda	English	French
indwara y'unkundo	**hysteria** *A psychological condition exhibited by uncontrolled emotion or exaggerated manifestations.*	hystérie
impanga nyampanga	**identical twins** *Twins from the same zygote.*	jumeaux homozygotes
isohoro	**iliopsoas** *A group of muscles inserting on the anterior aspect of the lesser trochanter of the femur.*	psoas-iliaque
kuwara (Ndarwaye.)	**ill, to be (I am ill.)**	être malade (je suis malade.)
ingwizamurongo	**illiterate** *Unable to read or write.*	analphabète
indwara	**illness** *Diseases, sickness or malady.*	maladie
udafatwa n'indwara	**immune** *Being resistant to an infection.*	immun
ibyangijwe	**impairment** *A specific disability.*	altération
kitava	**impervious** *Not affected by.*	étanche
urukerera	**impetigo** *A contagious superficial pyoderma, caused by Staphylococcus aureus and/or group A streptococci.*	impétigo
ishyirwa mu bikorwa	**implementation** *The process of putting a plan into effect.*	mise en œuvre
uburemba	**impotence** *Inability to act or inability to achieve a penile erection.*	impuissance
koroherwa	**improved (physically), to be**	améliorer
abucece	**inarticulate** *Indistinct speech.*	inarticulé
amahano	**incest** *Sexual relations between related people.*	inceste
akarango	**incision** *An intentional surgical cut in the skin.*	incision
iryinyo ry'imbere	**incisor** *Sharp-edged tooth; humans have four incisors.*	incisive
amateshwa	**incoherent** *Absence of intelligible speech.*	incohérent
iyongerwa	**increment** *An increase on a fixed scale.*	accroissement
imashini irerewamo uruhinja	**incubator** *A warming device for infants.*	1. couveuse 2. étuve 3. incubateur
ndetse	**indeed** *As a matter of fact.*	en effet
gakondo	**indigenous** *Naturally occurring.*	autochtone
igugara; ukugugara	**indigestion** *Inadequate digestion for various reasons.*	indigestion
umunengetsi	**indolent** *1. Causing little pain. 2. Slow healing ulcer.*	1. indolent 2. torpide
ugukuramo inda	**induced abortion** *Surgical or medical evacuation of the fetus.*	avortement provoqué
gusinda	**inebriation** *Intoxication with drugs or alcohol.*	ivresse
ikiremba	**ineffective** *Unsuccessful or inefficient.*	inefficace
byanze bikunze	**inevitable** *Not preventable.*	inévitable
ubutoya	**infancy** *Early childhood.*	petite enfance
uruhinja	**infant** *Newborn.*	nourrisson (jusqu' à 12 mois)
kidakuze	**infantile** *Referring to babies or young children.*	infantile
kwandura	**infected, to be**	infectés
ifumbi; kiboze	**infection**	infection
indwara zandura	**infectious disease.** *Contagious.condition.*	maladie infectieuse
hasi	**inferior** *The lower aspect.*	inférieur
ifumbi	**inflammation** *Localized redness, excessive warmth and swelling.*	inflammation

90

Kinyarwanda	English	French
ibicurane	**influenza** *Viral infection causing fever, muscle aches and catarrh.*	grippe
ukumira	**ingestion** *The intake of food or liquid orally.*	ingestion
gutera urushinge	**injection** *The act of a needle being inserted into a body.*	1. injection 2. piqûre
gukomeretsa	**injure, to** *To hurt or to wound.*	blesser
igikomere; imvune	**injury** *A wound, abrasion or contusion.*	blessure
gukomerka	**injury, to have an** *To have a wound.*	d'avoir une blessure
ugutwi kw'imbere	**inner ear** *Made up of the cochlea and semicircular canals.*	oreille interne
gusara	**insane** *A term not used in formal medical evaluations that when used by a layperson means a serious mental illness.*	1. aliéné 2. fou
ubusazi	**insanity** *Referring to a serious mental illness.*	aliénation mentale
kurumwa (kurwinga) n'agakoko (agasimba)	**insect bite**	piqûre d'insecte
inseseke	**insertion** *The act of inserting something.*	insertion
mbere mu	**inside** *Inner part, center.*	intérieur
kirushya ibona	**insidious** *A slow, gradual and harmful advancement.*	insidieux
gutunaguza	**insomnia** *Sleeplessness.*	insomnie
ubutahwe	**inspiration** *Drawing in a breath.*	inspiration
kigenda kikagaruka	**intermittent** *Occurring at irregular intervals.*	intermittent
umwanya	**interval** *An intervening time.*	écart
cyo mu mara	**intestinal** *Referring to the intestines.*	intestinal
urura	**intestine** *A general term used for the section of bowel from the stomach to the anus.*	intestin
ururo runini	**intestine, large**	grêle, gros
ururo rw'amuta	**intestine, small**	intestin, petit
gusinda	**intoxicated, to be**	en état d'ébriété
cyo mu ngingo	**intraarticular** *Within a joint space.*	intra-articulaire
cyo mu bwonko	**intracerebral** *Within the cerebrum.*	intracérébral
cyo mu gihanga	**intracranial** *Within the cranial vault.*	intracrânien
cyo mu ruhu	**intradermal** *Within the dermis.*	intradermique
cyo mu muhore	**intramuscular** *Within a muscle.*	intramusculaire
agapira; inkongoza	**intrauterine contraceptive device (IUD)** *A device used to physically prevent the implantation of a fertilized ovum.*	1. dispositif intra-utérin 2. stérilet
kibera muri nyababyeyi	**intrauterine** *Within the uterus.*	intra-utérin
cyashoberanye	**involved** *Difficult to comprehend.*	impliqué
imbengeza; ijisho	**iris** *The colored membrane posterior to the cornea.*	iris
ubutare	**iron** *An element found in hemoglobin.*	fer
kidashobora gukoreshwa	**irrelevant** *Not pertinent.*	sans objet
akato	**isolation** *To be kept separate or apart.*	isolement
ubugengeri; ubuheri	**itch** *A sensation that makes one want to scratch.*	démangeaison
umuhondo	**jaundice** *Yellowing of the sclerae and skin because of excessive bilirubin in the blood.*	jaunisse
ijigo; umusaya	**jaw** *Mandible.*	mâchoire
ingingo	**joint** *Articulation of two adjacent bones.*	articulation

91

Kinyarwanda	English	French
umutsi w'ijosi	**jugular vein (s)** *Includes the internal, external and anterior jugular veins.*	veine jugulaire
gufunyanga	**kick within the womb, to**	coup de pied dans l'utérus
kunoba n'ikirenge	**kick, to** *To strike an object with one's foot.*	coup de pied
impyiko	**kidney** *One of two glandular organs that form urine.*	rein
ivi	**knee** *The joint at the distal femur and proximal tibia.*	genou
ingasire y'ivi	**kneecap** *Common term for patella.*	rotule
gupfukama	**kneeling** *Being on one's knees as in the prayer position.*	agenouillé
ipfundo	**knot** *A fastening made by tying a suture, for instance.*	nœud
mu ngingo	**knuckle** *A metacarpophalagngeal joint or a finger joint when the fist is closed.*	jointure de doigt
irungu	**kwashiorkor** *A form of malnutrition from inadequate protein intake.*	kwashiorkor
inyamunwa	**labial** *Referring to the lip.*	labial
imigoma	**labium majus (plural= labia majora)** *The folds of skin forming the lateral borders of the pudendal cleft.*	grande lèvre de la vulve
imishino	**labium minus (plural=labia minora)** *The folds of skin posterior to the labia majora.*	lèvres moins
umushino; umusundi	**labium** *Referring to any lip shaped structure.*	lèvre
kuramukwa	**labor pains** *The intermittent pain associated with uterine contractions.*	douleurs de l'enfantement; peine de l'accouchement
aho bafatira amaraso	**laboratory** *A room equipped to run blood, tissue and fluid samples.*	laboratoire
igombe	**labyrinth** *Inner ear structure concerned with balance.*	labyrinthe
igisebe	**laceration** *An injury that produced a cut in the skin or tissue such as a tear during childbirth.*	déchirure
amasozi; amarira	**lacrimal fluid** *Fluid secreted by the lacrimal gland.*	liquide lacrymal
cy'amarira	**lacrimal** *Referring to the secretion of tears.*	lacrymal
uguhembera	**lactation** *The secretion of milk from mammary glands.*	lactation
icyuho	**lacuna** *A small cavity or depression.*	lacune
akaniga	**laryngitis** *Inflammation of the larynx.*	laryngite
inkanka	**larynx** *A hollow muscular structure that contains the vocal cords.*	larynx
impera	**last** *Final.*	dernier
cyakererewe	**late** *A time later than expected.*	tardif
cy'iruhande	**lateral** *Referring to the side of the body.*	latéral
kutwenga	**laugh, to**	rire
kubika inda	**lay face down, to**	couché sur le ventre
igitera	**layer** *A stratum or thickness.*	feuillet
indemere	**lead** *An element with an atomic number of 82.*	plomb
itangazo	**leaflet** *Cusp.*	dépliant
uburezi	**learning** *The intentional acquisition of knowledge.*	apprentissage

92

Kinyarwanda	English	French
umusundwe	**leech** *An annelid used in some tropical regions for drawing out blood; they have an anticoagulant effect locally and have been attached to digits of persons with acute peripheral ischemia.*	sangsue
ibumoso	**left**	gauche
ukuguru	**leg** *One of two lower extremities.*	jambe
igice	**length** *The end to end measurement.*	longueur
ibibembe	**leprosy** *A contagious disease caused by Mycobacterium leprae that causes insensate papules and disfiguration.*	leptoméningite
umugore ugirana n'undi mugore	**lesbian** *A woman with same gender preference.*	lesbienne
cyicana	**lethal** *Deadly.*	létal
umunaniro	**lethargy** *Absence of energy.*	léthargie
iruba	**libido** *Sexual desire.*	libido
isomero	**library**	bibliothèque
inda	**lice** *Plural for louse, a small parasite that lives on the skin. Pediculus humanus capitis is a head louse.*	poux
kuryama	**lie down, to**	se coucher
icyizere cy'ubuzima	**life expectancy** *The length of time a person is anticipated to live.*	espérance de vie
imyaka	**lifetime** *Duration of a person's life.*	durée de vie
kuzamura	**lift, to** *Raise to a higher level.*	soulever
umurya; umutsi	**ligament** *A band of fibrous connective tissue that connects two bones or cartilage.*	ligament
itara	**light** *Illumination, bright.*	lumière
koroha	**light** *Not heavy.*	léger
ukuguru cyangwa ukuboko k'umuntu	**limb** *An extremity or branch.*	membre
umunwa wo hasi	**lip, lower** *Labium inferius oris.*	lèvre inférieure
umunwa wo hejuru	**lip, upper** *Labium superius oris.*	lèvre supérieure
ikinyamatuva	**lipid** *A compound that is a fatty acid which is insoluble in water but soluble in organic solvents.*	lipide
uburimi	**lisping** *A speech problem in which "s" and "z" are pronounced "th".*	zézaiement
umwijima	**liver** *A large glandular organ in the right upper quadrant that functions in digestive processes, as well as, neutralizing toxins.*	foie
gikwiranye n'igihe	**localized** *Toward one point or area.*	localisé
ikibanza	**lochia** *Vaginal secretions noted within two weeks of childbirth.*	tournesol
kimaze igihe kirekire	**long-standing** *Having existed for a long time.*	longue date de
ubujyakera	**longevity** *Long life.*	longévité
indenzambono	**longsighted** *Synonym of hyperopia.*	hypermétrope
guhambuka	**loose** *Not tight.*	lâche
kirekuye	**looseness** *Possessing a quality of not being tight.*	relâchement
guhorota	**lose a lot of weight, to**	perdre beaucoup de poids, à
kurabukirwa	**lose one's temper momentarily, to**	se mettre en colère momentanément, à
kunanura	**lose weight, to**	perdre du poids, à

93

Kinyarwanda	English	French
intere	**loss of consciousness** *Unresponsive to verbal and tactile stimuli.*	perte de connaissance
kuribwa umugongo	**low back pain** *Pain in the lumbar region.*	lombalgie
kuribwa umugongo	**lumbago** *Pain in the region of the lumbar spine.*	lumbago
ishyundu	**lump** *A protuberance.*	1. bosse 2. grosseur
igihaha	**lung** *One of a pair of respiratory organs.*	poumon
kanseri yo mu bihaha	**lung cancer**	cancer du poumon
inturugunyu	**lymph node** *An area of organized lymphatic tissue.*	ganglion lymphatique
umuyoboro w'amagege	**lymphatic** *Referring to the lymph system.*	lymphatique
umupanga	**machete**	machette
indwara y'umutwe munini; rwagihanga	**macroencephaly** *Having an abnormally large head.*	macrocéphalie
indwara y'ururimi runini	**macroglossia** *Abnormally large tongue.*	macroglossie
ubusazi	**madness** *Common term for insanity.*	folie
urunyo	**maggot**	asticot
rukuruzi	**magnet** *A piece of iron with atoms ordered to make it magnetic.*	aimant
gifite rukuruzi	**magnetic** *Having the properties of a magnet.*	magnétique
ubwabyi	**malaise** *A vague feeling of discomfort or unease.*	malaise
malariya; ubuganga	**malaria** *A condition caused by a protozoan of the genus Plasmodium. It is transmitted by mosquitos and is exhibited by fever, chills, headache. In the severe form it can lead to convulsions, increased ICP and death.*	malaria
cy'ububisha	**malignant** *Tendency of a tumor to invade normal tissue.*	malin
isuku nkeye	**malnutrition** *Lack of appropriate nutrition.*	1. malnutrition 2. sous-alimentation
akarengane	**malpractice** *Negligent professional activity.*	1. incurie 2. malversation
agasoko kabyara amata	**mammary gland** *The mass of tissue posterior to the nipples which has the essential task of milk production.*	gland mammaire
umugabo	**man** *Male human.*	homme
ukwiziga	**management** *The process of dealing with things or people.*	prise en charge
itegeko	**mandatory** *Obligatory.*	obligatoire
ijigo	**mandible** *The lower jaw.*	1. mandibule 2. maxillaire inférieur
akageso	**mania** *A mental disorder exhibited by hyperexcitability, delusions and euphoria.*	manie
irungu; ubuzingame	**marasmus** *Progressive weight loss and emaciation.*	1. maigreur extrême 2. marasme
marijuwana; urumogi	**marijuana** *Cannabis.*	marijuana
ikirundo	**mass** *Tumor.*	masse
kubaga ibere	**mastectomy** *Surgical resection of one or both breasts.*	1. mammectomie 2. mastectomie
guhekenya	**mastication** *Chewing.*	mastication
ifumbi	**mastitis** *Inflammation of the breast.*	mastite
inzibyi	**mastoiditis** *Inflammation of the mastoid process.*	mastoïdite
Ababyeyi	**maternity** *Area of the hospital where women deliver babies.*	maternité

94

Kinyarwanda	English	French
matora; igidora	**mattress** *A fabric case filled with material, used for sleeping.*	matelas
urwasaya rwo hejuru	**maxilla** *The upper jaw that also forms the inferior portion of the orbit and part of the nose.*	maxillaire supérieur
ubusa	**meaningless** *Having no significance.*	sans signification
iseru	**measles** *A childhood viral, infectious disease exhibited by rash and fever.*	rougeole
umwenge w'inkari	**meatus, urethral** *The distal opening of the urethra in the male or female.*	méat urétral
umususwe	**meconium** *The first newborn feces which are green.*	méconium
umuti, idagara	**medication** *A substance used for medical treatment.*	médicament
umuti	**medicine** *A substance used for medical treatment or 2) the art and science of healing patients.*	médecine
ubwonko bw'ingusho	**medulla oblongata** *The inferior portion of the brainstem.*	bulbe rachidien
urwibutso	**memory** *Ability to remember.*	mémoire
ubunihura, mugiga	**meningitis** *Inflammation of the meninges exhibited by fever, photophobia, nuchal rigidity and in severe cases coma and convulsions.*	méningite
guca imbyaro; icura	**menopause** *The time when menstruation ceases.*	ménopause
imihango	**menses** *The blood and other material expelled from the uterus during menstruation.*	règles
ibibazo bijyagucura	**menstrual cramps**	crampes menstruelles
kuba mu mugongo	**menstruation** *Synonym of menses.*	menstruation
udafite mu mutwe hazima	**mental** *Cognitive or psychological.*	mental
gukomoza	**mention, to** *Refer to or allude to.*	citer
igipimo	**meter** *Unit if measurement. (instrument for measurement)*	mètre
ivirusi	**microbe** *A microorganism.*	microbe
ikinyabuzima	**microorganism** *An organism only seen with a microscope.*	micro-organisme
kaninira	**microscope** *A instrument used to magnify and view small objects.*	microscope
ukunyara (kunyara)	**micturition** *Synonym of urination.*	miction
ugutwi ko hagati	**middle ear** *The portion of the ear containing the stapes, incus and malleus.*	oreille moyenne
cyo hagati	**midline** *A median line of bilateral separation.*	ligne médiane
umubyaza	**midwife** *A person trained to assist in childbirth.*	sage-femme
kuribwa umutwe; umutwe nyamwasa	**migraine** *An episodic, unilateral headache accompanied by nausea.*	migraine
amashereka	**milk, breast**	lait maternel
inka ry'amata	**milk, cow's**	Le lait de vache
amahenehene	**milk, goat's**	Le lait de chèvre
amatamatama	**milk, sheep's**	du lait de brebis
miligarama	**milligram** *A unit of weight, 1/1000 of a gram.*	milligramme

95

Kinyarwanda	English	French
milimetero	**millimeter** *A unit of measurement, 1/1000 of a meter.*	millimètre
umunota	**minute** *A unit of time.*	minutes
-nzinya	**minute** *Something very small.*	minuscule
indorerwamo	**mirror** *A device used for reflecting an image.*	miroir
gukuramo inda	**miscarriage** *Spontaneous abortion.*	fausse-couche
kibobereye	**moist** *Damp or humid.*	humide
ikijigo	**molar tooth** *Any of the most posterior teeth bilaterally which includes 8 deciduous and usually 12 permanent teeth.*	molaires
inkubiri	**mood** *A temporary state of mind or feeling.*	thymie
uburuhukiro	**morgue** *A room where deceased patients are housed until sent to a funeral home.*	morgue
umuntu uri hafi gupfa	**moribund** *Near death.*	moribond
iyigantego	**morphology** *The study of living organisms and the correlation between their structure.*	morphologie
umubu	**mosquito**	moustique
inzitiramibu	**mosquito net** *A fine mesh fabric hung over a bed as a mosquito repellent.*	moustiquaire
isesemi	**motion sickness** *Nausea associated with travel.*	transports, mal des
amaganya	**mourning** *A period of grieving.*	deuil
ubwaku	**mouth odor**	mauvaise haleine, la
akanwa	**mouth** *The orifice on the lower part of the face.*	bouche
umutamiro	**mouthful** *A large quantity of something in one's mouth.*	bouchée
ururenda	**mucus** *A substance secreted by mucous membranes.*	mucus
guhwihwisa	**mumble, to** *To speak quietly and indistinctly.*	marmonner
ibingiriza	**mumps** *A contagious viral disease that is exhibited by parotid swelling and puts males at risk for sterility. Also called epidemic parotitis.*	1. oreillons 2. ourlien
ingufu; umuhore	**muscle** *A band if fibrous tissue that can contract.*	muscle
igicuro	**muscle twitch**	contraction musculaire
ababoko	**muscular strength**	force musculaire, la
ikiragi	**mute** *Refraining from or being speechless.*	muet
ise	**mycosis** *A disease caused by a fungal infection.*	mycose

Kinyarwanda	English	French
uburwayi bw'imihore	myopathy *Muscle disease.*	myopathie
ububonahafi	myopia *Nearsightedness.*	myopie
agacanzara	nail clippers *Device used to trim toenails or fingernails.*	coupe-ongles
urwara	nail *The hard surface on the dorsal surface of the toes or fingers.*	ongle
izina	name *A word by which a person is known.*	nom
gusinzira	nap *A brief sleep or catnap.*	sieste
icyahi	nappy *Diaper*	couche de bébé
ibiyobyabwenge	narcotic *A medication that produces narcosis.*	1. narcotique 2. stupéfiant
ikimwira	nasal mucus	mucus nasal
cyo mu mazuru	nasal *Referring to the nose.*	nasal
iseseme	nausea *A feeling that one wants to vomit.*	nausée
umukondo	navel *Umbilicus.*	nombril; ombilic
hafi	near *In close proximity.*	proche
ijosi	neck *The part of the body that connects the body to the head.*	1. col 2. cou 3. nuque
igikanu	neck, back of (nape) *Posterior aspect of the neck.*	nuque
ubukene	need *A want or obligation.*	besoin
urushinge	needle *The slender cylindrical device attached to a syringe.*	1. agacer 2. aiguille
mpakana	negative *Contrary or opposing.*	négatif
umunyorogoto	nematode *An endoparasite belonging to the class of the Nemathelminthes including roundworms and threadworms.*	nématode
umuvanda; uruhinja	neonate *The term for a newborn infant for the first four weeks.*	nouveau-né
ukuvanamo impyiko	nephrectomy *Surgical removal of a kidney.*	néphrectomie
indwara y'impyiko	nephritis *A general term meaning inflammation of a kidney that is further categorized depending on the associated pathology.*	néphrite
umuganga ushinzwe indwara z'impyiko	nephrologist	nephrologiste
umwakura	nerve *A fibrous band made up of axons and dendrites that connects the nervous systems with other organs.*	nerf
gitaha	next *The following or upcoming.*	prochain
akazi ka nijoro	night shift *The late shift, typically beginning at 19:00 or 23:00 hours.*	garde ne nuit
kubira icuya n'ijoro	night sweats *Profuse sweating at night occurring with tuberculosis among other conditions.*	sueurs nocturnes
baringa	nightmare *An unpleasant or frightening dream.*	cauchemar
imoko	nipple *The small projection on the breast thru which milk is secreted.*	mamelon
kunyara n'ijoro	nocturia *Urination at night.*	1. hypnurie 2. nycturie
amaroto	nocturnal emission *Involuntary emission of semen at night.*	émission nocturne
saa sita	noon *The 12 o'clock mid-day hour.*	midi

97

Kinyarwanda	English	French
izuru	**nose** *The midface protuberance used for smelling and breathing.*	nez
imyuna	**nosebleed** *Common term for epistaxis.*	épistaxis; saignement de nez
umwenge y'izuru; umuheha w'izuru	**nostril** *One of two openings in the nose used for air passage.*	narine
igitita	**numbness** *Decreased sensation to tactile stimuli.*	engourdissement
umuforom (umuforomokazi)	**nurse** *A person trained to care for the sick. (female nurse)*	infirmier (infirmière)
konsa	**nurse, to** *To suckle or feed a baby at the breast.*	allaiter
ibiryo	**nutrient** *A substance that provides essential nourishment.*	nutriment
indyo	**nutrition** *The process of supplying food needed for growth.*	nutrition
umubyibuho ukabije	**obesity** *Having a body mass index over 30kilograms/meters squared.*	obésité
ushaje	**obsolete** *No longer in use; antiquated.*	désuet
ubumenyi mu kubyaza	**obstetric** *Referring to The management of pregnancy, labor and the peuperium.*	obstétrical
umuganga w'abagore	**obstetrician** *A physician who specializes in the management of pregnancy, labor and the peuperium.*	1. accoucheur 2. obstétricien
imbogamizi	**obstructed** *To be blocked or halted.*	obstrué
umuswa	**obtuse** *Rather insensitive or hard to understand.*	obtus
agatwe k'inyuma	**occipital** *Referring to the back part of the head.*	occipital
kumugara imisi yumva ikoresha amaso	**ocular paralysis.** *Paralysis of intraocular and extraocular muscles.*	paralysie oculaire
kidafite impumuro	**odiferous** *Having an unpleasant or distinctive smell.*	odiferous
ububani	**odor** *A smell that is given off someone or something.*	odeur
urubuto	**offspring** *One's children.*	progéniture
impomade	**ointment** *A petroleum jelly based topical medication.*	1. onguent 2. pommade
iminsi	**old age** *A relative term for the period of advanced years.*	vieillesse
umusaza	**old man**	vieil homme
umukecuru	**old woman**	vieille femme
inkokora	**olecranon** *The bony protrusion at the proximal ulna at the elbow.*	olécrâne
umwakuranuko	**olfactory** *Referring to the sense of smell.*	olfactif
ubutitsa	**on going** *Continuing,*	cours en
ibanze	**onset** *The beginning of an event.*	début
kunyenya	**ooze, to** *To slowly leak.*	exsuder
gukanura	**open one's eyes, to**	ouvrir les yeux
kwasama	**open one's mouth, to**	ouvrir sa bouche
kubaga	**operate on, to**	à opérer sur
iseta	**operating room**	salle d'opération
igikorwa cyo kubaga; imikorere	**operation** *A surgical procedure.*	opération chirurgicale
kubagwa	**operation, to have an**	d'avoir une opération

98

	Myopathy-salivation	
Kinyarwanda	**English**	**French**
umuganga w'amaso	**ophthalmologist** *A physician specializing in diseases of the eye.*	ophtalmologiste
ubuvuzi bw'amaso	**ophthalmology** *The study of diseases of the eye.*	ophtalmologie
igikoresho kireba imbere mu jisho	**ophthalmoscope** *A device used to visually inspect the interior eye.*	ophtalmoscope
cyo mu jisho	**optic** *Referring to the eye.*	optique
nyakanwa	**oral** *Relating to the mouth.*	oral
ikinogori	**orbit** *The bony structure enclosing the eyeball.*	orbite
urwungano	**organ** *A part of the body that is self contained and serves a vital function.*	organe
umwenge	**orifice** *Synonym of foramen.*	orifice
imfubyi	**orphan** *A child without parents*	orphelin
ubuhanga kukosora imiterere y'amagufwa	**orthopedics** *A surgical specialty concerned with treatment of skeletal problems.*	orthopédie
indwara yo koroha amagufwa	**osteoporosis** *Loss of bone substance because the osteoblasts fail to produce bone matrix.*	ostéoporose
umuganga buvura indwara zo mu gutwi, mu mazuru no mu mihogo	**otolaryngologist** *Surgical specialist concerned with organs of the ears, nose and throat.*	otorhinolaryngologie (ORL)
umuhengeri (umwaduko w'indwara)	**outbreak (of a disease)** *A sudden start of a disease in a population.*	épidémie
rishaje	**outdated** *Something that has passed the expiration date.*	périmé
kanseri z'udusabo	**ovarian cancer**	cancer de l'ovaire
umurerantanga	**ovary** *One of a paired of female reproductive glands containing oocytes.*	ovaire
umuti urenze urugero	**overdose** *An above normal dose of a medication.*	surdose
kigaragara	**overt** *Not hidden.*	manifeste
kubyibuha; ubuhonjoke	**overweight** *Defined as BMI over 25kilograms per meters squared.*	surcharge pondérale
ogisijene	**oxygen** *A colorless, odorless gas with atomic number 8.*	oxygène
umwuka	**ozone** *A toxic chemical that has profound oxidizing properties. It has three atoms in its molecule compared with oxygen which has two.*	ozone
intambwe	**pace** *Consistent and continuous movement.*	allure
ububabare	**pain** *Physical suffering or discomfort.*	douleur
kubabara	**pain, to have**	avoir des douleurs
kibabaza	**painful** *Affected with pain.*	douloureux
urusenge rw'akanwa	**palate** *The roof of the mouth.*	palaise
kugabanya ubukana bw'indwara	**palliative** *A treatment used to reduce pain when cure is not possible.*	palliatif
ijanja; urushyi	**palm** *The anterior aspect of the hand.*	1. palmier 2. paume
gukabakaba; gusuzumisha intoki	**palpation** *The assessment of the body with the use of one's hands.*	palpation
umutima gutera cyane	**palpitation** *Sensation of a forceful, rapid, irregular heartbeat present after exercise or with anxiety.*	palpitation

Kinyarwanda	English	French
malariya; ubuganga	**paludism** *Synonym of malaria.*	paludisme
gutetesha	**pamper, to** *Indulge with comfort and kindness.*	dorloter
ifuha; impindura	**pancreas** *A gland that secretes digestive enzymes into the duodenum and insulin and glucagon into the blood.*	pancréas
igihunga	**panic attack** *Sudden, profound anxiety.*	panique, attaque de
pararizi; ubugagare	**paralysis** *Inability to move one or more extremities.*	paralysie
ikiremba	**paralyzed, to be** *To not be able to move one or more extremities.*	paralysé
ufasha muganga	**paramedical** *Hospital support staff excluding physicians.*	paramédical
kugagara amaguru	**paraplegia** *Paralysis of the lower extremities.*	paraplégie
indiririzi	**parasite** *An organism that lives on or within another organism without benefit to the latter.*	parasite
ukubyara	**parturition** *The process of giving birth.*	parturition
gusura	**pass, flatus to** *To release bowel gas from the anus.*	passer flatulences
bidashimishije	**passive** *Not achieved through active effort.*	passif
umutsima	**paste** *A thick, soft moist substance usually with medicine mixed in.*	pâte
ingasire y'ivi	**patella** *The bone situated in the anterior portion of the knee.*	rotule
igihumanya	**pathogenic** *Referring to an organism that can cause disease.*	1. pathogène 2. pathogénique
ubumenyi bw'indwara	**pathology** *1. The branch of medicine dealing with the study of tissues and the forensic application. 2. Referring to a condition that is abnormal.*	1. anatomopathologie 2. pathologie
umurwayi	**patient** *The client being treated for a medical or surgical condition.*	1. malade 2. patient
kwihangana	**patient, to be** *To be unhurried.*	être patient
ibitaro by'abana	**pediatric hospital**	hôpital pédiatrique
umuganga w'abana	**pediatrician** *Physician who is a specialist in pediatrics.*	pédiatre
cyo mu matako	**pelvic** *Referring to the pelvis.*	pelvien
imisumbi	**pelvis** *The bony structure at the base of the spine.*	pelvis
penesiline	**penicillin** *A synthetic antibiotic originally produced from blue mold.*	pénicilline
imboro; (igitsina cy'umugabo)	**penis** *Male genital organ used for the transfer of sperm and elimination of urine. (male sex organ)*	1. pénis 2. verge (organe sexuel masculin)
guturubika	**perforation** *Presence of a hole.*	perforation
kiba cyangwa cyita ku gihe cyo kubyara	**perinatology** *The study of disease in the period just before and right after birth.*	médecine périnatale
urutezi	**perineum** *The area between the anus and scrotum or anus and vulva.*	périnée
kuba mu mugongo	**period, to have a (to menstruate)**	avoir leurs règles
cyo mu mpande	**peripheral** *Referring to an outward part or surface.*	périphérique

100

Kinyarwanda	English	French
uruta	**peritoneum** *The serous membrane covering the abdominal organs and lining the abdominal walls.*	péritoine
ikibara	**peritonitis** *Inflammation of the peritoneum.*	péritonite
ingengamuntu	**personality** *Qualities that form a person's unique character.*	constitution
icyuya	**perspiration** *The process of sweating.*	perspiration
kubira icuya	**perspire heavily, to** *To sweat more than one would normally.*	transpirer fortement
kokelishe	**pertussis** *Synonym for whooping cough.*	coqueluche
indwara ya Peyironi	**Peyronie's disease** *Curvature of the penis during an erection to to plaque.*	Peyronie, maladie de
ingeri z'amano/ingeri z'intoki	**phalanx** *One of the long bones of the fingers or toes.*	phalange
ukora imiti	**pharmacist** *A professional who prepares and sells medicine through various systems, including governmental organizations like the Veterans Administration.*	pharmacien
ubumenyi bw'ikoramiti	**pharmacology** *The study of all aspects of medicines.*	pharmacologie
iforomasiyo	**pharmacy** *A business that sells prescription medication.*	pharmacie
inyenkanka	**pharyngeal** *Referring to the pharynx.*	pharyngé
gapfura	**pharyngitis** *Inflammation of the pharynx.*	pharyngite
amaraka	**pharynx** *The membranous cavity from the mouth to esophagus.*	pharynx
inigajyando	**phimosis** *Stricture of the prepuce preventing it from being pulled back over the glans penis.*	phimosis
indwara yo kubyimba imitsi	**phlebitis** *Inflammation of a vein.*	phlébite
ukurasa umutsi	**phlebotomy** *The removal of blood for testing or as a therpeutic intervention.*	phlébotomie
igikororwa	**phlegm** *Sputum.*	flegme, crachats
ubwoba	**phobia** *An profound fear of something.*	phobie
ugusuzuma imikorere y'umubiri	**physical exam** *Examination of a client to assess their medical status*	examen physique
umuganga	**physician** *Medical practitioner.*	médecin
ikinini; umuti	**pill** *A medicated tablet or capsule.*	pilule
umusego	**pillow** *An encased fabric covering soft material used for a cushion.*	oreiller
agaheha	**pipet** (pipette) *A slender tube with a bulb used for transferring liquids.*	pipette
ingobyi	**placenta** *The vascular tissue that nourishes a fetus through an umbilical cord.*	placenta
igipfuko	**plaster** *Dehydrated gypsum that has water added to it in order to immobilize fractured extremities.*	1. emplâtre 2. plâtre
ubukire	**plethora** *An excess of something.*	pléthore
umusonga	**pneumonia** *Inflammation of the lung due to an infection caused by a virus or bacterium.*	pneumonie

101

Kinyarwanda	English	French
uburozi	**poison** *A substance that causes illness or death.*	poison
imbasi	**poliomyelitis** *An infectious viral disease exhibited by constitutional symptoms that can lead to quadriplegia.*	poliomyélite
kunyaragura	**polyuria** *Abnormal increase in volume of urine excreted.*	polyurie
kutabona ibitotsi	**poor sleep**	troubles du sommeil
intege	**popliteal fossa** *The hollow in the posterior aspect of the knee joint.*	creux poplité; région poplitée
cy'inyuma	**posterior** *Further back in position; opposite of anterior.*	postérieur
guhagarara	**postpone, to** *To delay.*	différer
okayine	**powder** *Fine dry particles.*	poudre
ukugira inda; ugutwita	**pregnancy** *The period of being pregnant.*	grossesse
gutwita	**pregnant, to be**	enceinte
mbere y'igihe	**premature** *Occurring earlier than expected.*	prématuré
gikorwa mbere yo kubyara	**prenatal** *Referring to the time prior to birth.*	prénatal
indenzambono shabukuru	**presbyopia** *Farsightedness associated with aging.*	presbytie
intanganzira; ubuzime	**prescription** *The action of prescribing a medication or treatment.*	1. ordonnance 2. prescription
kubuza	**prevent, to** *To stave off or hinder.*	éviter
ubucukumbuzi	**probe** *A device used for exploration.*	sonde
ikibazo	**problem** *Difficulty or complaint.*	1. difficulté 2. problème
gikomeza	**progressive** *Developing gradually.*	1. évolutif 2. progressif
kuzana byose	**prolapse of the rectum** *Terminal portion of the rectum comes through the anus.*	prolapsus rectal
uburyo bwo kubuza indwara	**prophylaxis** *That which is done to prevent disease.*	prophylaxie
akanyamasohoro	**prostate** *A gland found in men that surrounds the neck of the urethra and bladder.*	prostate
insimburangingo	**prosthesis** *An artificial body part. (above the knee) [below the knee]*	prothèse
maraya	**prostitute** *A person who exchanges goods or services for sex.*	prostituée
guca intege	**prostration** *Profound exhaustion.*	abattement
gusembura	**provoke, to** *To evoke or elicit.*	provoquer
amahumane	**prurigo** *A chronic, pruritic papular skin eruption.*	prurigo
kwishinyagura	**pruritus** *A general term for conditions exhibited by itching.*	prurit
ise	**psoriasis** *A chronic papulosquamous dermatosis characterized by silver plaques.*	psoriasis
ubuvuzi bw'indwara zo mu mutwe	**psychiatry** *A branch of medicine specializing in the treatment of mental disorders.*	psychiatrie
ubumenyamifatire	**psychology** *The study of the human mind and emotions.*	psychologie
inkomanga	**psychosis** *A profound mental disorder that can include delusions and hallucinations.*	psychose

102

Kinyarwanda	English	French
ubwangavu	**puberty** *The time when adolescents become capable of sexual reproduction.*	puberté
ubwangavu (ubugimbi)	**puberty, female (male puberty)**	la puberté féminine (de la puberté masculine)
urusya; insya	**pubic hair** *Hair present in the perineal area.*	poil due pubis
ikibyimba	**puffiness** *Having a soft, swollen area.*	bouffissure
gukurura	**pull, to** *To exert force on something.*	tirer
cy'ibihaha	**pulmonary** *Referring to the lungs.*	pulmonaire
umutima w'iryinyo	**pulp** *The tissue filling the root canals of a tooth.*	pulpe
imiterere y'umutima	**pulse** *The rhythmic throbbing of arteries felt at major vessels.*	pouls
imboni	**pupil** *The opening at the center of the iris.*	pupille
kininda amashyira	**purulent** *Referring to pus.*	1. purulent 2. suppuré
amashira	**pus** *Thick yellow or green opaque liquid as seen with infection.*	pus
ukubora	**putrefaction** *The rotting or decaying of organic matter.*	putréfaction
umuriro	**pyrexia** *Fever.*	pyrexie
ikirungurira	**pyrosis** *Synonym for heartburn.*	pyrosis
ikiranga	**qualify** *To become eligible by fulfilling a necessary standard.*	qualifier
akato	**quarantine** *A place of isolation for infectious persons until it can be certain it is safe to let them mingle.*	quarantaine
ikinyeteri	**quiet** *Making little or no noise.*	calme
umiywyo; ubrakari	**rabies** *An infectious viral disease transmitted through the bite of a mammal. Symptoms include hydrophobia, pharyngeal spasms and hyperactivity.*	rage
kugagara ikiganza	**radial nerve palsy**	paralysie radiale
ibisazi	**rage** *Uncontrollable anger.*	fureur
gusokora	**raise, to** *To lift or bring up.*	élever
gukinda	**rape** *Forced sexual relations.*	viol
amahumane	**rash** *Exanthema or urticaria.*	rash
imbeha	**rat** *A rodent that looks like a large mouse.*	rat
igisibizo	**reaction** *A response to an action.*	réaction
ifata mu mutwe	**recollection** *Memory.*	souvenir
kuzura	**recover from a grave illness, to**	se remettre d'une maladie grave
cyo mu nnyo	**rectal** *Referring to the rectum.*	rectal
umwoyo	**rectum** *The terminal portion of the digestive tract extending from the distal sigmoid to the anus.*	rectum
kimputu	**recurrent fever** *Repeated fever from an unknown cause.*	fièvre récurrente
cyakora	**regardless of** *Without consideration of.*	quel que soit
kuruka	**regurgitation** *1. Backflow of blood in the heart. 2. Movement of gastric contents into the mouth.*	régurgitation
ugusubira	**relapse** *The return to a prior state of ill health.*	rechute
byerkeranye	**related to** *Causally connected.*	en rapport avec

103

Kinyarwanda	English	French
amahuriro	**relation** *1. A person who has a blood or marriage connection.*	relation
cyo kwizera	**reliable** *Trustworthy.*	fiabilité
umudendezo; umuti w'ibibazo	**relief** *Alleviation from pain or discomfort.*	soulagement
gukira	**relieve, to (pain)** *To make less severe.*	soulager
ubwiramire	**remission** *A decrease in severity or a temporary resolution.*	rémission
ikurwaho	**removal** *The act of removing something.*	1. ablation 2. enlèvement
icyo mu nda	**renal colic** *Pain caused by passage of a calculus through the ureter.*	colique néphrétique
igihumekerwamo	**respirator** *A device used to artificially ventilate a patient.*	respirateur
urwungarw'ihumeka	**respiratory** *Referring to respiration or the organs of respiration.*	respiratoire
ikiruhuko	**rest** *Relaxation or respite.*	repos
guhaga umutima	**retching** *Spasm of the stomach without presence of gastric material.*	haut-le-cœur
akugara nyakiramirase	**retina** *The innermost of three layers of the eyeball; it surrounds the vitreous body and is continuous with the optic nerve.*	rétine
ikurwaho	**retraction** *Being drawn back.*	rétraction
rubagimpande	**rheumatism** *Any condition exhibited by inflammation and pain in the joints and muscles.*	rhumatisme
ugusuzuma ma mazuru	**rhinoscopy** *Examination of the nasal passages.*	rhinoscopie
igihumbi	**rhomboid muscle** *A back muscle that elevates, retracts and adducts the scapula.*	muscle rhomboïde
injyana	**rhythm** *The pattern or cadence.*	rythme
urubavu	**rib** *A series of curved paired boney articulations protecting the thorax.*	côte
ubuhenjagufwa	**rickets** *A condition exhibited by softening and bowing of the long bones; caused by Vitamin D deficiency.*	rachitisme
ibiryo	**right** *Opposite of left.*	droit
utwarira indyo	**right-handed** *Having a preference to use the right hand.*	droitier
impeta	**ring** *A small circular band.*	anneau
indwara inzana utuziga tw'umutuku ku mubiri	**ringworm** *A fungal skin infection exhibited by pruritic well circumscribed patches on the scalp or feet.*	dermatophytose
inkegesi	**rodent** *A gnawing mammal that includes rats and mice.*	rongeur
icyumba	**room** *A division in a building surrounded by walls.*	chambre
isimburana	**rotation** *Movement around an axis.*	rotation
gihubukiwe	**rude** *Ill-mannered.*	grossier
agahihiro; umubabaro; agahinda	**sadness** *The state of being sad.*	tristesse
amacandwe	**saliva** *The watery liquid secreted by the salivary glands.*	salive
imbuvura y'amacandwe	**salivary gland** *The parotid, submandibular and sublingual glands that secrete saliva.*	gland salivaire
kumekwa	**salivation** *The process of secreting saliva.*	salivation

104

Salt-zero		
Kinyarwanda	**English**	**French**
umunyu	**salt** *Typically referring to sodium chloride.*	sel
iperereza	**sampling** *The taking of samples.*	échantillonnage
gukora isabune	**saponify,to** *The creation of soap from oil using an alkali.*	saponification
inganzabuzi	**saturation** *An amount, expressed in a percentage, that expresses the degree something is absorbed versus the maximal absorption possible.*	saturation
intego	**saw** *A hand or power-driven tool used for cutting.*	scie
ubuheri	**scabies** *A skin condition exhibited by intense pruritus and a macular rash commonly in the perineal and interdigital spaces.*	1. gale 2. scabies
gishyushye cyane	**scald** *A burn injury from extremely hot water.*	ébouillanté
umunzani	**scale** *A device to check a person's weight.*	balance
urumeramusatsi	**scalp** *The skin covering the head except for the face.*	1. cuir chevelu 2. scalp
indiga	**scalpel** *A knife used during surgery for incision of skin and tissue.*	scalpel
urukogoso; urushyi rw'ukuboko	**scapula** *Medical term for the shoulder blade.*	1. omoplate 2. scapulaire
inkovu	**scar** *The fibrotic tissue that forms at the site of a wound.*	cicatrice
irasaga ururasago	**scarification** *Multiple small scratches of the skin, as is sometimes used for vaccine administration.*	scarification
indwara y'abana yandura itera gufungana mu mihogo, kuzamuka k'ubushyuhe bw'umubiri (indandara, umuriro) n'amabara y'umutuku ku mubiri	**scarlet fever** *A condition caused by streptococci that is exhibited by fever and a bright red (scarlet) rash.*	scarlatine
gahunda	**scheme** *A program or plan.*	plan
indwara ya bilariziyozi	**schistosomiasis** *A condition, sometimes known as bilharzia, which involves infestation with flukes of the genus Schistosoma.*	bilharziose ou schistosomiase
kwamana ubwoba wicura abansi n'ibikugirira nabi	**schizophrenia** *A chronic mental condition exhibited by delusions, hallucinations, and faulty perception.*	schizophrénie
umukasi	**scissors** *A cutting instrument with two blades, joined at the middle.*	ciseaux
ubuhengame bw'urutirigongo	**scoliosis** *A lateral curvature of the spine.*	scoliose
igikaravu	**scratch** *A long, narrow superficial wound.*	égratignure
gusuzuma witonze	**screening** *An evaluation as part of a methodical study.*	dépistage
igihu cy'amabya; umufuka w'amabya	**scrotum** *The sac which contains the testes.*	scrotum
indwara iterwa no kubura vitamini C mu mubiri	**scurvy** *A disease of vitamin C deficiency exhibited by bleeding gums.*	scorbut
ikirango	**seal** *A device or substance used to bind two things together.*	scellés
imbwa	**seizure** *An episode of tonic/clonic movement noted in epilepsy.*	ictus
intanga	**semen**	sperme
imiyoboramasohoro	**seminal vesicle**	vésicule séminale

105

Kinyarwanda	English	French
ugukura	senescence *The normal process of deterioration with age.*	sénescence
inyumvo	sensation *A perception when one is touched.*	sensation
ikangurambaga	sensitization *The change in an organ by a hormone so it will respond to another stimulus.*	sensibilisation
iboramaraso	septicemia *A systemic disease in which microorganisms or their toxins are in the blood stream.*	septicémie
bikurikiranye	serial *In a series.*	sérié
amamininwa y'amaraso	serum *The fluid that isolates out when blood coagulates.*	sérum
gikaze	severe *Intense or very great.*	grave
igitsina cy'abantu	sex *Gender.*	sexe
ugusambana	sexual intercourse *The act of copulation.*	rapport sexuel
ibyago (ibyorezo) bikwirakwizwa n'imibonano mpuzabitsina	sexually transmitted disease (STD) *A condition one obtains from another during sexual relations.*	malade sexuellement transmissible (MST)
kuzunguza	shake, to *To tremble uncontrollably.*	trembler
gisongoye	sharp (pain) *When describing pain, a piercing sensation.*	douleur exquise
urwubati	sheath *A covering.*	gaine
ishuka	sheet (bed) *A rectangular fabric covering a bed.*	drap
ingabo	shield *A protective device, as in eye shield.*	écran
umurundi; ruseke	shin *Refers to the anterior tibial region.*	face antérieure du tibia
zona	shingles *A reactivation of herpes zoster.*	zona
umushitsi	shiver *A trembling.*	frisson
ukuzikwa	shock *A condition characterized by systemic hypoperfusion.*	choc
urukweto	shoe *Article of clothing worn on each foot.*	chaussure
iyegerana	shortening *Notable for having a shorter length.*	raccourcissement
urutugu	shoulder *The joint were the scapula joins the clavicle and humerus. (right shoulder, left shoulder)*	épaule
umuvandimwe	sibling *A brother or sister.*	fratrie
akazongwe	sick child	enfant malade
umurwayi	sick person	malade
kurwara	sick, to be	malade, d'être
indwara	sickness *Illness or a state of disease.*	maladie
uruhande	side *A position medial or lateral to center.*	côté
inkurikizi	side effect *An expected but unwanted effect of a medication.*	effet secondaire
gusuhuza umutima	sigh *A long deep exhalation that expresses an emotion, as in relief.*	soupir
abucece	silent *Absence of noise or no indication of something.*	silencieux
igikoroto	silver *A precious metal with atomic number 47.*	argent
bikorewe rimwe	simultaneous *Occurring at the same time.*	simultané
ingaragu	single *Not married.*	célibataire

106

Kinyarwanda	English	French
rukumbi	**single** *Only one.*	seul
sinizite; agahanzi	**sinusitis** *Inflammation of the sinuses.*	sinusite
gusoma	**sip, to** *To slowly take small drinks of a fluid.*	siroter
ikibanza	**site** *Location.*	lieu
igihagararo	**size** *The dimensions of something.*	grandeur
igikanka	**skeleton** *Internal bony framework.*	squelette
uruhu	**skin** *Flesh.*	peau
kanseri y'uruhu	**skin cancer**	cancer de la peau
igisebe	**skin lesion** *An abnormal but not necessarily cancerous lesion.*	lésion cutanée
amashuya	**skin rash** *Dermal exanthema.*	éruption cutanée
ibitotsi	**sleep** *A nap or a snooze.*	sommeil
gusinzira	**sleep,to** *The act of sleeping*	dormir
indwara y'umusinziro nyafurika	**sleeping sickness** *Also called Trypanosomiasis, this disease is caused by a parasitic protozoa and transmitted by the tsetse fly.*	sommeil, maladie du
ibango	**slice** *A sliver or shaving.*	tranche
igitutsi	**slight** *Minor or small.*	1. frêle 2. léger
umukaturo	**sling** *A device used to give support to an injured extremity.*	écharpe 2. fronde
buhoro	**slow** *Unhurried.*	lent
umwanda	**sludge** *A viscous fluid.*	fango
kudedemanga	**slurring** *Indistinct yet comprehensible speech.*	empâtement
ubushita	**smallpox** *Variola.*	variole
kumwenyura	**smile, to** *To spread the mouth with the edges upright.*	sourire
kunyura itabi	**smoke, to** *To inhale on a cigarette.*	fumar
inzoka (ubumara)	**snake (snake venom)**	serpent (venin de serpent)
kwitsamura	**sneeze, to** *To suddenly expel air from the nose and mouth because of nasal irritation.*	éternuer
kwinukiriza	**sniffing** *Short, rapid nasal inhalation.*	reniflement
guhilita	**snore, to** *To snore or grunt while breathing during sleep.*	ronfler
isabune	**soap** *A compound made with fats/oils and an alkali; it is used for washing.*	savon
kurira	**sob, to** *To cry uncontrollably.*	sangloter
purize	**socket** *An anatomical hollow that is part of an articulation. (eyeball socket)*	1. cavité articulaire 2. douille 3. fourreau
isogisi	**socks** *Worn on the feet before one puts on shoes.*	chaussettes
koroba	**soft** *Easy to mold or compress.*	mou
ikiyengesha	**solvent** *Able to dissolve with other chemicals.*	solvant
ugenda asinziriye	**somnambulism** *Sleepwalking.*	somnambulisme
umunengetsi	**somnolence** *Drowsiness.*	somnolence
gitera ibitotso	**soporific** *Promoting drowsiness or sleep.*	soporifique
ubupfuma	**sorcery** *Black magic or voodoo.*	sorcellerie
anjine	**sore throat** *Common term for pharyngitis.*	angine
agahinda	**sorrow** *A feeling of deep despair.*	peine

107

	Salt-zero	
Kinyarwanda	**English**	**French**
ijwi	**sound** *Vibrations that travel through air and are heard when reaching the ears.*	son; bruit
kubiha	**sour** *An acid or bitter taste.*	aigre
ikiraro	**span** *A distance between two objects.*	empan
urusorongo	**sparing** *Economical.*	économe
imbwa; igicuro	**spasm** *An involuntary contraction of muscles.*	spasme
kuvuga	**speak,to** *To talk.*	parler, dire
kigaragara	**specific** *Clearly defined.*	spécifique
impamyashusho	**specimen** *A sample for medical testing.*	1. échantillon 2. spécimen
idisikuru	**speech** *Oral articulation.*	discours
amasohoro	**sperm** *Short term for spermatozoon.*	sperme
spermatic cord	**spermatic cord** *The structure containing the ductus deferens, testicular artery, and nerves that goes from the inguinal ring to the testis.*	cordon spermatique
amasohoro	**spermatozoon** *A mature male germ cell that is capable of fertilizing an ovum.*	spermatozoïde
inyicantangangabo	**spermicide** *A substance capable of killing sperm.*	spermicide
akantunya	**sphincter** *A muscle the surrounds an orifice or duct so it closes when the muscle contracts.*	sphincter
igitagangurirwa	**spider**	araignée
urukiryi	**spinal cord** *The bundle of nerves that with the brain comprise the central nervous system.*	moelle épinière
urutirigongo	**spine** *The spinal column or a thorny protrusion.*	1. épine 2. rachis 3. colonne vertébrale
amacandwe	**spit** *A term used to describe saliva that is ejected from the mouth.(to spit)*	salive (cracher)
gucira amacandwe	**spit,to** *To expectorate or expel saliva from the mouth.*	cracher
urwagashya	**spleen** *The visceral organ that is involved with production and removal of blood cells.*	spleen
indwara yo kubyimba urwagashya	**splenomegaly** *An abnormally enlarged spleen.*	splénomégalie
icyangwe	**sponge** *Sterile fabric used to soak up fluid during surgery.*	éponge
ikiyiko	**spoonful** *A measurement that does not specify teaspoon or tablespoon.*	cuillérée
imvune	**sprain** *A joint injury without fracture.*	1. entorse 2. foulure
guhonyora	**sprain, to have a** *A joint injury without fracture.*	entorse
ishami	**spray** *Liquid blown through the air in the form of fine droplets.*	pulvérisation
igikororwa	**sputum** *A mixture of respiratory tract secretions and saliva.*	crachat
umwikubekabiri	**square root** *The result noted when a number is multiplied by itself.*	racine carrée
gukamura	**squeeze, to** *To apply pressure.*	comprimer
kureba imirari	**squint, to** *To look at something with the eyes partially closed.*	plisser les yeux

108

Kinyarwanda	English	French
gusuka	**squirt, to** *To eject a liquid from a small opening.*	gicler
kugenda udandabirana	**stagger, to** *To walk in an unsteady fashion.*	trébucher; tituber
imbaraga umuhate	**stamina** *Ability to maintain physical or mental exertion for a long period.*	vigueur
kurevangwa	**stammering** *The impulse to repeat the first letter of words and involuntary pauses while speaking.*	balbutiement
guhagarara	**stand, to** *To stop or to be upright*	se lever; se tenir debout
impuzandengo	**standing** *Position or status.*	debout
umuterahejuru	**starvation** *Death related to starvation.*	famine
uko umuntu ameze mu mubiri	**state** *Status.*	état
imvugo ubuhamya bwaditse	**statement** *A written or oral commentary.*	affirmation
amakaraza	**static** *Not changing.*	statique
ubuhangange	**status** *Position or condition*	status
inkoro	**sternum** *Commonly called the breast bone, it consists of the corpus, manubrium and xiphoid process.*	sternum
icyumvirizo	**stethoscope** *Device used to auscultate the heart, lungs and over arteries to assess for abnormalities.*	stéthoscope
intumbi	**stiff** *Not easily bent.*	engourdi
urukebu	**stiff-neck** *Cervical sprain with reduced range of motion.*	raideur de la nuque
igihwereye	**stillborn** *Refers to a newborn that died in utero.*	mort-né
urubori	**sting** *A small puncture as in a bee sting.*	dard
kunuka	**stink,to** *To have a foul odor.*	puer
igifu	**stomach** *Organ of digestion between the esophagus and small bowel.*	estomac
amabyi	**stool** *Feces, excrement.*	selles, excréments
umurari	**strabismus** *An anomaly of ocular movement.*	strabisme
cya kure	**strange** *Unusual in an unsettling way.*	étrange
umugezi	**stream** *The flow of a liquid.*	courant
imbaraga	**strength** *Force, might or vigor.*	force
ishimangira	**stress** *Strain or pressure.*	contrainte
amaribori	**stretch marks (striae cutis)** Linear areas of wrinkled skin on the abdomen and buttocks associated with weight gain as one sees during pregnancy.	vergetures
ingobyi	**stretcher** *A device used to carry a patient in the supine position.*	1. brancard 2. civière
intambwe	**stride** *Walk with long definitive steps.*	enjambée
indwara y'bwonko bita STROKE	**stroke** *Common term for cerebrovascular accident.*	accident vasculaire cérébral
gukomera	**strong** *Having the power to move heavy objects.*	fort
igishinja	**stubbornness** *Unwillingness to change a position or opinion.*	entêtement
igihu	**stupor** *A reduced level of consciousness.*	stupeur
kudedemanga	**stuttering** *Involuntary repetition of the first consonant.*	1. bégaiement 2. palisyllabie

109

Kinyarwanda	English	French
ikigonyi	**sty** *Also called hordeolum externum, it is inflammation of the sebaceous gland of an eyelash.*	orgelet
konka	**suck, to** *As in, to suction fluid.*	sucer
konsa	**suckle, to** *An infant taking to his mother's nipple.*	téter
kubabara	**suffer, to** *To be affected by an illness or sickness.*	souffrir
kwica	**suffocation** *To die from a lack of air or inability to breathe.*	suffocation; étouffement
igisukari	**sugar** *A sweet crystalline substance made from a plant such as sugar cane.*	sucre
kwiyica	**suicide** *To kill oneself intentionally.*	suicide
ibikoresho	**supplies** *Stock or reserves.*	1. fournitures 2. provisions
ikinyuzwamwoyo	**suppository** *A delivery system for medication placed in an orifice.*	suppositoire
umuganga ubaga	**surgeon** *A physician who performs surgery.*	chirurgien
igikorwa cyo kubaga	**surgery** *The incision of a body part using sterile technique in order to treat disease or injury.*	chirurgie
izina ry'umuryango	**surname** *One's given "last" name that generally changes for women upon marriage to that of the man's surname.*	nom de famille
kwifatanya	**sustain, to** *To keep or maintain.*	maintenir
pamba ikoreshwa mu ivuriro	**swab** *An absorbent material used for cleaning wounds or applying ointment.*	écouvillon
kumira	**swallow, to** *To cause something to pass down the esophagus.*	avaler
icyuya	**sweat** *Moisture exuded through the pores of the skin.*	sueur; transpiration
kubira icyuya	**sweat, to** *The action of releasing moisture through pores of the skin.*	suer; transpirer
kubyimba	**swell, to**	gonfler
umubyimbyi	**swelling** *An abnormal enlarged from fluid collection.*	gonflement; tuméfaction
kibyimbye	**swollen (distended) abdomen**	abdomen distendu
iringaniza	**symmetry** *Being equally bilaterally.*	symétrie
akarango	**symptom** *A physical feature that is characteristic of disease.*	symptôme
uguhwera	**syncope** *Sudden loss of consciousness.*	syncope
imburugu; uburuga	**syphilis** *A infectious disease caused by Treponema pallidum that causes a painless penile ulcer in the primary stage but can lead to irreversible brain damage in the untreated tertiary stage.*	syphilis
urushinge	**syringe** *A device used for administering medication through various routes.*	seringue
siro	**syrup** *A thick sweet liquid.*	sirop
akayiko	**tablespoon** *An eating utensil that holds 15milliliters of fluid.*	cuillère à soupe
ikinini	**tablet** *A small disk of a compressed solid substance.*	1. comprimé 2. tablette
kunywa imiti	**take medication, to**	prendre des médicaments

110

Kinyarwanda	English	French
umukingo	**talus** *The most superior tarsal bone that articulates with the tibia.*	talus
entêtement	**tampon** *Disposable intravaginal product used to collect blood from menstruation.*	tampon
igipimisho	**tape measure** *A long length of tape, marked at intervals for measuring.*	toise
inzoka zo mu nda; igifwana	**tapeworm** *A parasitic, intestinal flatworm.*	tænia
intego	**target** *An objective towards which efforts are directed.*	cible
imirorere	**taste** *Sensation of flavor perceived in one's mouth.*	1. goût 2. saveur
imanzi	**tattoo** *A design made by inserting indelible ink into the skin.*	tatouage
amariri	**tears** *As in, to shed a tear.*	larmes
akayiko	**teaspoon** *A measure instrument that holds 5 milliliters of fluid.*	cuillère à café
intandara	**temperature** *The degree of internal heat in a person's body.*	température
uruhekenyero	**temporomandibular joint** *The hinged joint of the temporal bone and mandible.*	articulation temporo-mandibulaire
umukaya	**tendon** *Fibrous tissue that connects muscle to bone.*	tendon
akazuyazi	**tepid** *Lukewarm.*	tiède
cyo ku mpera y'indwara	**terminal illness** *A disease with no viable treatment with death being inevitable.*	maladie en phase terminale
cyo mu cyciro cya gatatu	**tertiary** *Third in order or designating medical care at a specialized hospital.*	tertiaire
ibya (amabya)	**testicle** *One of a pair of organs in the male scrotum that produces sperm.*	testicule
kanseri yo mu mabya	**testicular cancer**	cancer des testicules
agakwega; tetanosi	**tetanus** *A condition caused by Clostridium tetani which produces spasm and rigidity of voluntary muscles.*	tétanos
igipmisho cy'ubushyuhe	**thermometer** *A device used to measure temperature.*	thermomètre
ikibero; itako	**thigh** *The body region between the inguinal crease and knee.*	cuisse
kidahagije	**thin** *Lean or slender.*	maigre
kunanuka	**thin, to become** *To lose a lot of weight.*	maigrir, se
guhindurwa kw'imisatsi	**thinning of the hair**	l'amincissement des cheveux
inyota	**thirst** *The desire to drink.*	soif
Birakomeye!	**This is difficult!**	Ceci est difficile!
igituza	**thorax** *The part of the body between the neck and abdomen.*	thorax
umuhogo	**throat** *The anterior aspect of the neck.*	gorge
gutera indihaguzi	**throb, to** *The beat with strong regular rhythm.*	palpiter, battre
igikumwe	**thumb** *The first digit of each hand.*	pouce
umwingo	**thyroid disease**	maladie de la thyroïde
umurundi; ruseke	**tibia** *The larger of two long bones in the lower leg.*	tibia

111

	Salt-zero	
Kinyarwanda	**English**	**French**
ikirondwe	**tick** *An acarine of the families Ixodidae (hard ticks) or Argasidae (soft ticks), which contain many bloodsucking species that are important pests of humans*	tique
gusamaza	**tickle, to** *To lightly touch a person to cause one to laugh.*	chatouiller
irange	**tincture** *1. A very small amount of something. 2. A medicine dissolved in alcohol.*	teinture
ibimeme	**tinea cruris** *Ringworm in the inguinal region, a fungal infection.*	teigne dans la région inguinale
ibihushi	**tinea** *Medical term for ringworm.*	teigne
kinaniwe	**tired** *Fatigued.*	fatigué
incuke, inshuke	**toddler, child age 1-3 years**	bébé, enfant âgé de 1-3 ans
ino	**toe** *Any of the digits of of the feet.*	doigt de pied
urwara rw'ino	**toenail** *The nail at the tip/dorsal aspect of each toe.*	ongle de pied
ubugonyi	**toilet** *Device used during urination/defecation.*	toilette
imbago	**tongs** *A medical device used for holding or grasping.*	pinces
ururimi	**tongue** *The fleshy muscular organ of the mouth.*	langue
amaraka	**tonsil** *A rounded mass of lymphoid tissue, most commonly referring to the pharyngeal tonsil.*	amygdale
ikibyimba (igishyute) cyo mu maraka	**tonsil abscess**	abcès amygdalien
gapfura	**tonsillitis** *Inflammation of the tonsils.*	1. amygdalite 2. tonsillite
iryinyo	**tooth** *One of a set of hard, bony enamel coated structure in the jaw.*	dent
ikijigu	**tooth, chipped** *A tooth with a small piece broken off.*	dent ébréchée
ububabare bw'amenyo	**toothache** *Dental pain.*	mal aux dents
uburoso bw'amenyo	**toothbrush** *Handheld instrument used to clean one's teeth.*	brosse à dents
udafite amenyo	**toothless** *Edentulous.*	édenté
umuti w'amenyo	**toothpaste**	dentifrice
igihimba	**torso** *The trunk of the body.*	torse
urukebu	**torticollis** *A condition exhibited by the head being turned to one side continuously.*	torticolis
uburozi	**toxic** *Relating to or caused by poison.*	toxique
igihogohogo; umuhogo ucamo umwuka	**trachea** *The ringed canal between the pharynx and bronchi.*	trachée
simbirimo	**tragus** *The fleshy prominence anterior to the opening of the ear.*	tragus
umuganga ushinzwe kubaga no gusimbura ingingo	**transplant surgeon** *Surgeon in charge of transplantation of organs and tissue.*	chirurgien chargé de la transplantation des organes
gusimbura urugingo cyangwa tisi	**transplantation** *The grafting of tissues.*	transplantation
ihihamuka	**trauma** *A physical injury or emotional shock.*	trauma
kuvura	**treat, to** *Medical care one receives for illness or injury.*	traiter
gutitira	**tremble from fear, to**	trembler de peur,

112

Kinyarwanda	English	French
guhinda umushyitsi	**tremble from fever, to**	trembler de fièvre, de
gutitimira	**tremor of hand**	tremblement de la main
impishwa	**trichomoniasis vaginitis** *Infection related to a species of Trichomonas.*	trichomonase vaginite
impanga zigiziwe n'abana batatu	**triplets** *Three infants born during one birth.*	triplés
kidafite	**trivial** *Of little importance or value.*	banal
indwara y'umusinziro nyafurika; indrwara y'ibitotsi	**trypanosomiasis** *A disease caused by a protozoa of the genus Trypanosoma that can cause sleeping sickness and Chagas' disease.*	trypanosomiase
isazi ya tsetse; inkurikiza	**tsetse fly** *An insect that transmits the protozoa trypanosoma and can cause sleeping sickness.*	mouche tsé-tsé
igituntu	**tuberculosis** *Any infectious disease caused by Mycobacterium.*	tuberculose
ububyimba	**tumefaction** *An area of swelling.*	tuméfaction
ikibyimba	**tumor** *A benign or malignant overgrowth of tissue.*	tumeur
impanga	**twins** *Two infants born at the same birthing.*	jumeaux
impanga zisa nk'intobo	**twins, conjoined** *Monozygotic twins with various types of and extent of union.*	jumeaux conjoint
amahasha	**fraternal twins** *Dizygotic twins- twins from two different zygotes.*	faux jumeaux
kwinyagambura	**twitch** *A sudden jerking movement.*	secousse musculaire
ijisho ry'ugutwi	**tympanic membrane** *The membrane between the external and middle ear.*	1. tympan 2. membrane du tympan
ibigatura	**typhoid fever** *A condition caused by ingestion of food or water containing salmonella typhi that is exhibited by fever and abdominal signs and symptoms.*	typhoïde fièvre
tifusi	**typhus fever** *A rickettsiae infection exhibited by rash, fever, headache and myalgia.*	typhus
igisebe; ibisebe	**ulcer** *A concave wound caused by a break in the integrity of skin or mucous membrane. (duodenal ulcer)*	ulcère
umukungwa; urureri	**umbilical cord** *The stalk between the placenta and the unborn infant.*	cordon ombilical
umukondo	**umbilicus** *The scar that denotes the end of the umbilical cord.*	1. nombril 2. ombilic
intere	**unconsciousness** *Unable to respond to sensory stimuli.*	inconscience
hepfo	**under; infra** *Sometimes used when indicating a patient is "under treatment" for a condition (active treatment).*	sous
nshinganwa	**underlying** *Causative, unexposed, or fundamental.*	sous-jacent
gitunguranye	**unexpected** *Unforeseen.*	inattendu
cyo mu ruhande rumwe	**unilateral** *One side only.*	unilatéral
kitazwi	**unknown** *Uncertain or undisclosed.*	inconnu
ikizigira	**upper limb** *Referring to either arm.*	membre supérieur
gihagaze	**upright** *Vertical or standing.*	position debout

113

	Salt-zero	
Kinyarwanda	**English**	**French**
umuyobora	**ureter** *The conduit between each kidney and the urinary bladder.*	uretère
umuyoboro w'inkari; umuvaruhago	**urethra** *The canal connecting the urinary bladder with the outside of the body.*	urètre
umwenge w'inkari; uruyariro	**urethral meatus**	méat urétral
icyihutirwa	**urgency** *Emergency or priority.*	besoin impérieux
aho banyara	**urinal** *Device used by men to void while in bed or sitting.*	urinoir
cy'inkari	**urinary** *Referring to the urine.*	urinaire
uruhago nwienka ni; uruhago rw'inkari	**urinary bladder** *The organ collecting urine from the ureters prior to discharge via the urethra.*	vésicule urine; vessie urinaire
urwunngano rw'inkari	**urinary tract** *The organs and canals associated with urine secretion including the kidneys, ureters, bladder and urethra.*	voie urinaires
kunyaragura	**urinate frequently, to**	uriner fréquemment
kunyara	**urinate,to**	uriner
amaganga; inkari	**urine** *The fluid concentrated by the kidneys and expelled via the urethra.*	urine
igikoresho gipima inkari	**urinometer** *A device for measuring urine specific gravity.*	urinomètre
ubupfurute butewe inkari	**urticaria** *A diffuse pruritic macular rash, caused by an allergy.*	urticaire
gisanzwe	**usual** *Typical or normal.*	habituel
cy'umura	**uterine** *Referring to the uterus.*	utérin
ivirirana ry'umura	**uterine bleeding** *Bleeding that emanates from the uterus.*	hémorragie utérine
kanseri yo mu mura	**uterine cancer**	cancer de l'utérus
umura; nyababyeyi	**uterus** *The hollow organ in the female pelvis where a fertilized ovum embeds and grows.*	utérus
nshabari	**uvula** *A fleshy pendent at the back of the soft palate.*	1. luette 2. uvula
ikingira	**vaccination** *The act of receiving a vaccine.*	vaccination
urukingo	**vaccine** *A solution of attenuated microorganisms given to prevent or treat a disease.*	vaccin
igituba	**vagina** *The canal in a female that extends from the vulva to the cervix.*	vagin
amanyare	**vaginal secretions (normal)**	sécrétions vaginales
ubwikanye bw'injyanamura	**vaginismus** *Involuntary contraction of the vagina muscles that causes a painful spasm.*	vaginisme
ubwaguke bw'imigarura	**varicose** *Referring to an abnormally distended, irregular vein.*	variqueux
imiyoboroankari	**vas deferens** *The secretory duct of the testicle.*	canal déférent
umugarura; ikigega	**vein** *A vessel carrying blood back toward the heart.*	veine
indwara zo mu myanya ndangabitsina	**venereal disease** *A condition transmitted via sexual intercourse.*	malade vénérienne
ubucabiranyi	**venom** *A term used to describe the toxin injected via a bite or sting.*	venin

114

Kinyarwanda	English	French
cyo ku nda	**ventral** *Referring to the underside but in humans, a ventral hernia, for example, refers to an abdominal hernia.*	ventral
akabondo	**ventricle** *1. One of two chambers of the heart. 2. The four inter-connected cavities in the center of the brain.*	ventricule
ingoro	**vertebra** *A term for each bone surrounding the spine.*	vertèbre
uruti rw'umugongo	**vertebral column** *The cervical, thoracic and lumbar vertebrae.*	colonne vertébrale
isereri; muzunga	**vertigo** *A sensation of imbalance with many possible causes.*	vertige
kuremba	**very ill, to be**	très malade, à être
kigikoreshwa	**viable** *Referring to a fetus that can survive childbirth.*	viable
icupa	**vial** *A small cylindrical container typically used to hold liquid medicine.*	flacon
gucugusa	**vibration** *An instance of oscillation of parts.*	vibration
kirenduka	**viscous** *Having a thick, sticky consistency.*	visqueux
ububonekerwa	**vision** *State of being able to see.*	vision
imvumba z'amajwi	**vocal cords** *Paired folds of mucous membranes stretched across the larynx.*	cordes vocales
cy'ijwi	**vocal** *Referring to that which emanates from the vocal cords.*	vocal
ijwi	**voice** *The sound produced through the larynx and out the mouth.*	voix
umukorerabushake	**volunteer** *A person who performs work without expecting compensation.*	bénévole
ikirunga; ibirutsi	**vomit** *The gastric contents that are expelled through the mouth.*	vomi
kuruka (Nduka inzoka.)	**vomit, to** *To expel gastric contents out the mouth.(I am vomiting intestinal worms.)*	vomir (Je vomissais vers intestinaux.)
igituba	**vulva** *The female external genitalia.*	vulve
urukenyerero	**waist** *The part of the body between the ribs and the hips.*	taille
kugenda	**walk,to**	marcher
ishyundu; isharankima	**wart** *A flesh colored growth that is also called verruca.*	verrue
ivubi	**wasp** *Any one of a winged hymenopterous insects.*	guêpe
amazi	**water** *A colorless, odorless liquid.*	eau
ubukurugutwa	**wax** *Cerumen.*	cérumen
urwaragurika; urwaye	**weak** *Feeble or deconditioned.*	1. faible 2. chétif
ubushobozi	**weakness** *Feebleness.*	faiblesse
buri cyumweru	**weekly** *That which occurs every seven days.*	toutes les semaines
kuva y'igishanga	**weep, to** *To ooze fluid, such as from a wound.*	suinter
kurira	**weep, to** *To shed tears.*	pleurer
ireme; uburemere	**weight**	poids
kubyibuha	**weight, to gain**	poids, de prendre du
kananuka	**weight, to lose**	perdre du poids

115

Kinyarwanda	English	French
gukira	**well, to get**	récupérer de la maladie
-bisi	**wet** *Covered in moisture.*	mouillé
igare ry'abamugaye	**wheelchair** *A wheeled device used for propulsion.*	fauteuil roulant
impuha	**whisper** *Speech in a volume that is barely discernible.*	bruit respiratoire
kongorera; guhwihwisa	**whisper, to** *To speak in a volume that is barely discernible.*	chuchoter
kuririmba	**whistle, to** *To make a high pitch noise by forcing air through the lips.*	siffler
umweru	**white** *Of the color of snow.*	blanc
minigo	**whitlow** *An abscess occurring on the palmar surface of the fingertips.*	panaris
inkorora; kokorishe	**whooping cough** *Pertussis*	coqueluche
urutambi	**wick** *A drain using a thin piece of cloth or tubing.*	mèche
yumvikana	**widespread** *Encompassing or spanning.*	répandu
ubwaguke	**width** *Side to side measurement.*	largeur
muzitsa	**wisdom tooth** *Third molar.*	dent de sagesse
umuhanga	**wise** *Possessing much knowledge.*	sage
umupfumu	**witch doctor**	sorcier
urureka	**withdrawal** *The action of being without drugs or alcohol.*	sevrage
kwanga	**withhold, to** *To refuse to give something.*	abstenir
inzoka	**worm** *Any of long, slender, legless, soft-bodied invertebrates.*	ver
guhangayikisha	**worry, to** *To fret or have unease.*	souci
kugezwayo	**worsen, to** *To deteriorate.*	aggraver, s'
igisebe; igikomere	**wound** *A tissue injury of varying severity.*	plaie
ubujana	**wrist** *The articulation of the hand and radius/ulna.*	poignet
ifoto yo mu cyuma	**x-ray**	rayon-X
mugabuzi	**xiphoid process** *The inferior segment of the sternum.*	appendice xiphoïde
kwayura	**yawn** *Opening one's mouth and inhaling deeply due to sleepiness/boredom*	bâillement
ikinyoro	**yaws** *A tropical disease characterized by ulcers on the extremities, caused by Treponema pertenue.*	pian; frambœsia
umwaka	**year** *A time period that covers 365 days.*	année
buri mwaka	**yearly** *Occurring once each year.*	annuel
umusemburo	**yeast** *A unicellular fungus.*	levure
gutabaza	**yell, to** *To speak in a loud tone.*	hurler
umuhondo	**yellow** *A color between green and orange in the spectrum*	jaune
-to	**young** *Having lived for a short period.*	jeune
kikiri gito	**youth** *The time between childhood and being an adult.*	jeunesse
zeru	**zero** *No quantity.*	zéro

-bisi-gutongana		
Kinyarwanda	**English**	**French**
-bisi	**wet** *Covered in moisture.*	mouillé
-kazi	**female** *Feminine. (female nurse)*	1. femelle 2. femme (infirmière)
-nzinya	**minute** *Something very small.*	minuscule
-re-re	**deep** *Having significant depth.*	profond
-to	**young** *Having lived for a short period.*	jeune
-zima (muzima) {Ni muzima.}	**healthy** *In good health.*	bien portant
ababoko	**muscular strength**	force musculaire, la
Ababyeyi	**maternity** *Area of the hospital where women deliver babies.*	maternité
abucece	**inarticulate** *Indistinct speech.*	inarticulé
abucece	**silent** *Absence of noise or no indication of something.*	silencieux
agacanzara	**nail clippers** *Device used to trim toenails or fingernails.*	coupe-ongles
agaheha	**pipet** (pipette) *A slender tube with a bulb used for transferring liquids.*	pipette
agaheha nkuruzi	**feeding tube** *An enteral tube, typically placed in the nose and the distal end is in the stomach or small bowel.*	tube d'alimentation entérale
agahihiro; umubabaro; agahinda	**sadness** *The state of being sad.*	tristesse
agahinda	**sorrow** *A feeling of deep despair.*	peine
agakeka	**cracks in the skin**	fissures dans la peau
agakwega; tetanosi	**tetanus** *A condition caused by Clostridium tetani which produces spasm and rigidity of voluntary muscles.*	tétanos
agapira; inkongoza	**intrauterine contraceptive device (IUD)** *A device used to physically prevent the implantation of a fertilized ovum.*	1. dispositif intra-utérin 2. stérilet
agasaho	**gallbladder** *The organ adjacent to the liver that stores bile and secretes it into the duodenum.*	vésicule biliaire
agasimba	**bug** *Insect.*	hémiptère
agasoko kabyara amata	**mammary gland** *The mass of tissue posterior to the nipples which has the essential task of milk production.*	gland mammaire
agasoro	**blood cells** *A common term that does not differentiate between erythrocyte or leukocyte.*	globule sanguin
agasoro	**cell** *The smallest functional unit of an organism.*	cellule
agatama	**alcoholism** *An addiction to alcohol.*	alcoolisme
agatembadurwe	**bile ducts** *The structures that are conduits for passage of bile from the liver and gallbladder to the duodenum.*	canal biliaire
agatereranzamba	**crisis** *A turning point in the treatment of a disease.*	crise
agatsi	**capillary** *A vessel that connects arterioles to venules.*	capillaire
agatsinsino	**calcaneus** *Commonly called the heel bone.*	calcanéum
agatsinsino	**heel** *Proximal portion of the plantar aspect of the foot.*	talon
agatwe k'inyuma	**occipital** *Referring to the back part of the head.*	occipital
ahagana	**around** *On every side of.*	autour

117

-bisi-gutongana		
Kinyarwanda	**English**	**French**
ahagerwa n'isasu ry'imbunda isasu	**gunshot wound** *An penetrating injury sustained from a bullet.*	blessure par balle
aho bafatira amaraso	**laboratory** *A room equipped to run blood, tissue and fluid samples.*	laboratoire
aho banyara	**urinal** *Device used by men to void while in bed or sitting.*	urinoir
akaboko	**forearm** *Segment of the arm from the elbow to wrist.*	1. antebrachium 2. avant-bras
akabondo	**ventricle** *1. One of two chambers of the heart. 2. The four inter-connected cavities in the center of the brain.*	ventricule
akabuye kko mu mpyiko	**gallstone** *Calculus produced in the bile duct or gallbladder.*	calcul biliaire
akageni	**habit** *A custom or inclination.*	habitude
akageso	**mania** *A mental disorder exhibited by hyperexcitability, delusions and euphoria.*	manie
akagombambari	**ankle** *The area of the ankle joint.*	cheville
akamakama	**drop by drop** *Expression meaning little by little.*	goutte-à-goutte
akameme	**epigastrium** *The section of the abdomen that overlies the stomach.*	épigastre
akameza ko mucyumba cy'uburiri	**bedside table** *A small table placed next to the bed.*	table de chevet
akamironko	**epiglottis** *Tissue at the base of the tongue that covers the trachea when one swallows.*	épiglotte
akananwa, akarevuro, akasakusaku	**chin** *Mentum; the anterior projection of the lower jaw.*	menton
akaniga	**laryngitis** *Inflammation of the larynx.*	laryngite
akantunya	**sphincter** *A muscle the surrounds an orifice or duct so it closes when the muscle contracts.*	sphincter
akanwa	**mouth** *The orifice on the lower part of the face.*	bouche
akanyamasohoro	**prostate** *A gland found in men that surrounds the neck of the urethra and bladder.*	prostate
akarango	**incision** *An intentional surgical cut in the skin.*	incision
akarango	**symptom** *A physical feature that is characteristic of disease.*	symptôme
akarengane	**malpractice** *Negligent professional activity.*	1. incurie 2. malversation
akato	**isolation** *To be kept separate or apart.*	isolement
akato	**quarantine** *A place of isolation for infectious persons until it can be certain it is safe to let them mingle.*	quarantaine
akayiko	**tablespoon** *An eating utensil that holds 15milliliters of fluid.*	cuillère à soupe
akayiko	**teaspoon** *A measure instrument that holds 5 milliliters of fluid.*	cuillère à café
akazi ka nijoro	**night shift** *The late shift, typically beginning at 19:00 or 23:00 hours.*	garde ne nuit
akazongwe	**sick child**	enfant malade
akazuyazi	**tepid** *Lukewarm.*	tiède
akigoro	**effort** *Attempt or endeavor.*	effort

118

	-bisi-gutongana	
Kinyarwanda	**English**	**French**
akinjiro; impagarara	**anguish** *Significant mental or physical pain.*	angoisse
akugara nyakiramirase	**retina** *The innermost of three layers of the eyeball; it surrounds the vitreous body and is continuous with the optic nerve.*	rétine
amabekire	**crutches** *Long metal or wooden sticks used for support while walking.*	béquilles axillaires
amabyi	**stool** *Feces, excrement.*	selles, excréments
amacandwe	**saliva** *The watery liquid secreted by the salivary glands.*	salive
amacandwe	**spit** *A term used to describe saliva that is ejected from the mouth.(to spit)*	salive (cracher)
amacinya	**dysentery** *A severe form of diarrhea with blood and mucous in the stool.*	dysenterie
amacyinya	**hematochezia** *Presence of blood in the excrement.*	hématochézie
amadarubindi	**goggles** *Close fitting, protective eyeglasses.*	lunettes de protection
amadarubindi; amalineti	**eyeglasses** *Eye wear used for cosmetic or prescription purposes.*	lunettes
amaganga; inkari	**urine** *The fluid concentrated by the kidneys and expelled via the urethra.*	urine
amaganya	**mourning** *A period of grieving.*	deuil
amaganya; impungenge	**anxiety** *Nervousness or unease.*	anxiété
amagaragamba	**crust** *Dried serous exudate covering a wound.*	croûte
amaguru y'imiheto	**bow-legged** *Synonym for genu varum.*	genu varum; jambes arquées
amahano	**incest** *Sexual relations between related people.*	inceste
amahasha	**fraternal twins** *Dizygotic twins- twins from two different zygotes.*	faux jumeaux
amahenehene	**milk, goat's**	Le lait de chèvre
amahitamo	**choice** *Selection or decision.*	choix
amahumane	**prurigo** *A chronic, pruritic papular skin eruption.*	prurigo
amahumane	**rash** *Exanthema or urticaria.*	rash
amahuriro	**relation** *1. A person who has a blood or marriage connection.*	relation
amajeli	**buzzing in the ears** *Common description of tinnitus.*	tintement
amajune; kugira umushiha	**depression** *A medical condition exhibited by profound despondency.*	dépression
amakaraza	**static** *Not changing.*	statique
amakenga	**apprehensive** *A fear that something unpleasant will happen.*	appréhension
amakore	**brucellosis** *A gram-negative bacteria in cattle that causes persistent fever in humans.*	brucellose
amakore	**hygroma** *A cyst or bursa filled with fluid.*	hygroma
amamininwa y'amaraso	**serum** *The fluid that isolates out when blood coagulates.*	sérum
amanyare	**vaginal secretions (normal)**	sécrétions vaginales
amara; nyawakira	**duodenum** *The portion of the small bowel between the stomach and jejunum.*	duodénum

119

Kinyarwanda	English	French
amaraka	**pharynx** *The membranous cavity from the mouth to esophagus.*	pharynx
amaraka	**tonsil** *A rounded mass of lymphoid tissue, most commonly referring to the pharyngeal tonsil.*	amygdale
amarangamutima	**emotion** *An intense feeling.*	émotion
amaraso	**blood** *Plasma containing erythrocytes, leukocytes and platelets.*	sang
amaribori	**stretch marks (striae cutis)** Linear areas of wrinkled skin on the abdomen and buttocks associated with weight gain as one sees during pregnancy.	vergetures
amariri	**tears** *As in, to shed a tear.*	larmes
amaroto	**nocturnal emission** *Involuntary emission of semen at night.*	émission nocturne
amashereka	**breast milk**	le lait maternel
amashereka	**milk, breast**	lait maternel
amashira	**pus** *Thick yellow or green opaque liquid as seen with infection.*	pus
amashure	**education** *Instruction or guidance.*	enseignement
amashuya	**skin rash** *Dermal exanthema.*	éruption cutanée
amasohoro	**sperm** *Short term for spermatozoon.*	sperme
amasohoro	**spermatozoon** *A mature male germ cell that is capable of fertilizing an ovum.*	spermatozoïde
amasozi; amarira	**lacrimal fluid** *Fluid secreted by the lacrimal gland.*	liquide lacrymal
amasurura y'ishisho	**aqueous humor** *The fluid between the cornea and lens, anterior to the globe.*	humeur aqueuse
amata	**cow's milk**	lait de vache
amatako (itako); amabuno	**buttocks (buttock)** *The bilateral region covering the gluteal muscles.*	fessiers, (fesses)
amatamamata	**milk, sheep's**	du lait de brebis
amateshwa	**incoherent** *Absence of intelligible speech.*	incohérent
amavuta	**fat** *A greasy or oiling substance naturally occurring in the body.*	graisse
amayeri	**blind** *Absence of sight.*	aveugle
amazi	**water** *A colorless, odorless liquid.*	eau
amazi	**drinking water** *Water clean enough to ingest orally.*	eau potable
Amazi yo muruti rw'umugongo	**CSF** *Abbreviation for cerebrospinal fluid.*	LCR
amenyo y'umusimbura	**denture** *A frame that holds artificial teeth.*	dentier
amibe	**amebiasis** *A condition in which one is infected with amebae, mostly commonly Entamoeba histolytica.*	amibiase
amitwara gipfura	**benign** *Not harmful.*	bénin
anjine	**sore throat** *Common term for pharyngitis.*	angine
ankilositome inzoka yo mu nda	**hookworm** *A parasitic infection of the family Strongylidae that can cause anemia.*	ankylostome
ano, imyaka y'amvuka, urugero	**age** *Length of life.*	âge
antibiyotiki	**antibiotic** *A medication that inhibits or kills microorganisms.*	antibiotique
apeti; ipfa uburyoherwe	**appetite** *A desire to eat.*	appétit
aside	**acid** *Substance with a pH less than 7.*	acide

120

Kinyarwanda	English	French
	-bisi-gutongana	
asima; ubuhwemo	**asthma** *An inflammatory disease of the lungs noteworthy because of reversible airway obstruction.*	asthme
bagiteri	**bacteria** *Plural for any organism of the order Eubacteriales.*	bactéries
baringa	**nightmare** *An unpleasant or frightening dream.*	cauchemar
bidashimishije	**passive** *Not achieved through active effort.*	passif
bikorewe rimwe	**simultaneous** *Occurring at the same time.*	simultané
bikurikiranye	**serial** *In a series.*	sérié
Birakomeye!	**This is difficult!**	Ceci est difficile!
bisa	**analogous** *To resemble or be similar to.*	analogue
buhoro	**slow** *Unhurried.*	lent
buhoro-buhoro	**carefully (slowly, slowly)**	soigneusement
buri	**every** *Each or all possible.*	chaque
buri cyumweru	**weekly** *That which occurs every seven days.*	toutes les semaines
buri mwaka	**yearly** *Occurring once each year.*	annuel
bururu; bisa n'ijuru	**blue** *A color between green and violet.*	bleu
byanze bikunze	**inevitable** *Not preventable.*	inévitable
byerkeranye	**related to** *Causally connected.*	en rapport avec
byinshe	**A lot**	beaucoup
cumye	**dry** *Absence of moisture.*	sec
cy'amarira	**lacrimal** *Referring to the secretion of tears.*	lacrymal
cy'ibihaha	**pulmonary** *Referring to the lungs.*	pulmonaire
cy'ijwi	**vocal** *Referring to that which emanates from the vocal cords.*	vocal
cy'iruhande	**lateral** *Referring to the side of the body.*	latéral
cy'umura	**uterine** *Referring to the uterus.*	utérin
cy'inkari	**urinary** *Referring to the urine.*	urinaire
cy'inyuma	**external** *Outside of the body.*	extracapsulaire
cy'inyuma	**posterior** *Further back in position; opposite of anterior.*	postérieur
cy'ububisha	**malignant** *Tendency of a tumor to invade normal tissue.*	malin
cy'ubukorikori	**artificial** *Not natural produced.*	artificiel
cya kure	**strange** *Unusual in an unsettling way.*	étrange
cya rusange	**general** *Common or expected.*	général
cyahise	**former** *Prior.*	ancien
cyakererewe	**late** *A time later than expected.*	tardif
cyakora	**regardless of** *Without consideration of.*	quel que soit
cyasamye	**gaping** *Wide open.*	béant
cyashoberanye	**involved** *Difficult to comprehend.*	impliqué
cyegereye; hafi	**approximately** *Nearly but not completely.*	approximativement
cyicana	**lethal** *Deadly.*	létal
cyifuza	**craving** *An unusually strong urge for something.*	désir obsédant
cyishingiro	**essential** *Crucial or necessary.*	essentiel
cyo hagati	**midline** *A median line of bilateral separation.*	ligne médiane
cyo hejuru	**high** *Elevated.*	élevé

121

-bisi-gutongana		
Kinyarwanda	**English**	**French**
cyo ku mpera y'indwara	**terminal illness** *A disease with no viable treatment with death being inevitable.*	maladie en phase terminale
cyo ku nda	**ventral** *Referring to the underside but in humans, a ventral hernia, for example, refers to an abdominal hernia.*	ventral
cyo kwizera	**reliable** *Trustworthy.*	fiabilité
cyo mu bwonko	**cerebral** *Referring to the cerebrum.*	cérébral
cyo mu bwonko	**intracerebral** *Within the cerebrum.*	intracérébral
cyo mu cyciro cya gatatu	**tertiary** *Third in order or designating medical care at a specialized hospital.*	tertiaire
cyo mu gifu	**gastric** *Referring to the stomach.*	gastrique
cyo mu gihanga	**intracranial** *Within the cranial vault.*	intracrânien
cyo mu jisho	**optic** *Referring to the eye.*	optique
cyo mu mara	**intestinal** *Referring to the intestines.*	intestinal
cyo mu matako	**pelvic** *Referring to the pelvis.*	pelvien
cyo mu mazuru	**nasal** *Referring to the nose.*	nasal
cyo mu mpande	**peripheral** *Referring to an outward part or surface.*	périphérique
cyo mu muhore	**intramuscular** *Within a muscle.*	intramusculaire
cyo mu ngingo	**intraarticular** *Within a joint space.*	intra-articulaire
cyo mu nnyo	**rectal** *Referring to the rectum.*	rectal
cyo mu ruhande rumwe	**unilateral** *One side only.*	unilatéral
cyo mu ruhu	**intradermal** *Within the dermis.*	intradermique
diyabeti	**diabetes mellitus** *A disease exhibited by a deficiency of the pancreatic hormone insulin.*	diabète sucré
emipleji	**hemiplegia** *Paralysis of one side of the body.*	hémiplégie
entêtement	**tampon** *Disposable intravaginal product used to collect blood from menstruation.*	tampon
fagitire	**bill** *A financial statement that indicates how much one owes.*	facture
gahunda	**appointment** *A previously scheduled time to see a person.*	rendez-vous
gahunda	**scheme** *A program or plan.*	plan
gakondo	**indigenous** *Naturally occurring.*	autochtone
gakonkwa; urwaye imiyoboro yo guhumeko	**bronchitis** *Inflammation of the mucous membranes of the bronchioles that causes bronchospasm and cough.*	bronchite
gapfura	**pharyngitis** *Inflammation of the pharynx.*	pharyngite
gapfura	**tonsillitis** *Inflammation of the tonsils.*	1. amygdalite 2. tonsillite
genda ku bitaro	**go to the hospital, to**	aller à l'hôpital, à
genda kwa muganga	**go to the doctor, to**	aller chez le médecin, à
gifite amakaraza	**hoarse** *A rough, harsh sounding voice.*	1. enroué 2. rauque
gifite rukuruzi	**magnetic** *Having the properties of a magnet.*	magnétique
gihagaze	**upright** *Vertical or standing.*	position debout
gihubukiwe	**blunt** *Having a flat or rounded end.*	1. contondant 2. émoussé
gihubukiwe	**rude** *Ill-mannered.*	grossier
gikaze	**severe** *Intense or very great.*	grave
gikomeye	**hard** *Rigid or very firm.*	dur
gikomeza	**progressive** *Developing gradually.*	1. évolutif 2. progressif
gikora neza	**efficacious** *Effective.*	efficace

122

-bisi-gutongana		
Kinyarwanda	**English**	**French**
gikorwa mbere yo kubyara	**prenatal** *Referring to the time prior to birth.*	prénatal
gikwiranye n'igihe	**localized** *Toward one point or area.*	localisé
gisanzwe	**usual** *Typical or normal.*	habituel
gisharira	**astringent** *An agent causing contraction of the skin.*	astringent
gishyushye cyane	**hot** *Very warm.*	chaud
gishyushye cyane	**scald** *A burn injury from extremely hot water.*	ébouillanté
gisida, icyago, irango, ishyano	**accident**	accident
gisongoye	**sharp (pain)** *When describing pain, a piercing sensation.*	douleur exquise
gitaha	**next** *The following or upcoming.*	prochain
gitengeneje	**flat** *Level or even; without bulges.*	plat
gitera ibitotso	**soporific** *Promoting drowsiness or sleep.*	soporifique
gitunguranye	**abrupt** *Suddenly or hastily.*	brusque
gitunguranye	**unexpected** *Unforeseen.*	inattendu
guca imbyaro; icura	**menopause** *The time when menstruation ceases.*	ménopause
guca intege	**prostration** *Profound exhaustion.*	abattement
guca umutwe	**decapitate, to** *The physical separation of the head from the body.*	décapiter
gucikanwa	**error, to make an**	faire une erreur
gucira	**expectoration** *The presence of sputum that has been coughed out.*	expectoration
gucira amacandwe	**spit,to** *To expectorate or expel saliva from the mouth.*	cracher
gucugusa	**vibration** *An instance of oscillation of parts.*	vibration
gufomoza	**evisceration** *The removal of bowels from the body.*	éviscération
gufunyanga	**kick within the womb, to**	coup de pied dans l'utérus
guhaga umutima	**retching** *Spasm of the stomach without presence of gastric material.*	haut-le-cœur
guhagarara	**postpone, to** *To delay.*	différer
guhagarara	**stand, to** *To stop or to be upright*	se lever; se tenir debout
guhahalika; kudugarara	**anxious** *Experiencing nervousness or unease.*	anxieux
guhakana	**deny, to** *To reject or repudiate.*	nier
guhambuka	**loose** *Not tight.*	lâche
guhanda, kuboba	**fear, to have** *Fright or trepidation.*	avoir peur
guhangayikisha	**worry, to** *To fret or have unease.*	souci
guhaza	**adequate** *Sufficient.*	1. adéquat 2. convenable
guhekenya	**mastication** *Chewing.*	mastication
guhekenya, gutapfuna, kumeca	**chew, to** *Masticate.*	mâcher
guhihibikanyw	**accelerate** *(To accelerate the healing process).*	accélérer
guhilita	**snore, to** *To snore or grunt while breathing during sleep.*	ronfler
guhinda umushyitsi	**tremble from fever, to**	trembler de fièvre, de
guhindura	**ameliorate** *To make something better or to improve.*	s'améliorer

123

-bisi-gutongana		
Kinyarwanda	**English**	**French**
guhindura ipansoma	**dressing, to change a** *To place a new dressing on a wound.*	remplacer un pansement
guhindurwa kw'imisatsi	**thinning of the hair**	l'amincissement des cheveux
guhitwa	**diarrhea, to have**	diarrhée, pour avoir
guhonyora	**sprain, to have a** *A joint injury without fracture.*	entorse
guhorota	**lose a lot of weight, to**	perdre beaucoup de poids, à
guhumeka	**breathe, to** *The act of respiration.*	respirer
guhumeka hanze	**expire,to** *To exhale.*	exhaler
guhumeka nabi	**dyspnea** *Difficult breathing.(SOB)*	dyspnée
guhuza umubiri	**anastomosis** *Surgical formation of a connection between two previously separate parts.*	anastomose
guhwema	**catch one's breath, to**	détenir son souffle
guhwera	**breathe one's last**	respirer son dernier souffle
guhwihwisa	**mumble, to** *To speak quietly and indistinctly.*	marmonner
gukabakaba; gusuzumisha intoki	**palpation** *The assessment of the body with the use of one's hands.*	palpation
gukama	**desiccation** *The act of drying up.*	dessiccation
gukambya; kubika umutwe	**frown,to**	froncer les sourcils
gukamura	**squeeze, to** *To apply pressure.*	comprimer
gukanguka	**awakening** *The state of being conscious.*	réveil
gukanura	**open one's eyes, to**	ouvrir les yeux
gukinda	**rape** *Forced sexual relations.*	viol
gukira	**relieve, to (pain)** *To make less severe.*	soulager
gukira	**well, to get**	récupérer de la maladie
gukira, gukiza, kuvura	**heal, to** *To treat or to cure.*	guérir
gukiza	**cure, to**	guérir
gukomera	**strong** *Having the power to move heavy objects.*	fort
gukomeretsa	**injure, to** *To hurt or to wound.*	blesser
gukomerka	**injury, to have an** *To have a wound.*	d'avoir une blessure
gukomoza	**mention, to** *Refer to or allude to.*	citer
gukona	**castration** *Excision of the gonads.*	castration
gukonyoka	**broken (arm)** *Fracture of the arm.*	bras cassé
gukora ibishoboka byose ngo	**ensure, to** *To make certain of.*	assurer de, s'
gukora isabune	**saponify,to** *The creation of soap from oil using an alkali.*	saponification
gukorora	**cough, to**	tousser
gukuka	**dislocate, to**	disloquer
gukuramo inda	**miscarriage** *Spontaneous abortion.*	fausse-couche
gukuramo inda (kuyemo)	**abortion, inevitable**	l'avortement inévitable
gukurura	**pull, to** *To exert force on something.*	tirer
gupfa	**die, to** *To stop living, to expire.*	mourir
gupfa	**expire, to** *To die.*	mourir
gupfuba umurwayi abyisabiye	**euthanasia** *Killing someone painlessly who is thought to have a terminal condition.*	euthanasie
gupfukama	**kneeling** *Being on one's knees as in the prayer position.*	agenouillé
gusamaza	**tickle, to** *To lightly touch a person to cause one to laugh.*	chatouiller

124

Kinyarwanda	English	French
gusanga	amalgamate,to *To make an amalgam by dissolving a metal in mercury.*	amalgamer
gusara	insane *A term not used in formal medical evaluations that when used by a layperson means a serious mental illness.*	1. aliéné 2. fou
gusembura	provoke, to *To evoke or elicit.*	provoquer
gusesa	dissemination *To be spread or dispersed widely.*	dissémination
gushaka	desire, to	vouloir
gushamika	bifurcate *When one branch divides into two branches.*	bifurqué
gushira	exhausted, to be	être épuisé
gushoka	decline *As in a decrease in status or health.*	1. baisse 2. déclin
gushoka ry'ingobyi	expulsion of placenta *Passage of the placenta out the cervix after childbirth.*	délivrance
gushushirwa	fever, to have a	souffrir d'une fièvre
gushyira ahabona	blurt out, to *To speak without considering the repercussions.*	lâcher
gusiba	abstain, to *To give up or to stop.*	de s'abstenir
gusimbura urugingo cyangwa tisi	transplantation *The grafting of tissues.*	transplantation
gusinda	drunk *Inebriated.*	ivre
gusinda	inebriation *Intoxication with drugs or alcohol.*	ivresse
gusinda	intoxicated, to be	en état d'ébriété
gusinzira	asleep *To be in a dormant or inactive state.*	endormi
gusinzira	nap *A brief sleep or catnap.*	sieste
gusinzira	sleep,to *The act of sleeping*	dormir
gusohoka ibitaro	hospital discharge *To leave the hospital.*	sortie de l'hôpital
gusohoza	accomplish, to *Achieve.*	accomplir
gusokora	raise, to *To lift or bring up.*	élever
gusoma	sip, to *To slowly take small drinks of a fluid.*	siroter
gusubira inyuma	deterioration *Worsening in one's medical condition.*	détérioration
gusuhuza umutima	sigh *A long deep exhalation that expresses an emotion, as in relief.*	soupir
gusuka	squirt, to *To eject a liquid from a small opening.*	gicler
gusuma	bulge, to *Formation of a protuberance on a flat surface.*	se gonfler
gusura	fart, to *Slang term for releasing flatus.*	pet
gusura	flatus,to pass *To expel air from the anus.*	passer flatulences
gusura	pass, flatus to *To release bowel gas from the anus.*	passer flatulences
gusuzuma	auscultation *The act of listening to sounds emanating from the body.*	auscultation
gusuzuma witonze	screening *An evaluation as part of a methodical study.*	dépistage
gusuzumwa	check for, to	vérifier
gutabaza	yell, to *To speak in a loud tone.*	hurler
gutandukana mu ngingo	dislocation *The displacement of a bone when referring to an articulation.*	1. déboîtement 2. dislocation 3. luxation

125

-bisi-gutongana		
Kinyarwanda	**English**	**French**
gutera indihaguzi	**throb, to** *The beat with strong regular rhythm.*	palpiter, battre
gutera urushinge	**injection** *The act of a needle being inserted into a body.*	1. injection 2. piqûre
gutetesha	**pamper, to** *Indulge with comfort and kindness.*	dorloter
gutitimira	**tremor of hand**	tremblement de la main
gutitira	**tremble from fear, to**	trembler de peur,
gutongana	**argue, to** *To debate or reason. (quarrel)*	1. argumenter 2. discuter

126

Gutsinda uruhenu-impanga		
Kinyarwanda	**English**	**French**
gutsinda uruhenu	**flatten, to** *To make even.*	aplatir
gutuka	**abuse, to (verbal abuse)**	d'abuser (violence verbale)
gutukura	**blush, to** *To have an increased volume of blood flow to one's face causing a red tint to the skin.*	rougir
gutuma ikintu gikara	**exacerbation** *Worsening of an existing problem.*	exacerbation
gutunaguza	**insomnia** *Sleeplessness.*	insomnie
gutura umubi	**belch, to** *Eructate, to pass a small quantity of air from the stomach to the mouth.*	éructer
guturika	**burst, to** *To rupture.*	éclater
guturubika	**perforation** *Presence of a hole.*	perforation
gutwalira intandi	**ambidextrous** *Ability to use both hands equal ability.*	ambidextre
gutwita	**gravida** *Pregnant.*	1. gravide 2. enceinte
gutwita	**pregnant, to be**	enceinte
hafi	**almost**	presque
hafi	**near** *In close proximity.*	proche
hagati	**center** *A point equidistant from all sides.*	centre
hamiro imitezi	**chlamydiosis** *A disease caused by the species Chlamydia.*	chlamydiase
hamwe	**equal** *The same or uniform.*	égal
hasi	**inferior** *The lower aspect.*	inférieur
hejuru	**above**	au-dessus
hepfo	**below** *Under.*	dessous
hepfo	**down** *In a lower position.*	vers le bas
hepfo	**under; infra** *Sometimes used when indicating a patient is "under treatment" for a condition (active treatment).*	sous
hirya	**beyond** *On the farther side.*	au-delà
humeka nabi	**air hunger** *The sensation of shortness of breath.*	respiration de kussmaul
ibango	**slice** *A sliver or shaving.*	tranche
ibanze	**onset** *The beginning of an event.*	début
ibere	**breast** *Mammary tissue including the areola.*	sein
ibesani	**basin** *A small bowl used for washing.*	cuvette
ibesani	**emesis basin** *A small bowl used to catch vomitus.*	bassin de vomissements
ibibazo bijyagucura	**menstrual cramps**	crampes menstruelles
ibibazo by'umutima-Indwara z'umutima	**heart disease**	maladie cardiovasculaire
ibibembe	**Hansen's disease** *Leprosy*	Hansen, maladie de; lèpre
ibibembe	**leprosy** *A contagious disease caused by Mycobacterium leprae that causes insensate papules and disfiguration.*	leptoméningite
ibicurane	**influenza** *Viral infection causing fever, muscle aches and catarrh.*	grippe
ibigatura	**typhoid fever** *A condition caused by ingestion of food or water containing salmonella typhi that is exhibited by fever and abdominal signs and symptoms.*	typhoïde fièvre
ibihushi	**tinea** *Medical term for ringworm.*	teigne
ibikoresho	**supplies** *Stock or reserves.*	1. fournitures 2. provisions

127

Gutsinda uruhenu-impanga		
Kinyarwanda	**English**	**French**
ibimeme	**tinea cruris** *Ringworm in the inguinal region, a fungal infection.*	teigne dans la région inguinale
ibingiriza	**mumps** *A contagious viral disease that is exhibited by parotid swelling and puts males at risk for sterility. Also called epidemic parotitis.*	1. oreillons 2. ourlien
ibinyonga	**glare** *An angry stare.*	éblouissement
ibiryo	**food** *Nutrition.*	aliment
ibiryo	**nutrient** *A substance that provides essential nourishment.*	nutriment
ibiryo	**right** *Opposite of left.*	droit
ibisazi	**dementia** *A chronic brain disorder exhibited by memory loss, personality changes and faulty reasoning.*	démence
ibisazi	**rage** *Uncontrollable anger.*	fureur
ibitaro	**hospital** *Acute care medical/surgical facility.*	hôpital
ibitaro by'abana	**pediatric hospital**	hôpital pédiatrique
ibitotsi	**sleep** *A nap or a snooze.*	sommeil
ibitsina	**genitalia** *Genitals.*	organes génitaux
ibiyobyabwenge	**narcotic** *A medication that produces narcosis.*	1. narcotique 2. stupéfiant
iboramaraso	**septicemia** *A systemic disease in which microorganisms or their toxins are in the blood stream.*	septicémie
ibumoso	**left**	gauche
ibura	**absence of**	absence de
ibuuteri	**brace** *A splint.*	appareil orthopédique; attelle
ibwene	**canine teeth** *Located between the incisors and premolars.*	canine
ibya ; umurerantanga	**gonad** *A testis or an ovary.*	gonade
ibya (amabya)	**testicle** *One of a pair of organs in the male scrotum that produces sperm.*	testicule
ibyago (ibyorezo) bikwirakwizwa n'imibonano mpuzabitsina	**sexually transmitted disease (STD)** *A condition one obtains from another during sexual relations.*	malade sexuellement transmissible (MST)
ibyangijwe	**impairment** *A specific disability.*	altération
icupa	**vial** *A small cylindrical container typically used to hold liquid medicine.*	flacon
icupa, urusaro	**bottle** *A container used for the storage of liquids.*	1. bouteille 2. biberon
icya kabiri	**half-life** *The time a drug decreases its effect in half over time.*	demi-vie
icyahi	**diaper** *Undergarment worn to absorb urine in incontinent persons.*	couche de bébé
icyahi	**nappy** *Diaper*	couche de bébé
icyangwe	**sponge** *Sterile fabric used to soak up fluid during surgery.*	éponge
icyemezo	**approval** *Accepting something as satisfactory.*	agrément
icyena	**depressed** *Melancholy.*	déprimé
icyihutirwa	**urgency** *Emergency or priority.*	besoin impérieux
icyizere cy'ubuzima	**life expectancy** *The length of time a person is anticipated to live.*	espérance de vie

Gutsinda uruhenu-impanga		
Kinyarwanda	**English**	**French**
icyo mu nda	**renal colic** *Pain caused by passage of a calculus through the ureter.*	colique néphrétique
icyomoro	**antiseptic** *A substance that inhibits microorganism growth.*	antiseptique
icyorezo gature	**endemic** *When a disease is commonly found in a location or in a people group.*	endémique
icyuho	**lacuna** *A small cavity or depression.*	lacune
icyumba	**room** *A division in a building surrounded by walls.*	chambre
icyumvirizo	**stethoscope** *Device used to auscultate the heart, lungs and over arteries to assess for abnormalities.*	stéthoscope
icyunamo	**bereavement** *The sorrow one feels with the loss of a loved one.*	deuil
icyuya	**perspiration** *The process of sweating.*	perspiration
icyuya	**sweat** *Moisture exuded through the pores of the skin.*	sueur; transpiration
idisikuru	**speech** *Oral articulation.*	discours
idoma; umudigi	**distended abdomen**	abdomen distendu
idosiye	**file** *Patient record or folder.*	dossier
ifata mu mutwe	**recollection** *Memory.*	souvenir
ifi; isambaza	**fish** *A cold-blooded vertebrate with gills and fins.*	poisson
iforomasiyo	**pharmacy** *A business that sells prescription medication.*	pharmacie
ifoto yo mu cyuma	**x-ray**	rayon-X
ifuha; impindura	**pancreas** *A gland that secretes digestive enzymes into the duodenum and insulin and glucagon into the blood.*	pancréas
ifumbi	**mastitis** *Inflammation of the breast.*	mastite
ifumbi	**inflammation** *Localized redness, excessive warmth and swelling.*	inflammation
ifumbi; kiboze	**infection**	infection
ifurebantoki	**glove** *A covering for hand protection.*	gant
ifuro	**froth** *Covered with a mass of small bubbles.*	écume
ifurutwa	**allergy** *An immune response by the body to a compound it is hypersensitive to.*	allergie
ifuti; ikosa	**error** *Mistake or inaccuracy.*	erreur
igare ry'abamugaye	**wheelchair** *A wheeled device used for propulsion.*	fauteuil roulant
igenagaciro	**evaluation** *Assessment or evaluation.*	évaluation
igi	**egg**	œuf
igice	**half** *Divided in two.*	1. demi 2. moitié
igice	**length** *The end to end measurement.*	longueur
igiciro	**cost** *The fee or penalty.*	coût
igicuri	**epilepsy** *A condition associated with abnormal brain activity and exhibited by sudden, recurrent convulsions, sensory disturbances and loss of consciousness.*	épilepsie
igicuro	**epileptic seizure** *A convulsion related to abnormal brain activity (as opposed to being precipitated by hypoglycemia.)*	épileptique crise
igicuro	**muscle twitch**	contraction musculaire

129

Kinyarwanda	English	French
igifu	**stomach** *Organ of digestion between the esophagus and small bowel.*	estomac
igihagararo	**size** *The dimensions of something.*	grandeur
igihaha	**lung** *One of a pair of respiratory organs.*	poumon
igihanga	**cranium** *The skeleton of the head.*	crâne
igihangange	**giant** *Huge or massive.*	géant
igihe ntarengwa	**deadline** *Cutoff date.*	date limite
igihere	**bedbug Cimex lectularius.** *A small insect that is parasitic and hides in clothing or bedding.*	punaise de lit
igihimba	**torso** *The trunk of the body.*	torse
igihogohogo; umuhogo ucamo umwuka	**trachea** *The ringed canal between the pharynx and bronchi.*	trachée
igihorihori	**fontanelle or fontanel** *The space between the bones in the skull that are separate at birth.*	fontanelle
igihu	**stupor** *A reduced level of consciousness.*	stupeur
igihu cy'amabya; umufuka w'amabya	**scrotum** *The sac which contains the testes.*	scrotum
igihumanya	**pathogenic** *Referring to an organism that can cause disease.*	1. pathogène 2. pathogénique
igihumbi	**rhomboid muscle** *A back muscle that elevates, retracts and adducts the scapula.*	muscle rhomboïde
igihumekerwamo	**respirator** *A device used to artificially ventilate a patient.*	respirateur
igihumyo; ikiyege	**fungus** *A spore-producing organism that feeds on organic matter.*	champignon
igihunga	**panic attack** *Sudden, profound anxiety.*	panique, attaque de
igihwereye	**stillborn** *Refers to a newborn that died in utero.*	mort-né
igikaca	**breast abscess** *Pus collection in the breast.*	abcès du sein
igikanka	**skeleton** *Internal bony framework.*	squelette
igikanu	**neck, back of (nape)** *Posterior aspect of the neck.*	nuque
igikara	**black** *Referring to the color, as in the color of coal.*	noir
igikaravu	**scratch** *A long, narrow superficial wound.*	égratignure
igikomere; imvune	**injury** *A wound, abrasion or contusion.*	blessure
igikoresho	**equipment** *Apparatus or instrument.*	matériel
igikoresho gipima inkari	**urinometer** *A device for measuring urine specific gravity.*	urinomètre
igikoresho kireba imbere mu jisho	**ophthalmoscope** *A device used to visually inspect the interior eye.*	ophtalmoscope
igikororwa	**phlegm** *Sputum.*	flegme, crachats
igikororwa	**sputum** *A mixture of respiratory tract secretions and saliva.*	crachat
igikoroto	**silver** *A precious metal with atomic number 47.*	argent
igikorwa cyo kubaga	**surgery** *The incision of a body part using sterile technique in order to treat disease or injury.*	chirurgie
igikorwa cyo kubaga; imikorere	**operation** *A surgical procedure.*	opération chirurgicale
igikumwe	**thumb** *The first digit of each hand.*	pouce
igikuri	**dwarf** *Abnormally small person.*	nain
igipfamatwi	**deaf** *Absence of the sense of hearing.*	sourd

Gutsinda uruhenu-impanga		
Kinyarwanda	**English**	**French**
igipfuko	**bandage** *A strip of gauze used to immobilize or support.*	bandage
igipfuko	**plaster** *Dehydrated gypsum that has water added to it in order to immobilize fractured extremities.*	1. emplâtre 2. plâtre
igipfuko; ibendege	**gauze** *A fabric used for dressing changes.*	gaze
igipfunsi	**fist** *When a person has their fingers clenched tightly to the palm.*	poing
igipfupfuli; imfunira	**ecchymosis** *Skin discoloration caused by bleeding beneath the epidermis.*	ecchymose
igipimisho	**tape measure** *A long length of tape, marked at intervals for measuring.*	toise
igipimo	**meter** *Unit if measurement. (instrument for measurement)*	mètre
igipimo	**gauge** *The size or thickness of something. An 18gauge needle.*	1. calibre 2. jauge
igipimo c'amaso	**eye test** *Catch all phrase for ophthalmologic examination.*	examen de la vue
igipimo c'amatwi	**hearing test** *Audiologic evaluation. (audiometry)*	audiométrie
igipmisho cy'ubushyuhe	**thermometer** *A device used to measure temperature.*	thermomètre
igisebe	**laceration** *An injury that produced a cut in the skin or tissue such as a tear during childbirth.*	déchirure
igisebe	**skin lesion** *An abnormal but not necessarily cancerous lesion.*	lésion cutanée
igisebe; ibisebe	**ulcer** *A concave wound caused by a break in the integrity of skin or mucous membrane. (duodenal ulcer)*	ulcère
igisebe; igikomere	**wound** *A tissue injury of varying severity.*	plaie
igisebe; imfunira	**bruise** *Common term for ecchymosis.*	ecchymose
igisereka	**herpes** *A skin condition exhibited by formation of clustered vesicular lesions; herpes simplex is at times referred to, albeit incompletely, as herpes.*	herpès
igishato c'ugutwi	**earlobe** *The soft, fleshy inferior portion of the pinna.*	lobe d'oreille
igishinja	**stubbornness** *Unwillingness to change a position or opinion.*	entêtement
igishishi	**acne** *Inflamed or infected sebaceous glands.*	acné
igishishwa cy'imboro gikatwa	**foreskin** *Also called prepuce, the skin that naturally covers the glans but can be rolled back.*	prépuce
igishyika	**agitation** *A state of extreme emotional disturbance.*	agitation
igisibizo	**reaction** *A response to an action.*	réaction
igisike	**eyebrow** *Supercilium.*	sourcil
igisukari	**sugar** *A sweet crystalline substance made from a plant such as sugar cane.*	sucre
igitabazi	**bowel, large**	gros intestin
igitagangurirwa	**spider**	araignée
igitaku	**acute** *Abrupt onset.*	actine
igitera	**layer** *A stratum or thickness.*	feuillet

Gutsinda uruhenu-impanga		
Kinyarwanda	**English**	**French**
igitita	**numbness** *Decreased sensation to tactile stimuli.*	engourdissement
igitonyanga	**drop** *A single bit of fluid as in a drop seen while giving IV fluids.*	goutte
igitosi	**drowsiness** *Sleepiness.*	assoupissement
igitotsi	**foreign body** *Term used to describe an object found in a body orifice that is not part of the body.*	corps étranger
igitsi	**Achilles tendon reflex** *The normal response to tapping the achilles tendon with a reflex hammer is the plantar flexion of the foot.*	réflexe achilléen
igitsina cy'abantu	**sex** *Gender.*	sexe
igituba	**vagina** *The canal in a female that extends from the vulva to the cervix.*	vagin
igituba	**vulva** *The female external genitalia.*	vulve
igituntu	**tuberculosis** *Any infectious disease caused by Mycobacterium.*	tuberculose
igitutsi	**slight** *Minor or small.*	1. frêle 2. léger
igituza	**thorax** *The part of the body between the neck and abdomen.*	thorax
igituza; agatuza	**chest** *Thorax.*	poitrine
igombe	**labyrinth** *Inner ear structure concerned with balance.*	labyrinthe
igufa	**bone** *Skeletal tissue formed by osteoblasts.*	os
igufa ry'itako; ikibero	**femur** *The long bone in the thigh.*	fémur
igufwa ryo munsi y'ururimi	**hyoid bone** *A horseshoe shaped bone located between the chin and thyroid cartilage.*	os hyoïde
igugara; ukugugara	**indigestion** *Inadequate digestion for various reasons.*	indigestion
ihembe	**horn** *A keratinized outgrowth.*	corne
ihihamuka	**trauma** *A physical injury or emotional shock.*	trauma
ihomvu; amateshwa	**delirium** *An acute mental state exhibited by altered thought processes and restlessness.*	confusion mentale
ihumbaguza	**blinking** *To open and close the eyelid rapidly.*	clignement
ihungisha	**evacuation** *The emptying of an organ of fluids or gas.*	évacuation
ijanja; urushyi	**palm** *The anterior aspect of the hand.*	1. palmier 2. paume
ijigo	**mandible** *The lower jaw.*	1. mandibule 2. maxillaire inférieur
ijigo; umusaya	**jaw** *Mandible.*	mâchoire
ijisho (amaso)	**eye (eyes)**	œil (les yeux)
ijisho ry'ugutwi	**tympanic membrane** *The membrane between the external and middle ear.*	1. tympan 2. membrane du tympan
ijosi	**neck** *The part of the body that connects the body to the head.*	1. col 2. cou 3. nuque
ijwi	**sound** *Vibrations that travel through air and are heard when reaching the ears.*	son; bruit
ijwi	**voice** *The sound produced through the larynx and out the mouth.*	voix
ijwi rituruka mu muhogo	**guttural** *Having a harsh quality; coming from the back of the throat.*	guttural

132

Kinyarwanda	English	French
ikangurambaga	**sensitization** *The change in an organ by a hormone so it will respond to another stimulus.*	sensibilisation
ikanzu	**gown** *A sterile gown used during surgical procedures.*	1. blouse 2. robe
ikibanza	**lochia** *Vaginal secretions noted within two weeks of childbirth.*	tournesol
ikibanza	**site** *Location.*	lieu
ikibara	**peritonitis** *Inflammation of the peritoneum.*	péritonite
ikibaya	**hollow** *An indentation.*	creux
ikibazo	**problem** *Difficulty or complaint.*	1. difficulté 2. problème
ikibero; itako	**thigh** *The body region between the inguinal crease and knee.*	cuisse
ikibibi	**birthmark** *A benign brown or red patch one is born with.*	tache de vin
ikibuno	**gluteal or gluteus muscle** *A paired set of three muscles, the gluteus maximus, medius and minimus, that all have origins in the ilium and insertions in the femur. (buttocks)*	fessier muscle 2. gluteus muscle
ikibyimba	**abscess** *A localized collection of pus.*	abcès
ikibyimba	**boil** *Small abscess or furuncle.*	furoncle
ikibyimba	**puffiness** *Having a soft, swollen area.*	bouffissure
ikibyimba	**tumor** *A benign or malignant overgrowth of tissue.*	tumeur
ikibyimba (igishyute) cyo mu maraka	**tonsil abscess**	abcès amygdalien
ikiganza	**hand** *The upper extremity distal to the wrist.*	main
ikigatura	**bronchopneumonia** *Pneumonia that starts in the distal bronchioles.*	bronchopneumonie
ikigina	**brown** *Coffee-colored.*	brun
ikigohe	**eyelid** *Palpebra.*	paupière
ikigonyi	**sty** *Also called hordeolum externum, it is inflammation of the sebaceous gland of an eyelash.*	orgelet
ikijigo	**molar tooth** *Any of the most posterior teeth bilaterally which includes 8 deciduous and usually 12 permanent teeth.*	molaires
ikijigu	**tooth, chipped** *A tooth with a small piece broken off*	dent ébréchée
ikimanye	**hybrid** *An animal or plant produced from two different species.*	hybride
ikimenyetso	**diagnostic** *A specific symptom or characteristic.*	diagnostique
ikimera	**algae** *Nonflowering plants containing chlorophyll but without stems, roots, or leaves.*	algue
ikimuga, ikirema	**cripple** *A person with a physical disability; not used in polite society.*	paralysé
ikimwira	**nasal mucus**	mucus nasal
ikingira	**vaccination** *The act of receiving a vaccine.*	vaccination
ikinimfu (guca umwanya w'umubiri)	**amputation** *Typically referring to the surgical removal of a limb. (to amputate)*	amputation
ikinini	**tablet** *A small disk of a compressed solid substance.*	1. comprimé 2. tablette
ikinini; umuti	**pill** *A medicated tablet or capsule.*	pilule

133

Gutsinda uruhenu-impanga		
Kinyarwanda	**English**	**French**
ikinogori	**orbit** *The bony structure enclosing the eyeball.*	orbite
ikinya	**anesthesia** *Loss of sensation.*	anesthésie
ikinya; imbwa	**cramp** *A painful contraction of muscles.*	crampe
ikinyabibiri	**hermaphrodite** *A person possessing gonadal characteristics of both sexes.*	hermaphrodite
ikinyabuzima	**biology** *The study of living organisms.*	biologie
ikinyabuzima	**microorganism** *An organism only seen with a microscope.*	micro-organisme
ikinyacumi	**decade** *Ten years.*	décennie
ikinyamatuva	**lipid** *A compound that is a fatty acid which is insoluble in water but soluble in organic solvents.*	lipide
ikinyankinya	**hip** *The lateral eminence of the pelvis from the waist to the thigh; it is formed by the iliac crest and greater trochanter.*	hanche
ikinyeteri	**quiet** *Making little or no noise.*	calme
ikinyigishi	**gum** *Gingiva.*	gencive
ikinyoro	**framboesia; yaws** *An endemic tropical disease caused by Treponema pertenue.*	pian
ikinyoro	**yaws** *A tropical disease characterized by ulcers on the extremities, caused by Treponema pertenue.*	pian; frambœsia
ikinyuzwamwoyo	**suppository** *A delivery system for medication placed in an orifice.*	suppositoire
ikiragi	**deaf-mute** *Inability to hear or speak.*	sourd-muet
ikiragi	**mute** *Refraining from or being speechless.*	muet
ikiranga	**qualify** *To become eligible by fulfilling a necessary standard.*	qualifier
ikirango	**seal** *A device or substance used to bind two things together.*	scellés
ikiraro	**span** *A distance between two objects.*	empan
ikiremba	**ineffective** *Unsuccessful or inefficient.*	inefficace
ikiremba	**paralyzed, to be** *To not be able to move one or more extremities.*	paralysé
ikirenge	**foot** *The lower extremity distal to the ankle.*	fièvre aphteuse
ikirondwe	**tick** *An acarine of the families Ixodidae (hard ticks) or Argasidae (soft ticks), which contain many bloodsucking species that are important pests of humans*	tique
ikiruhuko	**rest** *Relaxation or respite.*	repos
ikirundo	**mass** *Tumor.*	masse
ikirunga; ibirutsi	**vomit** *The gastric contents that are expelled through the mouth.*	vomi
ikirungurira	**acid reflux** *Heartburn.*	brûlures d'estomac
ikirungurira	**esophageal reflux** *Regurgitation of the stomach contents into the esophagus.*	reflux gastro-œsophagien
ikirungurira	**heartburn** *Synonym of pyrosis.*	brûlures gastriques
ikirungurira	**pyrosis** *Synonym for heartburn.*	pyrosis
ikirusu	**hernia** *An abnormal bulge of bowel through muscle.*	hernie
ikirutsi	**emesis** *Vomiting.*	vomissement
ikiyengesha	**solvent** *Able to dissolve with other chemicals.*	solvant

Gutsinda uruhenu-impanga		
Kinyarwanda	**English**	**French**
ikiyiko	**spoonful** *A measurement that does not specify teaspoon or tablespoon.*	cuillérée
ikiyobyabwenge	**drug** *A medication, sometimes with negative connotation.*	drogue
ikiyobyabwenge	**hallucinogen** *A substance that elicits hallucinations.*	hallucinogène
ikiza; icyorezo	**epidemic** *Ubiquitous development of an infectious disease.*	épidémie
ikizigira	**biceps** *A muscle with two heads usually referring to the biceps brachii which is used for forearm flexion.*	biceps
ikizigira	**upper limb** *Referring to either arm.*	membre supérieur
ikizigira; umuseke w'urwano	**humerus** *The long bone in the upper arm.*	humérus
ikizinga	**blemish** *A small mark on one's skin.*	imperfection
ikosora	**adjustment** *A modification of a plan.*	ajustement
ikurwaho	**removal** *The act of removing something.*	1. ablation 2. enlèvement
ikurwaho	**retraction** *Being drawn back.*	rétraction
imanzi	**tattoo** *A design made by inserting indelible ink into the skin.*	tatouage
imashini irerewamo uruhinja	**incubator** *A warming device for infants.*	1. couveuse 2. étuve 3. incubateur
imbago	**border** *Margin.*	bord
imbago	**tongs** *A medical device used for holding or grasping.*	pinces
imbambiramuze	**disinfectant** *A substance that kills bacteria.*	désinfectant
imbambizi	**antibody** *A protein that combines with and counteracts foreign substances.*	anticorps
imbaraga	**strength** *Force, might or vigor.*	force
imbaraga umuhate	**stamina** *Ability to maintain physical or mental exertion for a long period.*	vigueur
imbaragasa	**flea** *A small wingless insect that feeds on blood of mammals.*	puce
imbasi	**poliomyelitis** *An infectious viral disease exhibited by constitutional symptoms that can lead to quadriplegia.*	poliomyélite
imbeba	**rat** *A rodent that looks like a large mouse.*	rat
imbengeza; ijisho	**iris** *The colored membrane posterior to the cornea.*	iris
imbere	**anterior** *Toward the front.*	antérieur
imbogamizi	**obstructed** *To be blocked or halted.*	obstrué
imboni	**pupil** *The opening at the center of the iris.*	pupille
imboro; (igitsina cy'umugabo)	**penis** *Male genital organ used for the transfer of sperm and elimination of urine. (male sex organ)*	1. pénis 2. verge (organe sexuel masculin)
imburugu; uburuga	**syphilis** *A infectious disease caused by Treponema pallidum that causes a painless penile ulcer in the primary stage but can lead to irreversible brain damage in the untreated tertiary stage.*	syphilis
imbuvura y'amacandwe	**salivary gland** *The parotid, submandibular and sublingual glands that secrete saliva.*	gland salivaire
imbwa	**seizure** *An episode of tonic/clonic movement noted in epilepsy.*	ictus
imbwa; igicuro	**spasm** *An involuntary contraction of muscles.*	spasme

135

Gutsinda uruhenu-impanga		
Kinyarwanda	**English**	**French**
imfubyi	**orphan** *A child without parents*	orphelin
imibereho mibi	**agony** *Anguish or torment.*	agonie
imigoma	**labium majus (plural= labia majora)** *The folds of skin forming the lateral borders of the pudendal cleft.*	grande lèvre de la vulve
imihango	**menses** *The blood and other material expelled from the uterus during menstruation.*	règles
Imimerere y'uruhu aho ruba umutuku, rukomeye (rukakaye) biatuma ushaka kuhakanda. (urukerera)	**eczema** *A medical condition exhibited by pruritic, red, scaly patches on the scalp, cheeks and extensor surfaces.*	eczéma
iminsi	**old age** *A relative term for the period of advanced years.*	vieillesse
iminsi yose	**every day** *Each day.*	quotidien
imirorere	**eyesight** *A person's ability to see.*	vue
imirorere	**taste** *Sensation of flavor perceived in one's mouth.*	1. goût 2. saveur
imishino	**labium minus (plural=labia minora)** *The folds of skin posterior to the labia majora.*	lèvres moins
imisuha	**hydrocele** *The accumulation of fluid in a body sac.*	hydrocèle
imisumbi	**groin** *The genital region.*	aine
imisumbi	**pelvis** *The bony structure at the base of the spine.*	pelvis
imisusire	**appearance** *The way someone looks or presents.*	aspect
imiterere y'umutima	**pulse** *The rhythmic throbbing of arteries felt at major vessels.*	pouls
imitezi	**blennorrhea** *Discharge from the mucous membranes, usually referring to gonorrhea.*	blennorrhée
imiti urutsa	**emetic** *An agent that induces vomiting.*	émétique
imiyoboramasohoro	**seminal vesicle**	vésicule séminale
imiyoborantanga	**fallopian tubes** *Either of a pair of long narrow ducts located in a female's abdominal cavity that transport the male sperm cells to the egg.*	Fallope, trompes de
imiyoboroankari	**vas deferens** *The secretory duct of the testicle.*	canal déférent
imoko	**nipple** *The small projection on the breast thru which milk is secreted.*	mamelon
impabe	**homeless** *Having nowhere to live.*	sans-abri
impamyashusho	**specimen** *A sample for medical testing.*	1. échantillon 2. spécimen
impanga	**twins** *Two infants born at the same birthing.*	jumeaux

136

Impnaga zisa nk'intabo-kubyimba		
Kinyarwanda	**English**	**French**
impanga zisa nk'intobo	**twins, conjoined** *Monozygotic twins with various types of and extent of union.*	jumeaux conjoint
impanga nyampanga	**identical twins** *Twins from the same zygote.*	jumeaux homozygotes
impanga zigiziwe n'abana batatu	**triplets** *Three infants born during one birth.*	triplés
impera	**last** *Final.*	dernier
impeta	**ring** *A small circular band.*	anneau
impfundiko	**calf** *Muscles of the posterior portion of the lower leg.*	mollet
impinga bw'urutoke	**fingertip** *Distal aspect of a finger.*	bout du doigt
impiri y'urukiryi	**cerebellum** *The part of the brain in the posterior portion of the skull that controls muscle coordination and movement.*	cervelet
impishwa	**trichomoniasis vaginitis** *Infection related to a species of Trichomonas.*	trichomonase vaginite
impomade	**ointment** *A petroleum jelly based topical medication.*	1. onguent 2. pommade
impuha	**whisper** *Speech in a volume that is barely discernible.*	bruit respiratoire
impumyi	**blind person** *Person with absence of sight.*	Perso cieco
impuzandengo	**standing** *Position or status.*	debout
impyiko	**kidney** *One of two glandular organs that form urine.*	rein
imva	**grave**	tombe
imvubura	**duct** *Hollow tubular tissue used to carry fluid from a secretory organ.*	conduite; canal
imvugo ubuhamya bwaditse	**statement** *A written or oral commentary.*	affirmation
imvumba z'amajwi	**vocal cords** *Paired folds of mucous membranes stretched across the larynx.*	cordes vocales
imvune	**fracture** *A broken bone.*	fracture
imvune	**sprain** *A joint injury without fracture.*	1. entorse 2. foulure
imvuvu	**dandruff** *Dead skin found in the hair.*	pellicules
imyaka	**lifetime** *Duration of a person's life.*	durée de vie
imyuna	**epistaxis** *Bleeding emanating from the nose.*	épistaxis
imyuna	**nosebleed** *Common term for epistaxis.*	épistaxis; saignement de nez
inabi	**detrimental** *Harmful*	nocif
incuke, inshuke	**toddler, child age 1-3 years**	bébé, enfant âgé de 1-3 ans
inda	**abdomen** *The portion of the body bordered by the diaphragm and the pelvis.*	abdomen
inda	**crab louse** *Phthirus pubis is formal name for a louse that infests pubic hair and causes intense itching.*	pou du pubis
inda	**lice** *Plural for louse, a small parasite that lives on the skin. Pediculus humanus capitis is a head louse.*	poux
inda ya nyuma (ingobyi)	**afterbirth** *The tissue expelled after the birth of a child that includes the placenta and allied membranes.*	placenta 1. arrière-faix 2. délivre
inda yavuyemo; ugukuramo inda	**abortion** *Premature expulsion of the fetus from the uterus.*	avortement
inda; uguhaka	**gestation** *The development of a fetus from conception until birth.*	gestation

137

Impnaga zisa nk'intabo-kubyimba		
Kinyarwanda	**English**	**French**
indembe	**dying person**	très malade personne
indemere	**lead** *An element with an atomic number of 82.*	plomb
indenzambono	**hypermetropia** *Farsightedness.*	hypermétropie
indenzambono	**longsighted** *Synonym of hyperopia.*	hypermétrope
indenzambono shabukuru	**presbyopia** *Farsightedness associated with aging.*	presbytie
indiga	**scalpel** *A knife used during surgery for incision of skin and tissue.*	scalpel
indiririzi	**parasite** *An organism that lives on or within another organism without benefit to the latter.*	parasite
indorerwamo	**mirror** *A device used for reflecting an image.*	miroir
indoro	**gaze** *Steady, intent look.*	regard
induru y'ibinyoro	**chancre** *The initial ulcer that is seen with primary syphilis.*	chancre
indurwe	**bile** *An alkaline fluid secreted by the liver to aid digestion.*	bile
indutsiimpiswi	**gastroenteritis** *A bacterial or viral infection that leads to vomiting and diarrhea.*	gastro-entérite
indwara	**disease** *Malady or disorder.*	mal
indwara	**illness** *Diseases, sickness or malady.*	maladie
indwara	**sickness** *Illness or a state of disease.*	maladie
indwara indakira; kanseri	**cancer; carcinoma** *A disease of uncontrolled abnormal cell growth.*	cancer
indwara inzana utuziga tw'umutuku ku mubiri	**ringworm** *A fungal skin infection exhibited by pruritic well circumscribed patches on the scalp or feet.*	dermatophytose
indwara iterwa no kubura vitamini C mu mubiri	**scurvy** *A disease of vitamin C deficiency exhibited by bleeding gums.*	scorbut
indwara mu matwi	**earache** *Pain associated with the ear.*	mal d'oreille
indwara y'uruhu	**dermatosis** *Any skin disease.*	dermatose
indwara y'abana yandura itera gufungana mu mihogo, kuzamuka k'ubushyuhe bw'umubiri (indandara, umuriro) n'amabara y'umutuku ku mubiri	**scarlet fever** *A condition caused by streptococci that is exhibited by fever and a bright red (scarlet) rash.*	scarlatine
indwara y'amaso	**catarrh** *Inflammation of a mucous membrane.*	catarrhe
indwara y'bwonko bita STROKE	**stroke** *Common term for cerebrovascular accident.*	accident vasculaire cérébral
indwara y'ibiheri byo mu maso	**acne vulgaris** *Chronic acne occurring on the face, chest and back of youth.*	acné vulgaire
indwara y'ifumbi y'amenyo	**gingivitis** *Inflammation of the gums.*	gingivite
indwara y'imidido; umusozi	**elephantiasis** *A condition caused by nematode parasites leading to lymphatic obstruction and limb or scrotal swelling.*	1. éléphantiasis 2. lymphangite endémique tropicale
indwara y'impyiko	**nephritis** *A general term meaning inflammation of a kidney that is further categorized depending on the associated pathology.*	néphrite

138

Impnaga zisa nk'intabo-kubyimba		
Kinyarwanda	**English**	**French**
indwara y'umusinziro nyafurika	**sleeping sickness** *Also called Trypanosomiasis, this disease is caused by a parasitic protozoa and transmitted by the tsetse fly.*	sommeil, maladie du
indwara y'umusinziro nyafurika; indrwara y'ibitotsi	**trypanosomiasis** *A disease caused by a protozoa of the genus Trypanosoma that can cause sleeping sickness and Chagas' disease.*	trypanosomiase
indwara y'umutima	**cardiomyopathy** *Chronic cardiac muscle disease.*	cardiomyopathie
indwara y'umutima	**heart attack** *Myocardial infarction.*	crise cardiaque
indwara y'umutwe munini; rwagihanga	**macroencephaly** *Having an abnormally large head.*	macrocéphalie
indwara y'unkundo	**hysteria** *A psychological condition exhibited by uncontrolled emotion or exaggerated manifestations.*	hystérie
indwara y'ururimi runini	**macroglossia** *Abnormally large tongue.*	macroglossie
indwara ya Peyironi	**Peyronie's disease** *Curvature of the penis during an erection to to plaque.*	Peyronie, maladie de
indwara ya bilariziyozi	**schistosomiasis** *A condition, sometimes known as bilharzia, which involves infestation with flukes of the genus Schistosoma.*	bilharziose ou schistosomiase
Indwara ya dengue	**dengue** *A mosquito-borne viral disease exhibited by fever and joint pain.*	dengue
indwara ya Ebola; Ebola irangwa no kuvira imbere no guhinda umuriro	**Ebola virus disease or Ebola hemorrhagic fever.** *A viral disease with a 50% mortality rate. Symptoms include fever, sore throat, muscle pain, headaches, projectile vomiting and diarrhea.*	Maladie à virus Ebola; fièvre hémorragique Ebola
indwara ya karizo	**hemorrhoids** *Engorgement of the veins in the anus or rectum.*	hémorroïdes
indwara yandura byihuse (imfite uburemere) izana umuriro mwinshi (intandara) ikanatera guhumeka biruhanyije no kumira. (ubutembwe)	**diphtheria** *A contagious bacterial disease characterized by a grey membrane on the pharynx along with respiratory or cutaneous symptoms; caused by Corynebacterium diphtheriae.*	diphtérie
indwara yandura itera ubushyuhe (intandara) bw'igihe gito n'amabara y'umutuku ku mubiri; ibihara	**chicken pox, varicella** *A viral disease characterized by extremely pruritus blisters over the entire body.*	varicelle
indwara yo gukanyarara umubiri	**hyperkeratosis** *Excessive thickening of the outer layer of skin.*	hyperkératose
indwara yo koroha amagufwa	**osteoporosis** *Loss of bone substance because the osteoblasts fail to produce bone matrix.*	ostéoporose
Indwara yo kubira icyuya; ikimeme	**dyshidrosis** *Disregulation of sweating*	dyshidrose
indwara yo kubyimba imitsi	**phlebitis** *Inflammation of a vein.*	phlébite
indwara yo kubyimba urwagashya	**splenomegaly** *An abnormally enlarged spleen.*	splénomégalie
Indwara yo kumira	**dysphagia** *Difficulty in swallowing.*	dysphagie
indwara yo mumara	**enteritis** *Inflammation of the intestines.*	entérite
indwara zandura	**infectious disease.** *Contagious.condition.*	maladie infectieuse
indwara zo mu myanya ndangabitsina	**venereal disease** *A condition transmitted via sexual intercourse.*	malade vénérienne
indyo	**diet** *The kinds of food a person eats.*	1. diète 2. régime alimentaire

Impnaga zisa nk'intabo-kubyimba		
Kinyarwanda	**English**	**French**
indyo	**nutrition** *The process of supplying food needed for growth.*	nutrition
inenge	**defect** *A shortcoming or imperfection.*	défaut
inenge	**deviation** *Away from the norm. (deviation to the right)*	déviation
ingabo	**shield** *A protective device, as in eye shield.*	écran
inganzabuzi	**saturation** *An amount, expressed in a percentage, that expresses the degree something is absorbed versus the maximal absorption possible.*	saturation
ingaragu	**single** *Not married.*	célibataire
ingaruka nabi	**adverse effect** *In reference to medication use, it is an undesirable consequence of the drug.*	effet indésriable
ingasire y'ivi	**kneecap** *Common term for patella.*	rotule
ingasire y'ivi	**patella** *The bone situated in the anterior portion of the knee.*	rotule
ingendo	**gait** *The way one walks.*	démarche
ingengamuntu	**personality** *Qualities that form a person's unique character.*	constitution
ingeri z'amano/ingeri z'intoki	**phalanx** *One of the long bones of the fingers or toes.*	phalange
ingingo	**articulation; joint**	articulation
ingingo	**joint** *Articulation of two adjacent bones.*	articulation
ingobyi	**cradle** *A bed for an infant.*	1. arceau 2. berceau
ingobyi	**placenta** *The vascular tissue that nourishes a fetus through an umbilical cord.*	placenta
ingobyi	**stretcher** *A device used to carry a patient in the supine position.*	1. brancard 2. civière
ingobyi y'abarwayi; ambilansi	**ambulance** *A vehicle that carries the sick or injured.*	ambulance
ingoma y ugutwi	**ear-drum** *Common term for tympanic membrane.*	tympan
ingoro	**vertebra** *A term for each bone surrounding the spine.*	vertèbre
ingoto	**Adam's apple** *A prominence on the anterior neck caused by the thyroid cartilage of the larynx.*	pomme d'Adam
ingufu; umuhore	**muscle** *A band if fibrous tissue that can contract.*	muscle
ingwizamurongo	**illiterate** *Unable to read or write.*	analphabète
inigajyando	**phimosis** *Stricture of the prepuce preventing it from being pulled back over the glans penis.*	phimosis
injyana	**rhythm** *The pattern or cadence.*	rythme
inka ry'amata	**milk, cow's**	Le lait de vache
inkaburadusoko	**hormone** *A substance produced in the body that effects a specific organ.*	hormone
inkanka	**larynx** *A hollow muscular structure that contains the vocal cords.*	larynx
inkegesi	**rodent** *A gnawing mammal that includes rats and mice.*	rongeur
inkobore	**blepharitis** *Inflammation of the eyelids.*	blépharite

140

Impnaga zisa nk'intabo-kubyimba		
Kinyarwanda	**English**	**French**
inkokora	**elbow** *The joint between the humerus and radius/ulna.(right elbow, left elbow)*	coude
inkokora	**olecranon** *The bony protrusion at the proximal ulna at the elbow.*	olécrâne
inkomanga	**psychosis** *A profound mental disorder that can include delusions and hallucinations.*	psychose
inkomoko	**etiology** *The underlying cause of a problem.*	étiologie
inkondo y'umura	**cervix uteri** *The narrow end of the uterus.*	col de l'utérus
inkone	**eunuch** *A man who has been castrated.*	eunuque
inkoni	**cane** *Device used to aid walking (walking stick).*	bâton de marche
inkoro	**sternum** *Commonly called the breast bone, it consists of the corpus, manubrium and xiphoid process.*	sternum
inkorora	**cough** *Forceful expulsion of air from the lungs.*	toux
inkorora; kokorishe	**whooping cough** *Pertussis*	coqueluche
inkovu	**scar** *The fibrotic tissue that forms at the site of a wound.*	cicatrice
inkubiri	**mood** *A temporary state of mind or feeling.*	thymie
inkumi (umusore)	**adolescent -female (male adolescent)**	adolescente (adolescent mâle)
inkurikizi	**side effect** *An expected but unwanted effect of a medication.*	effet secondaire
innyo	**anus** *The body opening distal to the rectum.*	anus
ino	**toe** *Any of the digits of of the feet.*	doigt de pied
inono	**cuticle** *The dead skin at the base of the toenail or fingernail, also called the eponychium.*	cuticule
inseseke	**insertion** *The act of inserting something.*	insertion
insimburangingo	**prosthesis** *An artificial body part. (above the knee) [below the knee]*	prothèse
intabera	**fair** *Equitable.*	juste
intambwe	**pace** *Consistent and continuous movement.*	allure
intambwe	**stride** *Walk with long definitive steps.*	enjambée
intandara	**temperature** *The degree of internal heat in a person's body.*	température
intanga	**gamete** *A germ cell that is able to unite with another germ cell of the opposite gender to form a zygote.*	gamète
intanga	**semen**	sperme
intangakamere	**gene** *A unit of heredity that is passed on from parent to child.*	gène
intanganzira; ubuzime	**prescription** *The action of prescribing a medication or treatment.*	1. ordonnance 2. prescription
intege	**popliteal fossa** *The hollow in the posterior aspect of the knee joint.*	creux poplité; région poplitée
intego	**saw** *A hand or power-driven tool used for cutting.*	scie
intego	**target** *An objective towards which efforts are directed.*	cible

141

Impnaga zisa nk'intabo-kubyimba		
Kinyarwanda	**English**	**French**
intere	**loss of consciousness** *Unresponsive to verbal and tactile stimuli.*	perte de connaissance
intere	**unconsciousness** *Unable to respond to sensory stimuli.*	inconscience
intumbi	**stiff** *Not easily bent.*	engourdi
inturugunyu	**lymph node** *An area of organized lymphatic tissue.*	ganglion lymphatique
inyamunwa	**labial** *Referring to the lip.*	labial
inyemi	**albino** *A person who lacks pigment in the eyes, skin and hair.*	albinos
inyenkanka	**pharyngeal** *Referring to the pharynx.*	pharyngé
inyicantangangabo	**spermicide** *A substance capable of killing sperm.*	spermicide
inyonga	**hip joint** *The lateral eminence of the pelvis from the waist to the thigh; it is formed by the iliac crest and greater trochanter.*	articulation cox-fémorale
inyongera	**expansion** *Enlargement or increase in size.*	ampliation
inyongera	**extension** *Going from a bent to straight position.*	extenseur
inyonjo	**hunchback** *Synonym of kyphosis.*	cyphose; gibbosité
inyota	**thirst** *The desire to drink.*	soif
inyumvo	**sensation** *A perception when one is touched.*	sensation
inyunyuza	**absorption (intestinal absorption)**	absorption
inzara	**hunger** *A sense of discomfort caused by a lack of food.*	faim
inzara nyinshi	**bulimia** *Pathologic increase in hunger.*	boulimie
inzibyi	**fistula** *An abnormal communication between two organs or an organ and the skin, as in rectovaginal fistula.*	fistule
inzibyi	**mastoiditis** *Inflammation of the mastoid process.*	mastoïdite
inzitiramibu	**mosquito net** *A fine mesh fabric hung over a bed as a mosquito repellent.*	moustiquaire
inzobere	**apt** *Suitable in the circumstances.*	apte
inzoga	**alcohol** *Ethanol or ethyl alcohol.*	alcool
inzoga, ibyeri	**beer** *A form of fermented alcohol. (banana beer)*	bière
inzoka	**worm** *Any of long, slender, legless, soft-bodied invertebrates.*	ver
inzoka (ubumara)	**snake (snake venom)**	serpent (venin de serpent)
inzoka yo mu nda	**helminth** *A fluke, tapeworm or nematode.*	helminthe
inzoka yo munda	**ascaris** *A nematode from genus intestinal lumbricoid parasite, also called round worm.*	ascaris
inzoka zo mu nda; igifwana	**tapeworm** *A parasitic, intestinal flatworm.*	tænia
inzozi	**dream** *The thoughts or images occurring during sleep.*	rêve
ipamba	**cotton wool** *Raw cotton.*	ouate
iperereza	**sampling** *The taking of samples.*	échantillonnage
ipfundo	**knot** *A fastening made by tying a suture, for instance.*	nœud
ipfupfu	**bulge** *A protuberance on a flat surface.*	1. saillant 2. bombé

142

Impnaga zisa nk'intabo-kubyimba		
Kinyarwanda	**English**	**French**
ipfurutagifu	**gastritis** *Inflammation of the stomach.*	gastrite
ipomade	**emollient** *Having softening or soothing qualities.*	émollient
iragara	**anthrax** *An infectious disease caused by Bacillus anthracis; there are cutaneous, inhalation and gastrointestinal syndromes.*	anthrax
irange	**tincture** *1. A very small amount of something. 2. A medicine dissolved in alcohol.*	teinture
irasaga ururasago	**scarification** *Multiple small scratches of the skin, as is sometimes used for vaccine administration.*	scarification
ireme; uburemere	**weight**	poids
iringaniza	**symmetry** *Being equally bilaterally.*	symétrie
iruba	**libido** *Sexual desire.*	libido
irungu	**kwashiorkor** *A form of malnutrition from inadequate protein intake.*	kwashiorkor
irungu; kunkunyuka	**cachexia** *Generalized weakness and severe wasting.*	cachexie
irungu; ubuzingame	**marasmus** *Progressive weight loss and emaciation.*	1. maigreur extrême 2. marasme
iryinyo	**tooth** *One of a set of hard, bony enamel coated structure in the jaw.*	dent
iryinyo ry'imbere	**incisor** *Sharp-edged tooth; humans have four incisors.*	incisive
isabukuru y'amavuka	**date of birth**	date de naissance
isabune	**soap** *A compound made with fats/oils and an alkali; it is used for washing.*	savon
isapfu	**diaphragm** *The muscular separation between the thoracic and abdominal cavities.*	diaphragme
isazi	**adenoids** *Pharyngeal tonsils.*	végétations adénoïdes
isazi ya tsetse; inkurikiza	**tsetse fly** *An insect that transmits the protozoa trypanosoma and can cause sleeping sickness.*	mouche tsé-tsé
ise	**mycosis** *A disease caused by a fungal infection.*	mycose
ise	**psoriasis** *A chronic papulosquamous dermatosis characterized by silver plaques.*	psoriasis
isenga	**cavity** *Pouch or chamber.*	caverne
isenywa	**dissolution** *Disintegration.*	dissolution
isepfu	**hiccup** *Involuntary spasm of the diaphragm with sudden closure of the glottis; this causes a characteristic cough.*	hoquet
isereri	**dizziness** *Sensation of losing one's balance.*	étourdissement
isereri	**giddiness** *A tendency to fall or dizziness.*	vertige
isereri; muzunga	**vertigo** *A sensation of imbalance with many possible causes.*	vertige
iseru	**measles** *A childhood viral, infectious disease exhibited by rash and fever.*	rougeole
iseseme	**nausea** *A feeling that one wants to vomit.*	nausée
isesemi	**motion sickness** *Nausea associated with travel.*	transports, mal des

143

Impnaga zisa nk'intabo-kubyimba		
Kinyarwanda	**English**	**French**
iseta	**operating room**	salle d'opération
isezerano	**agreement** *Accordance in opinion or feeling.*	accord
ishami	**spray** *Liquid blown through the air in the form of fine droplets.*	pulvérisation
ishaza ryo mu jisho	**cataract** *An opacity of an eye lens or the capsule.*	cataracte
ishimangira	**stress** *Strain or pressure.*	contrainte
ishuka	**bedding** *The sheets and covers used on a bed.*	literie
ishuka	**sheet (bed)** *A rectangular fabric covering a bed.*	drap
ishyira	**appendix** *An appendage of the cecum.*	appendice
ishyira umugereka	**appendicitis** *Inflammation of the appendix.*	appendicite
ishyirwa mu bikorwa	**implementation** *The process of putting a plan into effect.*	mise en œuvre
ishyundu	**lump** *A protuberance.*	1. bosse 2. grosseur
ishyundu; isharankima	**wart** *A flesh colored growth that is also called verruca.*	verrue
isima bashira ku mvune	**cast; plaster cast** *Use of plaster of paris to immobilize an extremity.*	moule
isimburana	**rotation** *Movement around an axis.*	rotation
isogisi	**socks** *Worn on the feet before one puts on shoes.*	chaussettes
isohoro	**iliopsoas** *A group of muscles inserting on the anterior aspect of the lesser trochanter of the femur.*	psoas-iliaque
isomero	**library**	bibliothèque
isonga	**apex** *The highest point of something.*	sommet
isukari indengarugero mu maraso	**hyperglycemia** *Higher than normal level of glucose in the blood.*	hyperglycémie
isuku nkeye	**malnutrition** *Lack of appropriate nutrition.*	1. malnutrition 2. sous-alimentation
isura	**face** *Anterior aspect of the head from the forehead to the chin.*	1. face 2. figure
isura	**general appearance** *The overall look of a patient.*	génétique
isuri	**erosion** *The gradual destruction of surface tissue.*	érosion
isuzumwa	**examination** *Assessment or evaluation.*	examen
isuzumwary'umurambo kugira ngo bamenye icyishe nyirawo	**autopsy** *Examination of a body post-mortem in an attempt to determine cause of death.*	autopsie
itabaza	**candle** *A cylindrical piece of wax with a central wick.*	bougie
itama	**cheek** *Lateral facial tissue.*	joue
itama; cyo mu kanwa	**buccal** *Referring to the cheek.*	buccal
itangazo	**leaflet** *Cusp.*	dépliant
itangizwa	**alteration** *The process of change or modification.*	changement
itara	**light** *Illumination, bright.*	lumière
Itariki yo kwinjira mubitaro	**date of admission** *Beginning date of hospitalization.*	date d'entrée

Impnaga zisa nk'intabo-kubyimba		
Kinyarwanda	**English**	**French**
itegeko	**mandatory** *Obligatory.*	obligatoire
itembera ry'amaraso	**blood pressure** *Written as the measurement in mmHg at the time of systole of the left ventricle over the time of diastole.*	1. tension artérielle 2. pression artérielle
itiro	**groggy** *Drowsy.*	somnolent
itwita	**fertilization** *The melding of male and female gametes to form a zygote.*	fertilisation
ivi	**knee** *The joint at the distal femur and proximal tibia.*	genou
ivirirana ry'umura	**uterine bleeding** *Bleeding that emanates from the uterus.*	hémorragie utérine
ivirusi	**germ** *Microorganism.*	germe
ivirusi	**microbe** *A microorganism.*	microbe
ivubi	**wasp** *Any one of a winged hymenopterous insects.*	guêpe
ivuka	**birth** *The process of bearing offspring from the uterus.*	naissance
ivuka; ukubyara	**childbirth** *Parturition; the process of labor and delivery of an infant.*	accouchement
ivumbi	**dust** *Dry earthen particles found on the ground and surfaces.*	poussière
ivuriro	**health center** *A physical location where patients are treated.*	centre de santé
ivyihutirwa cane	**emergency** *An urgent, life-threatening situation.*	urgence
iyatura	**aperture** *An opening or hole, as in the hole the light passes through in a camera.*	ouverture
iyegerana	**shortening** *Notable for having a shorter length.*	raccourcissement
iyigantego	**morphology** *The study of living organisms and the correlation between their structure.*	morphologie
iyimura	**displacement** *Movement from normal position.*	déplacement
iyongerwa	**increment** *An increase on a fixed scale.*	accroissement
iyumvikana ry'amajwi adasanzwe mu mutima, rimwe na rimwe nk'ikimenyetso cy'imimerere (imikorere) mibi (amakemwa) yawo.	**heart murmur** *An abnormal heart sound usually related to valvular disease.*	souffle cardiaque
izina	**name** *A word by which a person is known.*	nom
izina ry'umuryango	**surname** *One's given "last" name that generally changes for women upon marriage to that of the man's surname.*	nom de famille
izuru	**nose** *The midface protuberance used for smelling and breathing.*	nez
kabiri	**double** *Twice the size, quantity or strength.*	double
kabisa	**absolute**	absolu
kabutindi	**hairy** *A profuse amount of hair.*	pileux
kalisiyumu	**calcium** *A chemical element that is an essential component in teeth and bone.*	calcium
kananuka	**weight, to lose**	perdre du poids
kandi, ndetse, na	**also**	aussi
kaninira	**microscope** *A instrument used to magnify and view small objects.*	microscope

145

Impnaga zisa nk'intabo-kubyimba		
Kinyarwanda	**English**	**French**
kanseri za nyababyeyi	**endometrial cancer**	cancer de l'endomètre
kanseri y'ibere	**breast cancer**	cancer du sein
kanseri y'inkondo y'umura	**cervical cancer**	cancer du col utérin
kanseri y'ubwonko	**brain cancer**	cancer du cerveau, le
kanseri y'uruhu	**skin cancer**	cancer de la peau
kanseri yo mu bihaha	**lung cancer**	cancer du poumon
kanseri yo mu mabya	**testicular cancer**	cancer des testicules
kanseri yo mu mura	**uterine cancer**	cancer de l'utérus
kanseri z'udusabo	**ovarian cancer**	cancer de l'ovaire
kiba cyangwa cyita ku gihe cyo kubyara	**perinatology** *The study of disease in the period just before and right after birth.*	médecine périnatale
kibabaza	**painful** *Affected with pain.*	douloureux
kibangutse	**brisk** *Rapid or fast.*	animé
kibengerana	**bright** *Giving out a lot of light.*	brillant
kibera muri nyababyeyi	**intrauterine** *Within the uterus.*	intra-utérin
kibobereye	**moist** *Damp or humid.*	humide
kibyibushye	**heavy** *Possessing great weight.*	lourd
kibyibushye cyane	**bulky** *Voluminous or substantial.*	abondant
kibyimbye	**swollen (distended) abdomen**	abdomen distendu
kidafite	**trivial** *Of little importance or value.*	banal
kidafite impumuro	**odiferous** *Having an unpleasant or distinctive smell.*	odiferous
kidahagije	**thin** *Lean or slender.*	maigre
kidakuze	**infantile** *Referring to babies or young children.*	infantile
kidasanzwe	**aberrant** *Different than normal.*	aberrant
kidasanzwe	**abnormal**	anormal
kidashobora gukoreshwa	**irrelevant** *Not pertinent.*	sans objet
kigaragara	**overt** *Not hidden.*	manifeste
kigaragara	**specific** *Clearly defined.*	spécifique
kigenda kikagaruka	**intermittent** *Occurring at irregular intervals.*	intermittent
kigikoreshwa	**viable** *Referring to a fetus that can survive childbirth.*	viable
kijanye 'umugongo	**dorsal** *Referring to the back or back surface.*	dorsal
kijanye n'amenyo	**dental** *Referring to teeth.*	dentaire
kijanye n'umutwe	**cephalic** *Towards the head.*	céphalique
kikiri gito	**youth** *The time between childhood and being an adult.*	jeunesse
kimaze igihe kirekire	**long-standing** *Having existed for a long time.*	longue date de
kimputu	**recurrent fever** *Repeated fever from an unknown cause.*	fièvre récurrente
kinaniwe	**tired** *Fatigued.*	fatigué
kinicyane	**enormous** *Very large.*	énorme
kininda amashyira	**purulent** *Referring to pus.*	1. purulent 2. suppuré
kirakaza	**caustic** *Abrasive or corrosive.*	caustique
kirekuye	**looseness** *Possessing a quality of not being tight.*	relâchement
kirenduka	**viscous** *Having a thick, sticky consistency.*	visqueux

146

Impnaga zisa nk'intabo-kubyimba		
Kinyarwanda	**English**	**French**
kirushya ibona	**insidious** *A slow, gradual and harmful advancement.*	insidieux
kitava	**impervious** *Not affected by.*	étanche
kitazwi	**unknown** *Uncertain or undisclosed.*	inconnu
kokelishe	**pertussis** *Synonym for whooping cough.*	coqueluche
kokoza	**endow, to** *To supply or provide for.*	doter
kolera; amacinya	**cholera** *An infectious disease exhibited by vomiting and diarrhea and caused by Vibrio cholerae.*	choléra
kongera ingano	**enlargement** *Becoming bigger.*	1. agrandissement 2. augmentation de volume
kongorera; guhwihwisa	**whisper, to** *To speak in a volume that is barely discernible.*	chuchoter
konka	**suck, to** *As in, to suction fluid.*	sucer
konsa	**nurse, to** *To suckle or feed a baby at the breast.*	allaiter
konsa	**suckle, to** *An infant taking to his mother's nipple.*	téter
kore	**glue** *Plastic cements*	colle
koroba	**soft** *Easy to mold or compress.*	mou
koroha	**light** *Not heavy.*	léger
koroherwa	**improved (physically), to be**	améliorer
koroshya	**alleviate, to**	atténuer
kuba maso	**alert** *Being in a watchful, ready state.*	attentif
kuba mu mugongo	**menstruation** *Synonym of menses.*	menstruation
kuba mu mugongo	**period, to have a (to menstruate)**	avoir leurs règles
kuba umuja ikiyobyabwenge	**drug dependence** *Addiction to a substance.*	pharmacodépendance
kubabara	**pain, to have**	avoir des douleurs
kubabara	**suffer, to** *To be affected by an illness or sickness.*	souffrir
kubaga	**operate on, to**	à opérer sur
Kubaga amara	**enterectomy** *Surgical resection of part of the intestine.*	entérectomie
kubaga ibere	**mastectomy** *Surgical resection of one or both breasts.*	1. mammectomie 2. mastectomie
kubagwa	**operation, to have an**	d'avoir une opération
kubagwa kugirango umwana aboneke.	**cesarean section** *Incision of the abdominal and uterine walls in order to deliver a fetus when natural delivery is not possible.*	césarienne
kubara	**add, to** *To count.*	ajouter
kubara	**count, to** *To determine a number.*	compter
kubiha	**sour** *An acid or bitter taste.*	aigre
kubika inda	**lay face down, to**	couché sur le ventre
kubira icuya	**perspire heavily, to** *To sweat more than one would normally.*	transpirer fortement
kubira icuya cane	**diaphoretic** *Exhibited by profuse perspiration.*	diaphorétique
kubira icuya n'ijoro	**night sweats** *Profuse sweating at night occurring with tuberculosis among other conditions.*	sueurs nocturnes
kubira icyuya	**sweat, to** *The action of releasing moisture through pores of the skin.*	suer; transpirer

147

Impnaga zisa nk'intabo-kubyimba		
Kinyarwanda	**English**	**French**
kubogama	**biased** *Prejudiced.*	biaisé
kubogora	**adjust, to** *To modify a plan.*	ajuster
kuboneka	**available** *Attainable, obtainable.*	disponible
kubora ry'iryinyo	**dental caries** *Decay of teeth.*	carie dentaire
kubuza	**prevent, to** *To stave off or hinder.*	éviter
kubwa	**according to**	selon
kubwiriza	**advise, to** *To give counsel.*	conseiller
kubyara	**bear, to** *To give birth to a child.*	donner naissance
kubyara	**birth, to give**	donner naissance; faire accoucher
kubyara	**delivery** *The process of giving birth.*	accouchement
kubyibuha	**weight, to gain**	poids, de prendre du
kubyibuha; ubuhonjoke	**overweight** *Defined as BMI over 25kilograms per meters squared.*	surcharge pondérale
kubyimba	**swell, to**	gonfler

148

Kinyarwanda	English	French
kubyimba amaguru	**ankle edema or dependent edema** *Extracellular fluid volume noted by swelling or pitting.*	œdème malléolaire
kudedemanga	**slurring** *Indistinct yet comprehensible speech.*	empâtement
kudedemanga	**stuttering** *Involuntary repetition of the first consonant.*	1. bégaiement 2. palisyllabie
Kufungura nabi	**eating disorder** *General term for pathologic eating habits.*	trouble de l'alimentation
kugabanuka	**decrease** *Becoming smaller or fewer.*	diminution
kugabanuka kw'inda ibyara	**atrophic vaginitis**	vaginite atrophique
kugabanya ubukana bw'indwara	**palliative** *A treatment used to reduce pain when cure is not possible.*	palliatif
kugagara amaguru	**paraplegia** *Paralysis of the lower extremities.*	paraplégie
kugagara ikiganza	**radial nerve palsy**	paralysie radiale
kugagara k'umusokoro w mu ruti rw'umugongo bajya bita indwara ya Landiri	**Guillain-Barré syndrome** *An acute autoimmune disorder that causes nerve inflammation subsequently muscle weakness. Landry Syndrome.*	Guillain-Barré, syndrome de; paralysie ascendante; polyradiculonévrite aiguë
Kugagara umurimi, iminwa urusenge rw'akanwa, akamironko n'ahakegereye	**bulbar palsy** *Paralysis due to changes in the motor center of the medulla oblongata. Glossolabiopharyngeal paralysis. Muscle weakness causing dysphagia, dysarthria and tongue weakness.*	paralysie bulbaire
kugambirira	**ascertain, to** *Synonym of "to determine".*	déterminer
kugana	**bitter (taste)** *Having a harsh, unpleasant taste.*	amer
kuganya	**bereaved, to be** *The sorrow one feels with the loss of a loved one.*	être en deuil
kuganya	**groan, to**	gémir
kugenda	**ambulate, to** *To walk.*	déambuler
kugenda	**walk,to**	marcher
kugenda udandabirana	**stagger, to** *To walk in an unsteady fashion.*	trébucher; tituber
kugezwayo	**worsen, to** *To deteriorate.*	aggraver, s'
kugogora	**digest, to**	digérer
kugubwa neza	**feel better, to** *To have improved health symptomatically.*	mieux, à se sentir
kumanuka	**descending** *Moving toward the inferior portion.*	descendant
kumekwa	**salivation** *The process of secreting saliva.*	salivation
kumena	**break** *A common term for a fracture in a bone.*	cassure
kumeneka	**empty** *Containing nothing.*	vide
kumera	**feel, to** *To perceive or discern.*	percepire
kumira	**deglutition** *The process of swallowing.*	déglutition
kumira	**swallow, to** *To cause something to pass down the esophagus.*	avaler
kumugara igice c' umubiri	**diplegia** *The paralysis of both arms or both legs.*	diplégie
kumugara imisi yumva ikoresha amaso	**ocular paralysis.** *Paralysis of intraocular and extraocular muscles.*	paralysie oculaire
kumva urwaye; gufatwa n'indwara	**feel sick, to**	tomber malade

149

Kubyimba amaguru-ugenda asinziriye		
Kinyarwanda	**English**	**French**
kumwenyura	**smile, to** *To spread the mouth with the edges upright.*	sourire
kunanguka	**die suddenly, to**	mourir subitement
kunanuka	**thin, to become** *To lose a lot of weight.*	maigrir, se
kunanura	**lose weight, to**	perdre du poids, à
kuniga	**choke, to** *To retch, cough or fight for breath.*	étouffer
kuniga	**gag,to** *To choke or retch.*	avoir des haut-le-cœur
kunnya	**bowel movement** *The action of defecation or the solid waste itself.*	défécation; exonération
kunnya	**defecation** *The discharge of feces from the rectum.*	1. défécation 2. exonération
kunoba n'ikirenge	**kick, to** *To strike an object with one's foot.*	coup de pied
kunogora	**gouge, to**	gouger
kunuka	**stink,to** *To have a foul odor.*	puer
kunyara	**urinate,to**	uriner
kunyara n'ijoro	**nocturia** *Urination at night.*	1. hypnurie 2. nycturie
kunyaragura	**polyuria** *Abnormal increase in volume of urine excreted.*	polyurie
kunyaragura	**urinate frequently, to**	uriner fréquemment
kunyareguzwa	**dribble urine, to** *To slowly, drip-by-drip, release urine for example.*	dribbler urine
kunyenya	**ooze, to** *To slowly leak.*	exsuder
kunyunyuka	**emaciation** *Abnormally thin and weak.*	émaciation
kunyura itabi	**smoke, to** *To inhale on a cigarette.*	fumar
kunywa	**drink, to** *To imbibe.*	boire
kunywa imiti	**take medication, to**	prendre des médicaments
kuraba	**faint** *Weak and dizzy.*	évanouissement
kurabirana	**blackout** *Common term for loss of consciousness.*	voile noir
kurabukirwa	**lose one's temper momentarily, to**	se mettre en colère momentanément, à
kurambura	**extend, to** *To expand or stretch out.*	signe de Babinski positif
kuramukwa	**deliver, to be ready to (to have labor pains)**	avoir les douleurs du travail
kuramukwa	**labor pains** *The intermittent pain associated with uterine contractions.*	douleurs de l'enfantement; peine de l'accouchement
kurangiza	**ejaculation** *The emission of semen at the moment of sexual climax in a male.*	éjaculation
kure ya	**away from** *Separated from.*	éloigné de
kureba imirari	**squint, to** *To look at something with the eyes partially closed.*	plisser les yeux
kureka	**cancel, to** *To stop or revoke.*	annuler
kuremba	**die, to be about to**	être sur le point de mourir
kuremba	**very ill, to be**	très malade, à être
kurevangwa	**stammering** *The impulse to repeat the first letter of words and involuntary pauses while speaking.*	balbutiement
kuribwa umugongo	**low back pain** *Pain in the lumbar region.*	lombalgie
kuribwa umugongo	**lumbago** *Pain in the region of the lumbar spine.*	lumbago
kuribwa umutwe; umutwe nyamwasa	**migraine** *An episodic, unilateral headache accompanied by nausea.*	migraine

150

Kubyimba amaguru-ugenda asinziriye		
Kinyarwanda	**English**	**French**
kurindira	expect, to *To suppose or presume.*	attendre
kuringanira	equilibrium *When opposing forces are in balance.*	équilibre
kurira	cry, to	pleurer
kurira	sob, to *To cry uncontrollably.*	sangloter
kurira	weep, to *To shed tears.*	pleurer
kuririmba	whistle, to *To make a high pitch noise by forcing air through the lips.*	siffler
kurohama	drown,to *The process of dying from submerging in and inhaling water.*	se noyer
kuruka	emesis, to have an (to vomit)	vomir
kuruka	regurgitation *1. Backflow of blood in the heart. 2. Movement of gastric contents into the mouth.*	régurgitation
kuruka (Nduka inzoka.)	vomit, to *To expel gastric contents out the mouth.(I am vomiting intestinal worms.)*	vomir (Je vomissais vers intestinaux.)
kurumwa (kurwinga) n'agakoko (agasimba)	insect bite	piqûre d'insecte
kurwalika	gravely ill, to be	gravement malade, d'être
kurwara	sick, to be	malade, d'être
kurwara umujimo	hepatitis *Inflammation of the liver.*	hépatite
kurwaza	care for the sick, to	soigner les malades
kurya	eat, to *To consume food.*	manger
kuryama	lie down, to	se coucher
kutabona ibitotsi	poor sleep	troubles du sommeil
kutafungura	aphagia *The lack of eating.*	aphagie
kutava	firm *Hard or unyielding.*	solide
kutwenga	laugh, to	rire
kuva amaraso	bleed, to *To lose blood.*	saigner
kuva y'igishanga	weep, to *To ooze fluid, such as from a wound.*	suinter
kuvuga	speak,to *To talk.*	parler, dire
kuvugana	discuss, to	discuter
kuvuka	born, to be *Being present as a result of birth.*	né
kuvunika ku rutugu	dislocation, shoulder *Separation of the humerus from the scapula at the glenohumeral joint.*	dislocation, à l'épaule
kuvura	give a treatment, to	donner un traitement médical
kuvura	treat, to *Medical care one receives for illness or injury.*	traiter
kuwara (Ndarwaye.)	ill, to be (I am ill.)	être malade (je suis malade.)
kuwiza icyuya cane	hyperhidrosis *Excessive perspiration.*	hyperéphidrose
kuyoberwa	disorientation *Mental confusion.*	désorientation
kuzamura	lift, to *Raise to a higher level.*	soulever
kuzana	bring, to *To carry or transport something.*	apporter
kuzana amashira	fester, to *To become infected.*	suppurer
kuzana byose	prolapse of the rectum *Terminal portion of the rectum comes through the anus.*	prolapsus rectal
kuzengerera	dizziness, to have	vertiges, d'avoir
kuzunguza	shake, to *To tremble uncontrollably.*	trembler

151

Kinyarwanda	English	French
	Kubyimba amaguru-ugenda asinziriye	
kuzura	**exhumation** *To remove a dead body from a grave.*	exhumation
kuzura	**recover from a grave illness, to**	se remettre d'une maladie grave
kwaduka	**flare-up** *A sudden worsening one's condition.*	explosion de colère
kwamana ubwoba wicura abansi n'ibikugirira nabi	**schizophrenia** *A chronic mental condition exhibited by delusions, hallucinations, and faulty perception.*	schizophrénie
kwambura	**disrobe, to** *To remove clothing.*	déshabiller
kwandura	**infected, to be**	infectés
kwanga	**withhold, to** *To refuse to give something.*	abstenir
kwasama	**open one's mouth, to**	ouvrir sa bouche
kwayura	**yawn** *Opening one's mouth and inhaling deeply due to sleepiness/boredom*	bâillement
kwemeza	**affect** *The expression of emotions or feelings.*	affect
kweruruka	**cyanosis** *Bluish discoloration of the skin and mucous membranes.*	cyanose
kweruruka; ubukeneramaraso	**anemia** *Lower than normal red blood cell count.*	anémie
kweza	**flush, to** *Term used to describe an irrigation procedure, as in flushing an NG tube.*	rougir
kwibaruka	**give birth, to**	donner naissance
kwica	**assault**	aggression
kwica	**suffocation** *To die from a lack of air or inability to breathe.*	suffocation; étouffement
kwifatanya	**sustain, to** *To keep or maintain.*	maintenir
kwihandagaza	**evident** *Obvious.*	évident
kwihangana	**bear, to** *To endure or resist.*	supporter
kwihangana	**patient, to be** *To be unhurried.*	être patient
kwimyira	**blow one's nose, to**	à se moucher
kwinukiriza	**sniffing** *Short, rapid nasal inhalation.*	reniflement
kwinyagambura	**twitch** *A sudden jerking movement.*	secousse musculaire
kwishinyagura	**pruritus** *A general term for conditions exhibited by itching.*	prurit
kwitegereza	**glance** *A brief look at something.*	coup d'œil
kwitsamura	**sneeze, to** *To suddenly expel air from the nose and mouth because of nasal irritation.*	éternuer
kwiyica	**suicide** *To kill oneself intentionally.*	suicide
kwiyiriza ubusa	**fasting** *Absence of caloric intake for a specified period.*	1. jeun à 2. jeûne
kwiyoza amenyo	**brush teeth, to** *Use of a toothbrush to clean the teeth.*	se brosser les dents
kwiyuhagira	**bathing** *To wash oneself.*	bains
kwonsa	**breastfeeding** *The process of giving milk to a baby via the nipple.*	allaitement maternel
kwoza igisabo	**douche** *Cleansing of a canal; unless otherwise specified it refers to cleansing of the vaginal canal.*	lavage vaginal
kwumva bihurugushwi	**hard of hearing** *Decreased sense of hearing.*	malentendant
magingo aya	**currently** *Presently.*	actuellement

152

Kubyimba amaguru-ugenda asinziriye		
Kinyarwanda	**English**	**French**
magirirane	**bilateral** *Referring to both sides.*	bilatéral
malariya; ubuganga	**malaria** *A condition caused by a protozoan of the genus Plasmodium. It is transmitted by mosquitos and is exhibited by fever, chills, headache. In the severe form it can lead to convulsions, increased ICP and death.*	malaria
malariya; ubuganga	**paludism** *Synonym of malaria.*	paludisme
maraya	**prostitute** *A person who exchanges goods or services for sex.*	prostituée
marijuwana; urumogi	**marijuana** *Cannabis.*	marijuana
matora; igidora	**mattress** *A fabric case filled with material, used for sleeping.*	matelas
mazizi; akayoga	**banana beer**	la bière de banane
mbere	**beforehand** *In advance or previously.*	préalable au
mbere mu	**inside** *Inner part, center.*	intérieur
mbere y'igihe	**premature** *Occurring earlier than expected.*	prématuré
miligarama	**milligram** *A unit of weight, 1/1000 of a gram.*	milligramme
milimetero	**millimeter** *A unit of measurement, 1/1000 of a meter.*	millimètre
minigo	**whitlow** *An abscess occurring on the palmar surface of the fingertips.*	panaris
mpakana	**negative** *Contrary or opposing.*	négatif
mu ngingo	**knuckle** *A metacarpophalagngeal joint or a finger joint when the fist is closed.*	jointure de doigt
mu ntabarimbabare	**emergency room** *A ward used for initial treatment of critical patients.*	salle d'urgence
mugabuzi	**xiphoid process** *The inferior segment of the sternum.*	appendice xiphoïde
mugiga ku SIDA	**cryptococcal meningitis** *A meningeal infection associated with AIDS.*	cryptococcose neuro-méningée
mugiga yo mumutwe	**encephalitis** *Inflammation of the brain.*	encéphalite
muzitsa	**wisdom tooth** *Third molar.*	dent de sagesse
n'ubwo	**despite** *Notwithstanding.*	malgré
ndetse	**indeed** *As a matter of fact.*	en effet
nkizabupfamatwiburagi	**acoustic** *Referring to the auditory system.*	acoustique
nshabari	**uvula** *A fleshy pendent at the back of the soft palate.*	1. luette 2. uvula
nshinganwa	**underlying** *Causative, unexposed, or fundamental.*	sous-jacent
ntandaro	**causative** *Something that induces an effect.*	causal
nyakanwa	**oral** *Relating to the mouth.*	oral
ogisijene	**oxygen** *A colorless, odorless gas with atomic number 8.*	oxygène
okayine	**powder** *Fine dry particles.*	poudre
pamba ikoreshwa mu ivuriro	**swab** *An absorbent material used for cleaning wounds or applying ointment.*	écouvillon
pararizi; ubugagare	**paralysis** *Inability to move one or more extremities.*	paralysie
penesiline	**penicillin** *A synthetic antibiotic originally produced from blue mold.*	pénicilline

153

Kubyimba amaguru-ugenda asinziriye		
Kinyarwanda	**English**	**French**
pfuye	**dead** *Deceased.*	décédée
purize	**socket** *An anatomical hollow that is part of an articulation. (eyeball socket)*	1. cavité articulaire 2. douille 3. fourreau
rero; kuva aha	**hence** *Thus.*	d'où
rishaje	**outdated** *Something that has passed the expiration date.*	périmé
rubagimpande	**rheumatism** *Any condition exhibited by inflammation and pain in the joints and muscles.*	rhumatisme
rubagimpande; indwara ifata amahuriro y'amagufwa	**arthritis** *Joint inflammation.*	arthrite
ruboroga	**aorta** *The large artery originating at the left ventricle and going to the pelvis where it bifurcates.*	aorte
rukumbi	**single** *Only one.*	seul
rukuruzi	**magnet** *A piece of iron with atoms ordered to make it magnetic.*	aimant
saa sita	**noon** *The 12 o'clock mid-day hour.*	midi
SIDA	**Acquired Immunodeficiency Syndrome (AIDS)** *Presence of an AIDS defining illness or having a CD4 of less than 200/mm3.*	syndrome d'immunodéficience acquise (SIDA)
SIDA	**AIDS** *Acquired Immunodeficiency Syndrome*	SIDA
simbirimo	**tragus** *The fleshy prominence anterior to the opening of the ear.*	tragus
simfite umuriro	**afebrile** *Absence of fever.*	1. afébrile 2. aprétique
sinizite; agahanzi	**sinusitis** *Inflammation of the sinuses.*	sinusite
siro	**syrup** *A thick sweet liquid.*	sirop
spermatic cord	**spermatic cord** *The structure containing the ductus deferens, testicular artery, and nerves that goes from the inguinal ring to the testis.*	cordon spermatique
terimosi	**flask** *A narrow-necked container.*	fiole
tifusi	**typhus fever** *A rickettsiae infection exhibited by rash, fever, headache and myalgia.*	typhus
tumenyereye	**herpes simplex**	l'herpès simplex
ububabare	**discomfort** *A feeling of physical or mental unease.*	gêne
ububabare	**pain** *Physical suffering or discomfort.*	douleur
ububabare bw'amenyo	**toothache** *Dental pain.*	mal aux dents
ububabare na kunyara	**dysuria** *Difficulty or pain upon urination.*	dysurie
ububabare si cyane	**ache** *A mild pain*	mal
ububani	**odor** *A smell that is given off someone or something.*	odeur
ububonahafi	**myopia** *Nearsightedness.*	myopie
ububonekerwa	**vision** *State of being able to see.*	vision
ububyimba	**tumefaction** *An area of swelling.*	tuméfaction
ubucabiranyi	**venom** *A term used to describe the toxin injected via a bite or sting.*	venin
ubucucike	**density** *The denseness of an object.*	densité
ubucukumbuzi	**anatomy** *The study of body structure.*	anatomie

154

Kubyimba amaguru-ugenda asinziriye		
Kinyarwanda	**English**	**French**
ubucukumbuzi	**dissection** *Autopsy or postmortem exam.*	dissection
ubucukumbuzi	**probe** *A device used for exploration.*	sonde
ubudahemuka	**adherence** *To stick to something figuratively or literally.*	adhérence
ubugengeri; ubuheri	**itch** *A sensation that makes one want to scratch.*	démangeaison
ubugimi; ubukumi	**adolescence**	adolescence
ubugonyi	**toilet** *Device used during urination/ defecation.*	toilette
ubugugu	**debility** *Physical weakness.*	débilité
ubuhanga ku mutima n'indwara zawo	**cardiology** *A specialty of medical practice involve treatment and prevention of heart disease.*	cardiologie
ubuhanga kukosora imiterere y'amagufwa	**orthopedics** *A surgical specialty concerned with treatment of skeletal problems.*	orthopédie
ubuhangange	**status** *Position or condition*	status
ubuhengame bw'urutirigongo	**scoliosis** *A lateral curvature of the spine.*	scoliose
ubuhenjagufwa	**rickets** *A condition exhibited by softening and bowing of the long bones; caused by Vitamin D deficiency.*	rachitisme
ubuheri	**scabies** *A skin condition exhibited by intense pruritus and a macular rash commonly in the perineal and interdigital spaces.*	1. gale 2. scabies
ubuhindigiri	**ankylosis** *Abnormal immobility of a joint.*	ankylose
ubuhumyi	**blindness** *Absence of visual perception. (to be blind)*	cécité (être aveugle)
ubujana	**wrist** *The articulation of the hand and radius/ulna.*	poignet
ubujiji	**delusion** *A belief that is contradictory to rational thought.*	délire
ubujunjame	**apathy** *Lack of interest in one's environment or indifference.*	apathie
ubujyakera	**longevity** *Long life.*	longévité
ubukana	**frequency** *Rate of occurrence.*	fréquence
ubukarihe	**acidity** *Referring to an acid state.*	acidité
ubuke	**deficiency** *Insufficiency or deficit.*	déficit
ubukene	**need** *A want or obligation.*	besoin
ubukire	**plethora** *An excess of something.*	pléthore
ubukonje	**chill** *Sensation of coldness.*	frisson
ubukurugutwa	**wax** *Cerumen.*	cérumen
ubukurugutwi	**cerumen** *Waxy substance found normally in the external ear canals.*	cérumen
ubumara	**cretinism** *A chronic condition caused by diminished thyroid hormone secretion.*	crétinisme
ubumenyamifatire	**psychology** *The study of the human mind and emotions.*	psychologie
ubumenyi bw'ikoramiti	**pharmacology** *The study of all aspects of medicines.*	pharmacologie
ubumenyi bw'indwara	**pathology** *1. The branch of medicine dealing with the study of tissues and the forensic application. 2. Referring to a condition that is abnormal.*	1. anatomopathologie 2. pathologie

155

Kubyimba amaguru-ugenda asinziriye		
Kinyarwanda	**English**	**French**
ubumenyi bw'ingirabika	**histology** *The study of the structure and composition of minute structures.*	histologie
ubumenyi mu kubyaza	**obstetric** *Referring to The management of pregnancy, labor and the peuperium.*	obstétrical
ubumuga	**deformity** *A malformation or imperfection.*	déformation
ubumuga	**disability** *Decreased or impaired mental or physical ability.*	incapacité
ubunihura, mugiga	**meningitis** *Inflammation of the meninges exhibited by fever, photophobia, nuchal rigidity and in severe cases coma and convulsions.*	méningite
ubunyunyke	**atrophy** *A diminution in the size of a part.*	atrophie
ubupfamatwi	**deafness** *Having impaired hearing.*	surdité
ubupfuma	**sorcery** *Black magic or voodoo.*	sorcellerie
ubupfurute butewe inkari	**urticaria** *A diffuse pruritic macular rash, caused by an allergy.*	urticaire
uburagaza	**chancroid** *A sexually transmitted disease caused by Haemophilus ducreyi that is exhibited by ulcers without indurated margins.*	chancrelle
uburagaza; imitezi	**gonorrhea** *A sexually transmitted disease that is exhibited by purulent discharge from the vagina or penis.*	blénorragie
uburebure	**height** *Distance between the bottom of the foot and top of the head.*	1. hauteur 2. taille
uburemba	**impotence** *Inability to act or inability to achieve a penile erection.*	impuissance
uburenge	**foot and mouth disease** *A contagious viral disease exhibited by oral and digital vesicles.*	foramen
uburezi	**learning** *The intentional acquisition of knowledge.*	apprentissage
uburibwe bw'umutwe	**headache** *Cephalgia.*	1. céphalée 2. mal de tête
uburimi	**lisping** *A speech problem in which "s" and "z" are pronounced "th".*	zézaiement
uburiri	**bed** *A mattress resting on a frame.*	lit
uburoso	**brush** *Implement used for cleaning or for taking a tissue sample.*	brosse
uburoso bw'amenyo	**toothbrush** *Handheld instrument used to clean one's teeth.*	brosse à dents
uburozi	**poison** *A substance that causes illness or death.*	poison
uburozi	**toxic** *Relating to or caused by poison.*	toxique
uburuhukiro	**morgue** *A room where deceased patients are housed until sent to a funeral home.*	morgue
uburumbuke	**fertility** *The ability of a person to contribute to contraception.*	fertilité
uburwayi bw'imihore	**myopathy** *Muscle disease.*	myopathie
uburwayi bwo gutinya amazi	**hydrophobia** *Abnormal fear of water.*	hydrophobie
uburyo bwo kubuza indwara	**prophylaxis** *That which is done to prevent disease.*	prophylaxie
ubusa	**meaningless** *Having no significance.*	sans signification

156

Kubyimba amaguru-ugenda asinziriye		
Kinyarwanda	**English**	**French**
ubusate	**fissure** *A general term for a cleft or deep groove. An anal fissure, for example, is a small ulcer adjacent to the anus.*	1. fissure 2. scissure
ubusazi	**hallucination** *A perception that is not based on reality.*	hallucination
ubusazi	**insanity** *Referring to a serious mental illness.*	aliénation mentale
ubusazi	**madness** *Common term for insanity.*	folie
ubushita	**smallpox** *Variola.*	variole
ubushobozi	**aptitude** *A natural talent for something.*	aptitude
ubushobozi	**weakness** *Feebleness.*	faiblesse
ubushye	**burn** *An injury caused by exposure to heat.*	brûlure
ubushyuhe	**heat** *The quality of being hot.*	chaleur
ubusinzi	**delirium tremens** *A condition seen when alcohol is withdrawn which is exhibited by restlessness, hallucinations and tremors.*	delirium tremens
ubutabazi bw'ibanze	**first aid** *The initial treatment after an injury.*	premiers secours
ubutahwe	**inspiration** *Drawing in a breath.*	inspiration
ubutare	**iron** *An element found in hemoglobin.*	fer
ubutita	**frostbite** *Local tissue destruction after exposure to cold.*	gelures
ubutitsa	**on going** *Continuing,*	cours en
ubutoya	**infancy** *Early childhood.*	petite enfance
ubuvunnyi	**assistance** *The act of helping.*	aide
ubuvuzi bw'amaso	**ophthalmology** *The study of diseases of the eye.*	ophtalmologie
ubuvuzi bw'indwara zo mu mutwe	**psychiatry** *A branch of medicine specializing in the treatment of mental disorders.*	psychiatrie
ubuvuzi nkomoka-bushinwa	**acupuncture** *Traditionally an aspect of Chinese medicine involving insertion of needles into the skin.*	aigu
ubuzima	**health** *The state of being free of illness.*	santé
ubuzime bw'imiyoboro y'amaraso	**embolus** *A blood clot, air bubble or fatty deposit that cause obstruction of a vessel.*	embole
ubuzirongwe	**food poisoning** *Poisoning where the active agent is in the food.*	1. toxicose alimentaire 2. intoxication alimentaire
ubwabyi	**malaise** *A vague feeling of discomfort or unease.*	malaise
ubwaguke	**width** *Side to side measurement.*	largeur
ubwaguke bw'imigarura	**varicose** *Referring to an abnormally distended, irregular vein.*	variqueux
ubwaku	**mouth odor**	mauvaise haleine, la
ubwana	**childhood** *The time between infancy and puberty.*	enfance
ubwangavu	**puberty** *The time when adolescents become capable of sexual reproduction.*	puberté
ubwangavu (ubugimbi)	**puberty, female (male puberty)**	la puberté féminine (de la puberté masculine)
ubwenge	**apperception** *The ability to interpret sensory impressions.*	aperception

157

Kubyimba amaguru-ugenda asinziriye		
Kinyarwanda	English	French
ubwicanyi	**blood-letting** *The removal of blood from a patient with the thought it would cure or prevent disease; currently used to treat polycythemia.*	phlébotomie
ubwicanyi	**homicide** *When one person kills another.*	homicide
ubwikanye bw'injyanamura	**vaginismus** *Involuntary contraction of the vagina muscles that causes a painful spasm.*	vaginisme
ubwiramire	**remission** *A decrease in severity or a temporary resolution.*	rémission
ubwoba	**phobia** *An profound fear of something.*	phobie
ubwoba bwo kujya ahagaragara mu ruhame	**agoraphobia** *The fear of being in a large open space.*	agoraphobie
ubwonko	**brain** *A common term for cerebrum.*	encéphale; cerveau
ubwonko bw'ingusho	**medulla oblongata** *The inferior portion of the brainstem.*	bulbe rachidien
ubwumvikabuke	**friction** *Grating or rasping.*	friction
udafatwa n'indwara	**immune** *Being resistant to an infection.*	immun
udafite amenyo	**toothless** *Edentulous.*	édenté
udafite mu mutwe hazima	**mental** *Cognitive or psychological.*	mental
ufasha muganga	**paramedical** *Hospital support staff excluding physicians.*	paramédical
ugenda asinziriye	**somnambulism** *Sleepwalking.*	somnambulisme

158

Ugereranyije-zona		
Kinyarwanda	**English**	**French**
ugereranyije	**approximate** *Nearly but not totally accurate.*	approximatif
ugucurwa	**fibrillation** *Uncoordinated, ineffective contraction as in atrial fibrillation.*	fibrillation
ugucuyura	**bleach** *A solution that includes sodium hypochlorite.*	eau de javel
uguhehera	**hydration** *Used to describe fluid balance.*	hydratation
uguhembera	**lactation** *The secretion of milk from mammary glands.*	lactation
uguhwera	**syncope** *Sudden loss of consciousness.*	syncope
ugukika	**ectopic pregnancy** *A pregnancy that is not intrauterine.*	grossesse extra-utérine
ugukura	**ablation** *Surgical removal or amputation.*	ablation
ugukura	**growth** *The increase in physical size.*	croissance
ugukura	**senescence** *The normal process of deterioration with age.*	sénescence
ugukuramo inda	**induced abortion** *Surgical or medical evacuation of the fetus.*	avortement provoqué
ugukuramo nyababyeyi	**hysterectomy** *Surgical removal of the uterus.*	hystérectomie
ugusambana	**sexual intercourse** *The act of copulation.*	rapport sexuel
ugusohora umurwayi mu bitaro	**discharge,hospital** *The release of a patient from the hospital.*	quitter l'hôpital; Sortie de l'hôpital
ugusubira	**relapse** *The return to a prior state of ill health.*	rechute
ugusuzuma imikorere y'umubiri	**physical exam** *Examination of a client to assess their medical status.*	examen physique
ugusuzuma ma mazuru	**rhinoscopy** *Examination of the nasal passages.*	rhinoscopie
ugutanga	**distribution** *The manner in which something is shared or spread out.*	distribution
ugutanga umuti	**dosage** *The amount and frequency a medication is given.*	dosage
ugutera kw'umutima	**heart beat** *A single contraction of the heart.*	battement cardiaque
ugutura umubi	**eructation** *Belch or burp.*	éructation
ugutwi	**auricle** *The external portion of the ear.*	1. auricule 2. pavillon de l'oreille
ugutwi	**ear** *The organ of hearing and balance.*	oreille
ugutwi ko hagati	**middle ear** *The portion of the ear containing the stapes, incus and malleus.*	oreille moyenne
ugutwi kw'imbere	**inner ear** *Made up of the cochlea and semicircular canals.*	oreille interne
Ugutwi kwimbere	**ear, inner** *Auris interna.*	oreille interne; auris interna
Ugutwi kwinyuma	**ear, middle** *Auris media.*	oreille moyenne; auris media
uhanganye	**antagonist** *A muscle or agent that acts in counteract to effects of another muscle or agent.*	antagoniste
uhora yibwira ko arwaye	**hypochondriac** *A person suffering from hypochondriasis.*	hypocondriaque
uko umuntu ameze mu mubiri	**state** *Status.*	état
ukora imiti	**pharmacist** *A professional who prepares and sells medicine through various systems, including governmental organizations like the Veterans Administration.*	pharmacien

159

Ugereranyije-zona		
Kinyarwanda	**English**	**French**
ukubaga igifu	**gastrectomy** *Complete or partial surgical resection of the stomach.*	gastrectomie
ukuboko	**arm** *One of two upper extremities.*	bras
ukuboko cyangwa ukuguru	**extremity** *Refers to one arm or one leg.*	extrémité
ukuboneka	**availability** *A person or thing that is available.*	disponibilité
ukuboneka	**emergence** *Coming into prominence.*	apparition
ukuboneza imbyaro	**family planning** *Birth control.*	planification familiale
ukubora	**putrefaction** *The rotting or decaying of organic matter.*	putréfaction
ukubora kw'amenyo	**caries** *Referring to decay or death of a tooth.*	carie
ukububika amazi munsi y'urukoba	**edema** *Extravascular fluid accumulation.*	œdème
ukubyara	**parturition** *The process of giving birth.*	parturition
ukugera	**access** *Means of entry.*	accès
ukugira imisatsi myinshi	**hirsutism** *Abnormal growth on hair on a person's face and body.*	hirsutisme
ukugira inda; ugutwita	**pregnancy** *The period of being pregnant.*	grossesse
ukugobwa ururimi	**aphasia** *Diminished ability to communicate via speech or writing.*	aphasie
ukugogora	**digestion** *The process of enzymatic breakdown of food in the alimentary canal.*	digestion
ukuguru	**leg** *One of two lower extremities.*	jambe
ukuguru cyangwa ukuboko k'umuntu	**limb** *An extremity or branch.*	membre
ukumira	**ingestion** *The intake of food or liquid orally.*	ingestion
ukunuka mu kanwa	**halitosis** *Foul odor emanating from the mouth.*	halitose
ukunyara (kunyara)	**micturition** *Synonym of urination.*	miction
ukurasa umutsi	**phlebotomy** *The removal of blood for testing or as a therpeutic intervention.*	phlébotomie
ukureguka	**dilatation** *The process of becoming wider or larger.*	dilatation
ukutajya mu mugongo	**amenorrhea** *The absence of menses.*	aménorrhée
ukuva amashira (igituba)	**discharge, abnormal vaginal** *Purulent vaginal secretions.*	sécrétions vaginales purulentes
ukuva amashira (ugutwi)	**discharge, ear** *Otic secretions.*	sécrétions auriculaires
ukuvanamo impyiko	**nephrectomy** *Surgical removal of a kidney.*	néphrectomie
ukuzibiranwa	**asphyxia** *A condition exhibited by a lack of oxygen and subsequent loss of consciousness or death.*	asphyxie
ukuzikwa	**shock** *A condition characterized by systemic hypoperfusion.*	choc
ukwa	**apart** *Separated by a distance.*	séparé
ukwaha	**armpit** *A common term for axilla.*	aisselle
ukwaha	**axilla** *The hollow beneath the arm.*	aisselle
ukwangiza imyanyandangagitsina	**abuse (sexual abuse)**	abus
ukwatira mu ibyara	**episiotomy** *A surgical incision of the vagina used to aid childbirth.*	épisiotomie
ukwibuka birenze urugero	**hypermnesia** *Unusually good memory.*	hypermnésie
ukwima	**deprivation** *The lack of a necessity.*	privation
ukwirukana	**expulsion** *Evacuation or elimination.*	expulsion

160

Kinyarwanda	English	French
ukwiziga	**management** *The process of dealing with things or people.*	prise en charge
umiywyo; ubrakari	**rabies** *An infectious viral disease transmitted through the bite of a mammal. Symptoms include hydrophobia, pharyngeal spasms and hyperactivity.*	rage
umubabaro; agahinda	**grief** *Deep sorrow.*	dolore, chagrin
umubavu; ipomade	**balm** *A topical medical preparation.*	baume
umubiri	**epidermis** *The skin cells overlying the dermis.*	épiderme
umubiri	**flesh** *The tissue between the skin and bones.*	chair
umubu	**mosquito**	moustique
umubyaza	**midwife** *A person trained to assist in childbirth.*	sage-femme
umubyibuho	**corpulence** *Fatness.*	corpulence
umubyibuho ukabije	**obesity** *Having a body mass index over 30kilograms/meters squared.*	obésité
umubyimbyi	**swelling** *An abnormal enlarged from fluid collection.*	gonflement; tuméfaction
umubyindi ; amabyi	**feces** *Excrement.*	1. fèces 2. selles
umubyindi; amalyi	**excrement** *Feces. (slang term = poop)*	excrément (caca)
umudendezo; umuti w'ibibazo	**relief** *Alleviation from pain or discomfort.*	soulagement
umufasha	**accessory** *Complimentary or concomitant.*	accessoire
umuforom (umuforomokazi)	**nurse** *A person trained to care for the sick. (female nurse)*	infirmier (infirmière)
umufunzo	**gangrene** *Tissue death from either impaired blood flow or an infection.*	gangrène
umugabo	**man** *Male human.*	homme
umuganga	**doctor**	médecin
umuganga	**physician** *Medical practitioner.*	médecin
umuganga buvura indwara zo mu gutwi, mu mazuru no mu mihogo	**otolaryngologist** *Surgical specialist concerned with organs of the ears, nose and throat.*	otorhinolaryngologie (ORL)
umuganga ubaga	**surgeon** *A physician who performs surgery.*	chirurgien
umuganga ushinzwe indwara z'impyiko	**nephrologist**	nephrologiste
umuganga ushinzwe kubaga no gusimbura ingingo	**transplant surgeon** *Surgeon in charge of transplantation of organs and tissue.*	chirurgien chargé de la transplantation des organes
umuganga w'abagore	**obstetrician** *A physician who specializes in the management of pregnancy, labor and the peuperium.*	1. accoucheur 2. obstétricien
umuganga w'abana	**pediatrician** *Physician who is a specialist in pediatrics.*	pédiatre
umuganga w'amaso	**ophthalmologist** *A physician specializing in diseases of the eye.*	ophtalmologiste
umuganga w'amenyo	**dentist** *A professional capable of treating diseases of the teeth and gums.*	dentiste
umugarura; ikigega	**vein** *A vessel carrying blood back toward the heart.*	veine
umugezi	**stream** *The flow of a liquid.*	courant
umugongo	**back** *The back of a person from the neck to the buttocks.*	dos
umugore ugirana n'undi mugore	**lesbian** *A woman with same gender preference.*	lesbienne

161

Ugereranyije-zona		
Kinyarwanda	**English**	**French**
umuhanga	**wise** *Possessing much knowledge.*	sage
umuheha w'amaraso	**blood vessel**	vaisseau sanguin
umuheha w'ugutwi	**eustachian tube** *The muscular canal that connects the tympanic membrane with the pharynx*	trompe d'Eustache
umuhengeri (umwaduko w'indwara)	**outbreak (of a disease)** *A sudden start of a disease in a population.*	épidémie
umuhishwa; umudigi	**abdominal swelling**	gonflement abdominal
umuhogo	**throat** *The anterior aspect of the neck.*	gorge
umuhogo w'ibiryo	**esophagus** *The muscular tube that connects the throat to the stomach.*	œsophage
umuhondo	**jaundice** *Yellowing of the sclerae and skin because of excessive bilirubin in the blood.*	jaunisse
umuhondo	**yellow** *A color between green and orange in the spectrum*	jaune
umuhora w'ugutwi	**auditory canal, external** *Also called the external acoustic meatus; it leads from the auricle to the tympanic membrane.*	méat acoustique externe
umujyana; umumisha	**artery** *Vessel that carries oxygenated blood from the heart to the periphery.*	artère
umukandara	**belt** *A strap used to hold clothing up.*	ceinture
umukasi	**scissors** *A cutting instrument with two blades, joined at the middle.*	ciseaux
umukaturo	**sling** *A device used to give support to an injured extremity.*	écharpe 2. fronde
umukaya	**tendon** *Fibrous tissue that connects muscle to bone.*	tendon
umukecuru	**old woman**	vieille femme
umukingo	**talus** *The most superior tarsal bone that articulates with the tibia.*	talus
umukobwa	**daughter**	fille
umukondo	**belly button** *A common term for umbilicus.*	nombril; ombilic
umukondo	**navel** *Umbilicus.*	nombril; ombilic
umukondo	**umbilicus** *The scar that denotes the end of the umbilical cord.*	1. nombril 2. ombilic
umukorerabushake	**volunteer** *A person who performs work without expecting compensation.*	bénévole
umukungwa; ururreri	**umbilical cord** *The stalk between the placenta and the unborn infant.*	cordon ombilical
umumaro	**function** *An activity natural to a person or thing.*	fonction
umunaniro	**lethargy** *Absence of energy.*	léthargie
umunengetsi	**indolent** *1. Causing little pain. 2. Slow healing ulcer.*	1. indolent 2. torpide
umunengetsi	**somnolence** *Drowsiness.*	somnolence
umunota	**minute** *A unit of time.*	minutes
umuntu	**human** *Homo sapien.*	humain
umuntu uri hafi gupfa	**moribund** *Near death.*	moribond
umunwa wo hasi	**lip, lower** *Labium inferius oris.*	lèvre inférieure
umunwa wo hejuru	**lip, upper** *Labium superius oris.*	lèvre supérieure
umunyama	**ectropion** *Eversion of the eyelid, usually the lower lid.*	ectropion

162

Ugereranyije-zona		
Kinyarwanda	**English**	**French**
umunyankondo	cecum *The portion of the bowel between the ileum and and the ascending colon.*	cæcum
umunyorogoto	nematode *An endoparasite belonging to the class of the Nemathelminthes including roundworms and threadworms.*	nématode
umunyu	salt *Typically referring to sodium chloride.*	sel
umunzani	scale *A device to check a person's weight.*	balance
umupanga	machete	machette
umupfu	cadaver *A dead body.*	cadavre
umupfumu	witch doctor	sorcier
umura; nyababyeyi	uterus *The hollow organ in the female pelvis where a fertilized ovum embeds and grows.*	utérus
umurambo	corpse	cadavre
umurari	strabismus *An anomaly of ocular movement.*	strabisme
umurawanyi	aggression *Violent or hostile behavior.*	agression
umurerantanga	ovary *One of a paired of female reproductive glands containing oocytes.*	ovaire
umuriro	febrile *Presence of an supraphysiologic temperature.*	fébrile
umuriro	fever *A temperature above the normal range.*	fièvre
umuriro	hyperpyrexia *Fever.*	hyperpyrexie
umuriro	pyrexia *Fever.*	pyrexie
umuruho; umunaniro	fatigue *Tiredness and exhaustion.*	fatigue
umurundi; ruseke	shin *Refers to the anterior tibial region.*	face antérieure du tibia
umurundi; ruseke	tibia *The larger of two long bones in the lower leg.*	tibia
umurwayi	casualty *A person who is killed or seriously injured.*	accidenté
umurwayi	patient *The client being treated for a medical or surgical condition.*	1. malade 2. patient
umurwayi	sick person	malade
umurwaza; umufasha	caregiver *A person who provides care to another.*	1. aidant 2. soignant
umurya; umutsi	ligament *A band of fibrous connective tissue that connects two bones or cartilage.*	ligament
umuryango	family	famille
Umuryango umuntu akomokamo	hereditary *That which is transmitted genetically*	héréditaire
umusanzu	assessment *An medical evaluation.*	bilan
umusatsi	hair (of head)	cheveux de la tête
umusaza	elderly *Advanced in years.*	personnes âgées
umusaza	old man	vieil homme
umusazi	Alzheimer's disease *A dementia of unknown cause or pathogenesis.*	Alzheimer, maladie d'
umusego	cushion *A pillow or stuffed pad used to sit on.*	coussinet
umusego	pillow *An encased fabric covering soft material used for a cushion.*	oreiller
umusemburo	yeast *A unicellular fungus.*	levure
umusesekare	excess *Surplus or overabundance.*	excès

163

Ugereranyije-zona		
Kinyarwanda	**English**	**French**
umushinga	**activity**	actomyosine
umushino; umusundi	**labium** *Referring to any lip shaped structure.*	lèvre
umushitsi	**shiver** *A trembling.*	frisson
umushyukwe	**erection**	érection
umusinzi	**alcoholic** *A person with alcohol dependence.*	1. alcoolique 2. éthylique
umusokoro	**bone marrow** *The soft material filling the cavity of bones.*	moelle osseuse
umusonga	**pneumonia** *Inflammation of the lung due to an infection caused by a virus or bacterium.*	pneumonie
umusundwe	**leech** *An annelid used in some tropical regions for drawing out blood; they have an anticoagulant effect locally and have been attached to digits of persons with acute peripheral ischemia.*	sangsue
umususu	**fear** *Fright or trepidation.*	crainte
umususwe	**meconium** *The first newborn feces which are green.*	méconium
umusuzi	**flatus** *Term for air that is expelled from the anus.*	faltulence; pet
umusuzi; ubwangati	**flatulence** *The gas expulsed from the anus.*	1. flatulence 2. météorisme
umuswa	**obtuse** *Rather insensitive or hard to understand.*	obtus
umutamiro	**mouthful** *A large quantity of something in one's mouth.*	bouchée
umuterahejuru	**starvation** *Death related to starvation.*	famine
umuti	**medicine** *A substance used for medical treatment or 2) the art and science of healing patients.*	médecine
umuti	**cure** *A remedy for a medical illness.*	guérison
umuti ugabanya ububabare	**analgesic** *A medication used to remove pain.*	analgésique
umuti ukiza	**curative** *A remedy capable of healing completely.*	curatif
umuti urenze urugero	**overdose** *An above normal dose of a medication.*	surdose
umuti w'amenyo	**toothpaste**	dentifrice
umuti w'inkorora	**expectorant** *A substance that promotes the secretion of sputum.*	expectorant
umuti wica ibiyege	**fungicide** *An agent that destroys fungus.*	fongicide
umuti wica uburondwe n'utundi dusimba	**acaricide** *A treatment for mite infestation.*	acaricide
umuti wuburozi	**antidote** *A medication that neutralizes a toxin.*	antidote
umuti y'inzoka	**anthelmintic** *An agent used to destroy worms.*	1. anthelminthique 2. vermifuge
umuti, idagara	**medication** *A substance used for medical treatment.*	médicament
umutima	**heart** *Muscular organ that pumps blood thru the circulatory system.*	cœur
umutima gutera cyane	**palpitation** *Sensation of a forceful, rapid, irregular heartbeat present after exercise or with anxiety.*	palpitation

164

Ugereranyije-zona		
Kinyarwanda	**English**	**French**
umutima w'iryinyo	**pulp** *The tissue filling the root canals of a tooth.*	pulpe
umutontomo	**grunting** *A low guttural sound used to describe a person with profound respiratory difficulty.*	grognement
umutsi	**blood stream** *Common term or the arterial or venous systems.*	circulation sanguine
umutsi w'ijosi	**carotid** *Referring to the large artery on each side of the neck.*	carotide
umutsi w'ijosi	**jugular vein (s)** *Includes the internal, external and anterior jugular veins.*	veine jugulaire
umutsima	**paste** *A thick, soft moist substance usually with medicine mixed in.*	pâte
umutungu	**frog** *A tailless amphibian that is short with long hind legs for jumping.*	grenouille
umutwe	**caput** *The head.*	chef d'un muscle
umutwe	**head**	tête
umutwe w'imboro	**glans penis** *The distal aspect of the penis.*	gland du pénis
umuvanda; uruhinja	**neonate** *The term for a newborn infant for the first four weeks.*	nouveau-né
umuvandimwe	**sibling** *A brother or sister.*	fratrie
umuvu w'amaraso	**hemorrhage** *Bleeding from a damaged blood vessel.*	hémorragie
umuvumba	**current** *Flow or stream.*	actuel
umuvumba	**flow** *Movement in a continuous stream.*	écoulement
umuyobora	**ureter** *The conduit between each kidney and the urinary bladder.*	uretère
umuyoboro w'amagege	**lymphatic** *Referring to the lymph system.*	lymphatique
umuyoboro w'inkari; umuvaruhago	**urethra** *The canal connecting the urinary bladder with the outside of the body.*	urètre
umuzimbwe	**anal ulcer** *An open wound near the anus.*	ulcère anal
umuzinga w'inzuki	**hives** *Urticaria*	urticaire
umwaka	**year** *A time period that covers 365 days.*	année
umwakura	**nerve** *A fibrous band made up of axons and dendrites that connects the nervous systems with other organs.*	nerf
umwakuranuko	**olfactory** *Referring to the sense of smell.*	olfactif
umwana	**child** *A person aged 1 to 8 years old. (male, female)*	enfant
umwanda	**dirty** *Unclean.*	sale
umwanda	**sludge** *A viscous fluid.*	fango
umwano	**groan** *A deep inarticulate sound made due to pain or despair.*	gémissement
umwanya	**interval** *An intervening time.*	écart
umwe mu mihore y'ikibuno	**gluteal** *Referring to the gluteus.*	glutéal
umwenge	**orifice** *Synonym of foramen.*	orifice
umwenge w'inkari	**meatus, urethral** *The distal opening of the urethra in the male or female.*	méat urétral
umwenge w'inkari; uruyariro	**urethral meatus**	méat urétral
umwenge y'izuru; umuheha w'izuru	**nostril** *One of two openings in the nose used for air passage.*	narine
umweru	**white** *Of the color of snow.*	blanc

165

Kinyarwanda	English	French
umwijima	**liver** *A large glandular organ in the right upper quadrant that functions in digestive processes, as well as, neutralizing toxins.*	foie
umwikubekabiri	**square root** *The result noted when a number is multiplied by itself.*	racine carrée
umwimerere	**atypical** *Not usual.*	atypique
umwingo	**goiter** *Swelling of the thyroid gland.*	goitre
umwingo	**thyroid disease**	maladie de la thyroïde
umwino	**dose of medicine given by enema**	dose de médicament administré par lavement
umwobo	**crevice** *A narrow opening.*	crevasse
umwoyo	**rectum** *The terminal portion of the digestive tract extending from the distal sigmoid to the anus.*	rectum
umwuka	**air**	air
umwuka	**breath** *One respiration.*	haleine
umwuka	**ozone** *A toxic chemical that has profound oxidizing properties. It has three atoms in its molecule compared with oxygen which has two.*	ozone
umwuma	**dehydration** *The status of having a decrease in total body water.*	déshydratation
urubanza	**hearing** *Auditory perception.*	1. audition 2. ouïe
urubavu	**rib** *A series of curved paired boney articulations protecting the thorax.*	côte
urubibi	**demarcation** *Having a fixed boundary.*	démarcation
urubori	**sting** *A small puncture as in a bee sting.*	dard
urubuto	**offspring** *One's children.*	progéniture
urufuro	**blister** *Common term for bulla.*	cloque
urufuro	**foam** *A mass of small bubbles in a liquid.*	1. mousse 2. spume
urugero	**amount** *The total or the aggregate.*	montant
urugohe (ingohe)	**eyelash** *Each of the short hairs on the eyelid.*	cil
uruguma	**cut** *An incision.*	incision
uruhago	**bladder, urinary** *Vestibule for urine prior to being expelled via the urethra.*	vessie urinaire
uruhago nwienka ni; uruhago rw'inkari	**urinary bladder** *The organ collecting urine from the ureters prior to discharge via the urethra.*	vésicule urine; vessie urinaire
uruhande	**side** *A position medial or lateral to center.*	côté
uruhanga	**forehead** *Section of the face from the hairline to the eyebrows.*	front
uruhekenyero	**temporomandibular joint** *The hinged joint of the temporal bone and mandible.*	articulation temporo-mandibulaire
uruhinja	**baby** *A newborn.*	bébé
uruhinja	**infant** *Newborn.*	nourrisson (jusqu' à 12 mois)
uruhitwe; impiswi	**diarrhea** *Increase in frequency and a loose consistency of the stools.*	diarrhée
uruhu	**dermis** *The "true skin" that lies beneath the epidermis.*	derme
uruhu	**skin** *Flesh.*	peau
urukebu	**stiff-neck** *Cervical sprain with reduced range of motion.*	raideur de la nuque

166

Kinyarwanda	English	French
urukebu	**torticollis** *A condition exhibited by the head being turned to one side continuously.*	torticolis
urukenyerero	**waist** *The part of the body between the ribs and the hips.*	taille
urukerera	**impetigo** *A contagious superficial pyoderma, caused by Staphylococcus aureus and/or group A streptococci.*	impétigo
urukingo	**vaccine** *A solution of attenuated microorganisms given to prevent or treat a disease.*	vaccin
urukiryi	**spinal cord** *The bundle of nerves that with the brain comprise the central nervous system.*	moelle épinière
urukogoso; urushyi rw'ukuboko	**scapula** *Medical term for the shoulder blade.*	1. omoplate 2. scapulaire
urukondo	**affinity** *To have a natural liking for.*	affinité
urukweto	**shoe** *Article of clothing worn on each foot.*	chaussure
urumeramusatsi	**scalp** *The skin covering the head except for the face.*	1. cuir chevelu 2. scalp
urumeza	**goose bumps** *Cutis anserina.*	chair de poule
urumogi	**cannabis** *A plant from the Cannibidaceae family that is known for its psychotropic effects.*	1. cannabis 2. haschisch
urunyo	**maggot**	asticot
urupfu	**death** *The action of dying.*	décès
urura	**intestine** *A general term used for the section of bowel from the stomach to the anus.*	intestin
urureka	**withdrawal** *The action of being without drugs or alcohol.*	sevrage
ururenda	**mucus** *A substance secreted by mucous membranes.*	mucus
ururimi	**tongue** *The fleshy muscular organ of the mouth.*	langue
ururo runini	**intestine, large**	grêle, gros
ururo rw'amuta	**intestine, small**	intestin, petit
urusenge rw'akanwa	**palate** *The roof of the mouth.*	palaise
urushinge	**needle** *The slender cylindrical device attached to a syringe.*	1. agacer 2. aiguille
urushinge	**syringe** *A device used for administering medication through various routes.*	seringue
urushwima	**ascites** *Serous fluid in the abdominal cavity.*	ascite
urushyi	**hand, palm of**	main, la paume de
urusobe nyadusoko	**endocrine** *Referring to glands that secrete hormones and other chemicals into the blood.*	endocrine
urusoro	**embryo** *The term used to describe a fertilized ovum in the first 8 weeks of development.*	embryon
urusoro	**fetus** *Medical term for the infant prior to birth.*	fœtus
urusorongo	**sparing** *Economical.*	économe
urusya; insya	**pubic hair** *Hair present in the perineal area.*	poil due pubis

167

Ugereranyije-zona		
Kinyarwanda	**English**	**French**
uruta	**peritoneum** *The serous membrane covering the abdominal organs and lining the abdominal walls.*	péritoine
urutambi	**wick** *A drain using a thin piece of cloth or tubing.*	mèche
urutezi	**perineum** *The area between the anus and scrotum or anus and vulva.*	périnée
urutezo	**hymen** *A membrane in the vagina.*	hymen
uruti rw'umugongo	**backbone** *Spine, vertebral column.*	colonne vertébrale; échine
uruti rw'umugongo	**vertebral column** *The cervical, thoracic and lumbar vertebrae.*	colonne vertébrale
urutirigongo	**spine** *The spinal column or a thorny protrusion.*	1. épine 2. rachis 3. colonne vertébrale
urutoke (intoki)	**finger (fingers)** *Any of the five digits on the hand.*	doigt
urutoke cyangwa ino	**digit** *Finger or toe.*	doigt
urutugu	**shoulder** *The joint were the scapula joins the clavicle and humerus. (right shoulder, left shoulder)*	épaule
uruzi rw'inda	**amniotic fluid** *The fluid surrounding the fetus.*	liquide amniotique
urwagashya	**spleen** *The visceral organ that is involved with production and removal of blood cells.*	spleen
urwara	**fingernail** *Thin horny plate over the dorsal aspect of the end of finger.*	ongle de la main
urwara	**nail** *The hard surface on the dorsal surface of the toes or fingers.*	ongle
urwara rw'ino	**toenail** *The nail at the tip/dorsal aspect of each toe.*	ongle de pied
urwaragurika; urwaye	**weak** *Feeble or deconditioned.*	1. faible 2. chétif
urwasaya rwo hejuru	**maxilla** *The upper jaw that also forms the inferior portion of the orbit and part of the nose.*	maxillaire supérieur
urwayaya	**bronchus** *The major air channels that bifurcate from the distal trachea.*	bronche
urwaye isukari	**diabetic** *A person who has diabetes mellitus.*	diabétique
urwego	**grade** *A level of rank or quality.*	1. degré 2. rang
urwego rw'amaraso	**blood grouping** *Testing blood to determine which type should be used for transfusion.*	groupage sanguin
urwibutso	**memory** *Ability to remember.*	mémoire
urwoya	**hair (of body)**	poils du corps
urwubati	**sheath** *A covering.*	gaine
urwungano	**organ** *A part of the body that is self contained and serves a vital function.*	organe
urwungano rw'ibyara	**genitourinary** *Referring to the urinary system through the organs or urine excretion.*	génito-urinaire
urwungarw'ihumeka	**respiratory** *Referring to respiration or the organs of respiration.*	respiratoire
urwunngano rw'inkari	**urinary tract** *The organs and canals associated with urine secretion including the kidneys, ureters, bladder and urethra.*	voie urinaires
ushaje	**obsolete** *No longer in use; antiquated.*	désuet

168

Ugereranyije-zona		
Kinyarwanda	**English**	**French**
utuherehere	**chalazion** *A chronic granuloma of a meibomian gland.*	chalazion
utwarira indyo	**right-handed** *Having a preference to use the right hand.*	droitier
uwitonze	**discrete** *Separate and distinct.*	discret
VIH/SIDA	**HIV** *Abbreviation for human immunodeficiency virus.*	VIH, virus de l'immunodéficience humaine
w'ubwenge buke	**feeble-minded** *Antiquated term used to describe a person unable to make seemingly simple decisions because of a cognitive impairment.*	arriéré
waheze mu buriri	**bedridden** *Term used to indicate one is so ill they cannot get out of bed.*	grabataire
y'umutima	**cardiac** *Referring to the heart.*	cardiaque
yica	**fatal** *Lethal.*	fatal
yumvikana	**widespread** *Encompassing or spanning.*	répandu
zahabu	**gold** *Precious metal with atomic number of 79.*	or
zeru	**zero** *No quantity.*	zéro
zona	**shingles** *A reactivation of herpes zoster.*	zona

169

Kinyarwanda	English	French
kubaga	**operate on, to**	à opérer sur
kwimyira	**blow one's nose, to**	à se moucher
guca intege	**prostration** *Profound exhaustion.*	abattement
ikibyimba	**abscess** *A localized collection of pus.*	abcès
ikibyimba (igishyute) cyo mu maraka	**tonsil abscess**	abcès amygdalien
igikaca	**breast abscess** *Pus collection in the breast.*	abcès du sein
inda	**abdomen** *The portion of the body bordered by the diaphragm and the pelvis.*	abdomen
idoma; umudigi	**distended abdomen**	abdomen distendu
kibyimbye	**swollen (distended) abdomen**	abdomen distendu
kidasanzwe	**aberrant** *Different than normal.*	aberrant
ugukura	**ablation** *Surgical removal or amputation.*	ablation
ikurwaho	**removal** *The act of removing something.*	ablation 2. enlèvement
kibyibushye cyane	**bulky** *Voluminous or substantial.*	abondant
ibura	**absence of**	absence de
kabisa	**absolute**	absolu
inyunyuza	**absorption (intestinal absorption)**	absorption
kwanga	**withhold, to** *To refuse to give something.*	abstenir
ukwangiza imyanyandangagitsina	**abuse (sexual abuse)**	abus
umuti wica uburondwe n'utundi dusimba	**acaricide** *A treatment for mite infestation.*	acaricide
guhihibikanyw	**accelerate** *(To accelerate the healing process).*	accélérer
ukugera	**access** *Means of entry.*	accès
umufasha	**accessory** *Complimentary or concomitant.*	accessoire
gisida, icyago, irango, ishyano	**accident**	accident
indwara y'bwonko bita STROKE	**stroke** *Common term for cerebrovascular accident.*	accident vasculaire cérébral
umurwayi	**casualty** *A person who is killed or seriously injured.*	accidenté
gusohoza	**accomplish, to** *Achieve.*	accomplir
isezerano	**agreement** *Accordance in opinion or feeling.*	accord
ivuka; ukubyara	**childbirth** *Parturition; the process of labor and delivery of an infant.*	accouchement
kubyara	**delivery** *The process of giving birth.*	accouchement
umuganga w'abagore	**obstetrician** *A physician who specializes in the management of pregnancy, labor and the peuperium.*	accoucheur 2. obstétricien
iyongerwa	**increment** *An increase on a fixed scale.*	accroissement
aside	**acid** *Substance with a pH less than 7.*	acide
ubukarihe	**acidity** *Referring to an acid state.*	acidité
igishishi	**acne** *Inflamed or infected sebaceous glands.*	acné
indwara y'ibiheri byo mu maso	**acne vulgaris** *Chronic acne occurring on the face, chest and back of youth.*	acné vulgaire
nkizabupfamatwiburagi	**acoustic** *Referring to the auditory system.*	acoustique
igitaku	**acute** *Abrupt onset.*	actine
umushinga	**activity**	actomyosine
umuvumba	**current** *Flow or stream.*	actuel
magingo aya	**currently** *Presently.*	actuellement
guhaza	**adequate** *Sufficient.*	adéquat 2. convenable

à opérer sur-cheville		
Kinyarwanda	**English**	**French**
ubudahemuka	**adherence** *To stick to something figuratively or literally.*	adhérence
ubugimi; ubukumi	**adolescence**	adolescence
inkumi (umusore)	**adolescent -female (male adolescent)**	adolescente (adolescent mâle)
simfite umuriro	**afebrile** *Absence of fever.*	afébrile 2. aprétique
kwemeza	**affect** *The expression of emotions or feelings.*	affect
urukondo	**affinity** *To have a natural liking for.*	affinité
imvugo ubuhamya bwaditse	**statement** *A written or oral commentary.*	affirmation
urushinge	**needle** *The slender cylindrical device attached to a syringe.*	agacer 2. aiguille
ano, imyaka y'amvuka, urugero	**age** *Length of life.*	âge
gupfukama	**kneeling** *Being on one's knees as in the prayer position.*	agenouillé
kugezwayo	**worsen, to** *To deteriorate.*	aggraver, s'
kwica	**assault**	aggression
igishyika	**agitation** *A state of extreme emotional disturbance.*	agitation
imibereho mibi	**agony** *Anguish or torment.*	agonie
ubwoba bwo kujya ahagaragara mu ruhame	**agoraphobia** *The fear of being in a large open space.*	agoraphobie
kongera ingano	**enlargement** *Becoming bigger.*	agrandissement 2. augmentation de volume
icyemezo	**approval** *Accepting something as satisfactory.*	agrément
umurawanyi	**aggression** *Violent or hostile behavior.*	agression
umurwaza; umufasha	**caregiver** *A person who provides care to another.*	aidant 2. soignant
ubuvunnyi	**assistance** *The act of helping.*	aide
kubiha	**sour** *An acid or bitter taste.*	aigre
ubuvuzi nkomoka-bushinwa	**acupuncture** *Traditionally an aspect of Chinese medicine involving insertion of needles into the skin.*	aigu
rukuruzi	**magnet** *A piece of iron with atoms ordered to make it magnetic.*	aimant
imisumbi	**groin** *The genital region.*	aine
umwuka	**air**	air
ukwaha	**armpit** *A common term for axilla.*	aisselle
ıkwaha	**axilla** *The hollow beneath the arm.*	aisselle
kubara	**add, to** *To count.*	ajouter
ikosora	**adjustment** *A modification of a plan.*	ajustement
kubogora	**adjust, to** *To modify a plan.*	ajuster
inyemi	**albino** *A person who lacks pigment in the eyes, skin and hair.*	albinos
inzoga	**alcohol** *Ethanol or ethyl alcohol.*	alcool
umusinzi	**alcoholic** *A person with alcohol dependence.*	alcoolique 2. éthylique
agatama	**alcoholism** *An addiction to alcohol.*	alcoolisme
ikimera	**algae** *Nonflowering plants containing chlorophyll but without stems, roots, or leaves.*	algue
ubusazi	**insanity** *Referring to a serious mental illness.*	aliénation mentale

171

	à opérer sur-cheville	
Kinyarwanda	**English**	**French**
gusara	**insane** *A term not used in formal medical evaluations that when used by a layperson means a serious mental illness.*	aliéné 2. fou
ibiryo	**food** *Nutrition.*	aliment
kwonsa	**breastfeeding** *The process of giving milk to a baby via the nipple.*	allaitement maternel
konsa	**nurse, to** *To suckle or feed a baby at the breast.*	allaiter
genda ku bitaro	**go to the hospital, to**	aller à l'hôpital, à
genda kwa muganga	**go to the doctor, to**	aller chez le médecin, à
ifurutwa	**allergy** *An immune response by the body to a compound it is hypersensitive to.*	allergie
intambwe	**pace** *Consistent and continuous movement.*	allure
ibyangijwe	**impairment** *A specific disability.*	altération
umusazi	**Alzheimer's disease** *A dementia of unknown cause or pathogenesis.*	Alzheimer, maladie d'
gusanga	**amalgamate,to** *To make an amalgam by dissolving a metal in mercury.*	amalgamer
gutwalira intandi	**ambidextrous** *Ability to use both hands equal ability.*	ambidextre
ingobyi y'abarwayi; ambilansi	**ambulance** *A vehicle that carries the sick or injured.*	ambulance
koroherwa	**improved (physically), to be**	améliorer
ukutajya mu mugongo	**amenorrhea** *The absence of menses.*	aménorrhée
kugana	**bitter (taste)** *Having a harsh, unpleasant taste.*	amer
amibe	**amebiasis** *A condition in which one is infected with amebae, mostly commonly Entamoeba histolytica.*	amibiase
inyongera	**expansion** *Enlargement or increase in size.*	ampliation
ikinimfu (guca umwanya w'umubiri)	**amputation** *Typically referring to the surgical removal of a limb. (to amputate)*	amputation
amaraka	**tonsil** *A rounded mass of lymphoid tissue, most commonly referring to the pharyngeal tonsil.*	amygdale
gapfura	**tonsillitis** *Inflammation of the tonsils.*	amygdalite 2. tonsillite
umuti ugabanya ububabare	**analgesic** *A medication used to remove pain.*	analgésique
bisa	**analogous** *To resemble or be similar to.*	analogue
ingwizamurongo	**illiterate** *Unable to read or write.*	analphabète
guhuza umubiri	**anastomosis** *Surgical formation of a connection between two previously separate parts.*	anastomose
ubucukumbuzi	**anatomy** *The study of body structure.*	anatomie
ubumenyi bw'indwara	**pathology** *1. The branch of medicine dealing with the study of tissues and the forensic application. 2. Referring to a condition that is abnormal.*	anatomopathologie 2. pathologie
cyahise	**former** *Prior.*	ancien
kweruruka; ubukeneramaraso	**anemia** *Lower than normal red blood cell count.*	anémie
ikinya	**anesthesia** *Loss of sensation.*	anesthésie
anjine	**sore throat** *Common term for pharyngitis.*	angine

172

Kinyarwanda	English	French
akinjiro; impagarara	**anguish** *Significant mental or physical pain.*	angoisse
kibangutse	**brisk** *Rapid or fast.*	animé
ubuhindigiri	**ankylosis** *Abnormal immobility of a joint.*	ankylose
ankilositome inzoka yo mu nda	**hookworm** *A parasitic infection of the family Strongylidae that can cause anemia.*	ankylostome
impeta	**ring** *A small circular band.*	anneau
umwaka	**year** *A time period that covers 365 days.*	année
buri mwaka	**yearly** *Occurring once each year.*	annuel
kureka	**cancel, to** *To stop or revoke.*	annuler
kidasanzwe	**abnormal**	anormal
uhanganye	**antagonist** *A muscle or agent that acts in counteract to effects of another muscle or agent.*	antagoniste
akaboko	**forearm** *Segment of the arm from the elbow to wrist.*	antebrachium 2. avant-bras
imbere	**anterior** *Toward the front.*	antérieur
umuti y'inzoka	**anthelmintic** *An agent used to destroy worms.*	anthelminthique 2. vermifuge
iragara	**anthrax** *An infectious disease caused by Bacillus anthracis; there are cutaneous, inhalation and gastrointestinal syndromes.*	anthrax
antibiyotiki	**antibiotic** *A medication that inhibits or kills microorganisms.*	antibiotique
imbambizi	**antibody** *A protein that combines with and counteracts foreign substances.*	anticorps
umuti wuburozi	**antidote** *A medication that neutralizes a toxin.*	antidote
icyomoro	**antiseptic** *A substance that inhibits microorganism growth.*	antiseptique
innyo	**anus** *The body opening distal to the rectum.*	anus
amaganya; impungenge	**anxiety** *Nervousness or unease.*	anxiété
guhahalika; kudugarara	**anxious** *Experiencing nervousness or unease.*	anxieux
ruboroga	**aorta** *The large artery originating at the left ventricle and going to the pelvis where it bifurcates.*	aorte
ubujunjame	**apathy** *Lack of interest in one's environment or indifference.*	apathie
ubwenge	**apperception** *The ability to interpret sensory impressions.*	aperception
kutafungura	**aphagia** *The lack of eating.*	aphagie
ukugobwa ururimi	**aphasia** *Diminished ability to communicate via speech or writing.*	aphasie
gutsinda uruhenu	**flatten, to** *To make even.*	aplatir
ibuuteri	**brace** *A splint.*	appareil orthopédique; attelle
ukuboneka	**emergence** *Coming into prominence.*	apparition
ishyira	**appendix** *An appendage of the cecum.*	appendice
mugabuzi	**xiphoid process** *The inferior segment of the sternum.*	appendice xiphoïde
ishyira umugereka	**appendicitis** *Inflammation of the appendix.*	appendicite
apeti; ipfa uburyoherwe	**appetite** *A desire to eat.*	appétit
kuzana	**bring, to** *To carry or transport something.*	apporter

173

Kinyarwanda	English	French
amakenga	**apprehensive** *A fear that something unpleasant will happen.*	appréhension
uburezi	**learning** *The intentional acquisition of knowledge.*	apprentissage
ugereranyije	**approximate** *Nearly but not totally accurate.*	approximatif
cyegereye; hafi	**approximately** *Nearly but not completely.*	approximativement
inzobere	**apt** *Suitable in the circumstances.*	apte
ubushobozi	**aptitude** *A natural talent for something.*	aptitude
igitagangurirwa	**spider**	araignée
ingobyi	**cradle** *A bed for an infant.*	arceau 2. berceau
igikoroto	**silver** *A precious metal with atomic number 47.*	argent
gutongana	**argue, to** *To debate or reason. (quarrel)*	argumenter 2. discuter
w'ubwenge buke	**feeble-minded** *Antiquated term used to describe a person unable to make seemingly simple decisions because of a cognitive impairment.*	arriéré
umujyana; umumisha	**artery** *Vessel that carries oxygenated blood from the heart to the periphery.*	artère
rubagimpande; indwara ifata amahuriro y'amagufwa	**arthritis** *Joint inflammation.*	arthrite
ingingo	**articulation; joint**	articulation
ingingo	**joint** *Articulation of two adjacent bones.*	articulation
inyonga	**hip joint** *The lateral eminence of the pelvis from the waist to the thigh; it is formed by the iliac crest and greater trochanter.*	articulation cox-fémorale
uruhekenyero	**temporomandibular joint** *The hinged joint of the temporal bone and mandible.*	articulation temporo-mandibulaire
cy'ubukorikori	**artificial** *Not natural produced.*	artificiel
inzoka yo munda	**ascaris** *A nematode from genus intestinal lumbricoid parasite, also called round worm.*	ascaris
urushwima	**ascites** *Serous fluid in the abdominal cavity.*	ascite
imisusire	**appearance** *The way someone looks or presents.*	aspect
ukuzibiranwa	**asphyxia** *A condition exhibited by a lack of oxygen and subsequent loss of consciousness or death.*	asphyxie
igitosi	**drowsiness** *Sleepiness.*	assoupissement
gukora ibishoboka byose ngo	**ensure, to** *To make certain of.*	assurer de, s'
asima; ubuhwemo	**asthma** *An inflammatory disease of the lungs noteworthy because of reversible airway obstruction.*	asthme
urunyo	**maggot**	asticot
gisharira	**astringent** *An agent causing contraction of the skin.*	astringent
ubunyunyke	**atrophy** *A diminution in the size of a part.*	atrophie
kurindira	**expect, to** *To suppose or presume.*	attendre
kuba maso	**alert** *Being in a watchful, ready state.*	attentif
koroshya	**alleviate, to**	atténuer
umwimerere	**atypical** *Not usual.*	atypique
hirya	**beyond** *On the farther side.*	au-delà
hejuru	**above**	au-dessus

174

Kinyarwanda	English	French
igipimo c'amatwi	**hearing test** *Audiologic evaluation. (audiometry)*	audiométrie
urubanza	**hearing** *Auditory perception.*	audition 2. ouïe
ugutwi	**auricle** *The external portion of the ear.*	auricule 2. pavillon de l'oreille
gusuzuma	**auscultation** *The act of listening to sounds emanating from the body.*	auscultation
kandi, ndetse, na	**also**	aussi
gakondo	**indigenous** *Naturally occurring.*	autochtone
isuzumwary'umurambo kugira ngo bamenye icyishe nyirawo	**autopsy** *Examination of a body post-mortem in an attempt to determine cause of death.*	autopsie
ahagana	**around** *On every side of.*	autour
kumira	**swallow, to** *To cause something to pass down the esophagus.*	avaler
amayeri	**blind** *Absence of sight.*	aveugle
kubabara	**pain, to have**	avoir des douleurs
kuniga	**gag,to** *To choke or retch.*	avoir des haut-le-cœur
kuramukwa	**deliver, to be ready to (to have labor pains)**	avoir les douleurs du travail
kuba mu mugongo	**period, to have a (to menstruate)**	avoir leurs règles
guhanda, kuboba	**fear, to have** *Fright or trepidation.*	avoir peur
inda yavuyemo; ugukuramo inda	**abortion** *Premature expulsion of the fetus from the uterus.*	avortement
ugukuramo inda	**induced abortion** *Surgical or medical evacuation of the fetus.*	avortement provoqué
bagiteri	**bacteria** *Plural for any organism of the order Eubacteriales.*	bactéries
kwayura	**yawn** *Opening one's mouth and inhaling deeply due to sleepiness/boredom*	bâillement
kwiyuhagira	**bathing** *To wash oneself.*	bains
gushoka	**decline** *As in a decrease in status or health.*	baisse 2. déclin
umunzani	**scale** *A device to check a person's weight.*	balance
kurevangwa	**stammering** *The impulse to repeat the first letter of words and involuntary pauses while speaking.*	balbutiement
kidafite	**trivial** *Of little importance or value.*	banal
igipfuko	**bandage** *A strip of gauze used to immobilize or support.*	bandage
ibcsani	**emesis basin** *A small bowl used to catch vomitus.*	bassin de vomissements
inkoni	**cane** *Device used to aid walking (walking stick).*	bâton de marche
ugutera kw'umutima	**heart beat** *A single contraction of the heart.*	battement cardiaque
umubavu; ipomade	**balm** *A topical medical preparation.*	baume
cyasamye	**gaping** *Wide open.*	béant
byinshe	**A lot**	beaucoup
uruhinja	**baby** *A newborn.*	bébé
incuke, inshuke	**toddler, child age 1-3 years**	bébé, enfant âgé de 1-3 ans
kudedemanga	**stuttering** *Involuntary repetition of the first consonant.*	bégaiement 2. palisyllabie
umukorerabushake	**volunteer** *A person who performs work without expecting compensation.*	bénévole

175

Kinyarwanda	English	French
amitwara gipfura	**benign** *Not harmful.*	bénin
amabekire	**crutches** *Long metal or wooden sticks used for support while walking.*	béquilles axillaires
ubukene	**need** *A want or obligation.*	besoin
icyihutirwa	**urgency** *Emergency or priority.*	besoin impérieux
kubogama	**biased** *Prejudiced.*	biaisé
isomero	**library**	bibliothèque
ikizigira	**biceps** *A muscle with two heads usually referring to the biceps brachii which is used for forearm flexion.*	biceps
-zima (muzima) {Ni muzima.}	**healthy** *In good health.*	bien portant
inzoga, ibyeri	**beer** *A form of fermented alcohol. (banana beer)*	bière
gushamika	**bifurcate** *When one branch divides into two branches.*	bifurqué
umusanzu	**assessment** *An medical evaluation.*	bilan
magirirane	**bilateral** *Referring to both sides.*	bilatéral
indurwe	**bile** *An alkaline fluid secreted by the liver to aid digestion.*	bile
indwara ya bilariziyozi	**schistosomiasis** *A condition, sometimes known as bilharzia, which involves infestation with flukes of the genus Schistosoma.*	bilharziose ou schistosomiase
ikinyabuzima	**biology** *The study of living organisms.*	biologie
umweru	**white** *Of the color of snow.*	blanc
imitezi	**blennorrhea** *Discharge from the mucous membranes, usually referring to gonorrhea.*	blennorrhée
uburagaza; imitezi	**gonorrhea** *A sexually transmitted disease that is exhibited by purulent discharge from the vagina or penis.*	blénorragie
inkobore	**blepharitis** *Inflammation of the eyelids.*	blépharite
gukomeretsa	**injure, to** *To hurt or to wound.*	blesser
igikomere; imvune	**injury** *A wound, abrasion or contusion.*	blessure
ahagerwa n'isasu ry'imbunda isasu	**gunshot wound** *An penetrating injury sustained from a bullet.*	blessure par balle
bururu; bisa n'ijuru	**blue** *A color between green and violet.*	bleu
ikanzu	**gown** *A sterile gown used during surgical procedures.*	blouse 2. robe
kunywa	**drink, to** *To imbibe.*	boire
imbago	**border** *Margin.*	bord
ishyundu	**lump** *A protuberance.*	bosse 2. grosseur
akanwa	**mouth** *The orifice on the lower part of the face.*	bouche
umutamiro	**mouthful** *A large quantity of something in one's mouth.*	bouchée
ikibyimba	**puffiness** *Having a soft, swollen area.*	bouffissure
itabaza	**candle** *A cylindrical piece of wax with a central wick.*	bougie
inzara nyinshi	**bulimia** *Pathologic increase in hunger.*	boulimie
impinga bw'urutoke	**fingertip** *Distal aspect of a finger.*	bout du doigt
icupa, urusaro	**bottle** *A container used for the storage of liquids.*	bouteille 2. biberon
ingobyi	**stretcher** *A device used to carry a patient in the supine position.*	brancard 2. civière

176

Kinyarwanda	English	French
ukuboko	**arm** *One of two upper extremities.*	bras
gukonyoka	**broken (arm)** *Fracture of the arm.*	bras cassé
kibengerana	**bright** *Giving out a lot of light.*	brillant
urwayaya	**bronchus** *The major air channels that bifurcate from the distal trachea.*	bronche
gakonkwa; urwaye imiyoboro yo guhumeko	**bronchitis** *Inflammation of the mucous membranes of the bronchioles that causes bronchospasm and cough.*	bronchite
ikigatura	**bronchopneumonia** *Pneumonia that starts in the distal bronchioles.*	bronchopneumonie
uburoso	**brush** *Implement used for cleaning or for taking a tissue sample.*	brosse
uburoso bw'amenyo	**toothbrush** *Handheld instrument used to clean one's teeth.*	brosse à dents
amakore	**brucellosis** *A gram-negative bacteria in cattle that causes persistent fever in humans.*	brucellose
impuha	**whisper** *Speech in a volume that is barely discernible.*	bruit respiratoire
ubushye	**burn** *An injury caused by exposure to heat.*	brûlure
ikirungurira	**acid reflux** *Heartburn.*	brûlures d'estomac
ikirungurira	**heartburn** *Synonym of pyrosis.*	brûlures gastriques
ikigina	**brown** *Coffee-colored.*	brun
gitunguranye	**abrupt** *Suddenly or hastily.*	brusque
itama; cyo mu kanwa	**buccal** *Referring to the cheek.*	buccal
ubwonko bw'ingusho	**medulla oblongata** *The inferior portion of the brainstem.*	bulbe rachidien
irungu; kunkunyuka	**cachexia** *Generalized weakness and severe wasting.*	cachexie
umupfu	**cadaver** *A dead body.*	cadavre
umurambo	**corpse**	cadavre
umunyankondo	**cecum** *The portion of the bowel between the ileum and and the ascending colon.*	cæcum
agatsinsino	**calcaneus** *Commonly called the heel bone.*	calcanéum
kalisiyumu	**calcium** *A chemical element that is an essential component in teeth and bone.*	calcium
akabuye kko mu mpyiko	**gallstone** *Calculus produced in the bile duct or gallbladder.*	calcul biliaire
igipimo	**gauge** *The size or thickness of something. An 18gauge needle.*	calibre 2. jauge
ikinyeteri	**quiet** *Making little or no noise.*	calme
agatembadurwe	**bile ducts** *The structures that are conduits for passage of bile from the liver and gallbladder to the duodenum.*	canal biliaire
imiyoboroankari	**vas deferens** *The secretory duct of the testicle.*	canal déférent
indwara indakira; kanseri	**cancer; carcinoma** *A disease of uncontrolled abnormal cell growth.*	cancer
kanseri z'udusabo	**ovarian cancer**	cancer de l'ovaire
kanseri yo mu mura	**uterine cancer**	cancer de l'utérus
kanseri za nyababyeyi	**endometrial cancer**	cancer de l'endomètre
kanseri y'uruhu	**skin cancer**	cancer de la peau
kanseri yo mu mabya	**testicular cancer**	cancer des testicules
kanseri y'ubwonko	**brain cancer**	cancer du cerveau, le

177

à opérer sur-cheville		
Kinyarwanda	English	French
kanseri y'inkondo y'umura	cervical cancer	cancer du col utérin
kanseri yo mu bihaha	lung cancer	cancer du poumon
kanseri y'ibere	breast cancer	cancer du sein
ibwene	canine teeth *Located between the incisors and premolars.*	canine
urumogi	cannabis *A plant from the Cannibidaceae family that is known for its psychotropic effects.*	cannabis 2. haschisch
agatsi	capillary *A vessel that connects arterioles to venules.*	capillaire
y'umutima	cardiac *Referring to the heart.*	cardiaque
ubuhanga ku mutima n'indwara zawo	cardiology *A specialty of medical practice involve treatment and prevention of heart disease.*	cardiologie
indwara y'umutima	cardiomyopathy *Chronic cardiac muscle disease.*	cardiomyopathie
ukubora kw'amenyo	caries *Referring to decay or death of a tooth.*	carie
kubora ry'iryinyo	dental caries *Decay of teeth.*	carie dentaire
umutsi w'ijosi	carotid *Referring to the large artery on each side of the neck.*	carotide
kumena	break *A common term for a fracture in a bone.*	cassure
gukona	castration *Excision of the gonads.*	castration
ishaza ryo mu jisho	cataract *An opacity of an eye lens or the capsule.*	cataracte
indwara y'amaso	catarrh *Inflammation of a mucous membrane.*	catarrhe
baringa	nightmare *An unpleasant or frightening dream.*	cauchemar
ntandaro	causative *Something that induces an effect.*	causal
kirakaza	caustic *Abrasive or corrosive.*	caustique
isenga	cavity *Pouch or chamber.*	caverne
purize	socket *An anatomical hollow that is part of an articulation. (eyeball socket)*	cavité articulaire 2. douille 3. fourreau
Birakomeye!	This is difficult!	Ceci est difficile!
ubuhumyi	blindness *Absence of visual perception. (to be blind)*	cécité (être aveugle)
umukandara	belt *A strap used to hold clothing up.*	ceinture
ingaragu	single *Not married.*	célibataire
agasoro	cell *The smallest functional unit of an organism.*	cellule
hagati	center *A point equidistant from all sides.*	centre
ivuriro	health center *A physical location where patients are treated.*	centre de santé
uburibwe bw'umutwe	headache *Cephalgia.*	céphalée 2. mal de tête
kijanye n'umutwe	cephalic *Towards the head.*	céphalique
cyo mu bwonko	cerebral *Referring to the cerebrum.*	cérébral
ubukurugutwa	wax *Cerumen.*	cérumen
ubukurugutwi	cerumen *Waxy substance found normally in the external ear canals.*	cérumen
impiri y'urukiryi	cerebellum *The part of the brain in the posterior portion of the skull that controls muscle coordination and movement.*	cervelet

178

Kinyarwanda	English	French
kubagwa kugirango umwana aboneke.	**cesarean section** *Incision of the abdominal and uterine walls in order to deliver a fetus when natural delivery is not possible.*	césarienne
umubiri	**flesh** *The tissue between the skin and bones.*	chair
urumeza	**goose bumps** *Cutis anserina.*	chair de poule
utuherehere	**chalazion** *A chronic granuloma of a meibomian gland.*	chalazion
ubushyuhe	**heat** *The quality of being hot.*	chaleur
icyumba	**room** *A division in a building surrounded by walls.*	chambre
igihumyo; ikiyege	**fungus** *A spore-producing organism that feeds on organic matter.*	champignon
induru y'ibinyoro	**chancre** *The initial ulcer that is seen with primary syphilis.*	chancre
uburagaza	**chancroid** *A sexually transmitted disease caused by Haemophilus ducreyi that is exhibited by ulcers without indurated margins.*	chancrelle
itangizwa	**alteration** *The process of change or modification.*	changement
buri	**every** *Each or all possible.*	chaque
gusamaza	**tickle, to** *To lightly touch a person to cause one to laugh.*	chatouiller
gishyushye cyane	**hot** *Very warm.*	chaud
isogisi	**socks** *Worn on the feet before one puts on shoes.*	chaussettes
urukweto	**shoe** *Article of clothing worn on each foot.*	chaussure
umutwe	**caput** *The head.*	chef d'un muscle
umusatsi	**hair (of head)**	cheveux de la tête
akagombambari	**ankle** *The area of the ankle joint.*	cheville

179

Chirurgie-extrémité		
Kinyarwanda	**English**	**French**
igikorwa cyo kubaga	**surgery** *The incision of a body part using sterile technique in order to treat disease or injury.*	chirurgie
umuganga ubaga	**surgeon** *A physician who performs surgery.*	chirurgien
umuganga ushinzwe kubaga no gusimbura ingingo	**transplant surgeon** *Surgeon in charge of transplantation of organs and tissue.*	chirurgien chargé de la transplantation des organes
hamiro imitezi	**chlamydiosis** *A disease caused by the species Chlamydia.*	chlamydiase
ukuzikwa	**shock** *A condition characterized by systemic hypoperfusion.*	choc
amahitamo	**choice** *Selection or decision.*	choix
kolera; amacinya	**cholera** *An infectious disease exhibited by vomiting and diarrhea and caused by Vibrio cholerae.*	choléra
kongorera; guhwihwisa	**whisper, to** *To speak in a volume that is barely discernible.*	chuchoter
intego	**target** *An objective towards which efforts are directed.*	cible
inkovu	**scar** *The fibrotic tissue that forms at the site of a wound.*	cicatrice
urugohe (ingohe)	**eyelash** *Each of the short hairs on the eyelid.*	cil
umutsi	**blood stream** *Common term or the arterial or venous systems.*	circulation sanguine
umukasi	**scissors** *A cutting instrument with two blades, joined at the middle.*	ciseaux
gukomoza	**mention, to** *Refer to or allude to.*	citer
ihumbaguza	**blinking** *To open and close the eyelid rapidly.*	clignement
urufuro	**blister** *Common term for bulla.*	cloque
umutima	**heart** *Muscular organ that pumps blood thru the circulatory system.*	cœur
ijosi	**neck** *The part of the body that connects the body to the head.*	col 2. cou 3. nuque
inkondo y'umura	**cervix uteri** *The narrow end of the uterus.*	col de l'utérus
icyo mu nda	**renal colic** *Pain caused by passage of a calculus through the ureter.*	colique néphrétique
kore	**glue** *Plastic cements*	colle
uruti rw'umugongo	**vertebral column** *The cervical, thoracic and lumbar vertebrae.*	colonne vertébrale
uruti rw'umugongo	**backbone** *Spine, vertebral column.*	colonne vertébrale; échine
ikinini	**tablet** *A small disk of a compressed solid substance.*	comprimé 2. tablette
gukamura	**squeeze, to** *To apply pressure.*	comprimer
kubara	**count, to** *To determine a number.*	compter
imvubura	**duct** *Hollow tubular tissue used to carry fluid from a secretory organ.*	conduite; canal
ihomvu; amateshwa	**delirium** *An acute mental state exhibited by altered thought processes and restlessness.*	confusion mentale
kubwiriza	**advise, to** *To give counsel.*	conseiller
ingengamuntu	**personality** *Qualities that form a person's unique character.*	constitution
gihubukiwe	**blunt** *Having a flat or rounded end.*	contondant 2. émoussé

180

Kinyarwanda	English	French
igicuro	**muscle twitch**	contraction musculaire
ishimangira	**stress** *Strain or pressure.*	contrainte
inkorora; kokorishe	**whooping cough** *Pertussis*	coqueluche
kokelishe	**pertussis** *Synonym for whooping cough.*	coqueluche
imvumba z'amajwi	**vocal cords** *Paired folds of mucous membranes stretched across the larynx.*	cordes vocales
umukungwa; urureri	**umbilical cord** *The stalk between the placenta and the unborn infant.*	cordon ombilical
spermatic cord	**spermatic cord** *The structure containing the ductus deferens, testicular artery, and nerves that goes from the inguinal ring to the testis.*	cordon spermatique
ihembe	**horn** *A keratinized outgrowth.*	corne
igitotsi	**foreign body** *Term used to describe an object found in a body orifice that is not part of the body.*	corps étranger
umubyibuho	**corpulence** *Fatness.*	corpulence
urubavu	**rib** *A series of curved paired boney articulations protecting the thorax.*	côte
uruhande	**side** *A position medial or lateral to center.*	côté
icyahi	**diaper** *Undergarment worn to absorb urine in incontinent persons.*	couche de bébé
icyahi	**nappy** *Diaper*	couche de bébé
kubika inda	**lay face down, to**	couché sur le ventre
inkokora	**elbow** *The joint between the humerus and radius/ulna.(right elbow, left elbow)*	coude
kwitegereza	**glance** *A brief look at something.*	coup d'œil
kunoba n'ikirenge	**kick, to** *To strike an object with one's foot.*	coup de pied
gufunyanga	**kick within the womb, to**	coup de pied dans l'utérus
agacanzara	**nail clippers** *Device used to trim toenails or fingernails.*	coupe-ongles
umugezi	**stream** *The flow of a liquid.*	courant
ubutitsa	**on going** *Continuing,*	cours en
umusego	**cushion** *A pillow or stuffed pad used to sit on.*	coussinet
igiciro	**cost** *The fee or penalty.*	coût
imashini irerewamo uruhinja	**incubator** *A warming device for infants.*	couveuse 2. étuve 3. incubateur
igikororwa	**sputum** *A mixture of respiratory tract secretions and saliva.*	crachat
gucira amacandwe	**spit,to** *To expectorate or expel saliva from the mouth.*	cracher
umususu	**fear** *Fright or trepidation.*	crainte
ikinya; imbwa	**cramp** *A painful contraction of muscles.*	crampe
ibibazo bijyagucura	**menstrual cramps**	crampes menstruelles
igihanga	**cranium** *The skeleton of the head.*	crâne
ubumara	**cretinism** *A chronic condition caused by diminished thyroid hormone secretion.*	crétinisme
ikibaya	**hollow** *An indentation.*	creux
intege	**popliteal fossa** *The hollow in the posterior aspect of the knee joint.*	creux poplité; région poplitée
umwobo	**crevice** *A narrow opening.*	crevasse
agatereranzamba	**crisis** *A turning point in the treatment of a disease.*	crise

181

Chirurgie-extrémité		
Kinyarwanda	English	French
indwara y'umutima	heart attack *Myocardial infarction.*	crise cardiaque
ugukura	growth *The increase in physical size.*	croissance
amagaragamba	crust *Dried serous exudate covering a wound.*	croûte
mugiga ku SIDA	cryptococcal meningitis *A meningeal infection associated with AIDS.*	cryptococcose neuro-méningée
akayiko	teaspoon *A measure instrument that holds 5 milliliters of fluid.*	cuillère à café
akayiko	tablespoon *An eating utensil that holds 15milliliters of fluid.*	cuillère à soupe
ikiyiko	spoonful *A measurement that does not specify teaspoon or tablespoon.*	cuillérée
urumeramusatsi	scalp *The skin covering the head except for the face.*	cuir chevelu 2. scalp
ikibero; itako	thigh *The body region between the inguinal crease and knee.*	cuisse
umuti ukiza	curative *A remedy capable of healing completely.*	curatif
inono	cuticle *The dead skin at the base of the toenail or fingernail, also called the eponychium.*	cuticule
ibesani	basin *A small bowl used for washing.*	cuvette
kweruruka	cyanosis *Bluish discoloration of the skin and mucous membranes.*	cyanose
inyonjo	hunchback *Synonym of kyphosis.*	cyphose; gibbosité
gutuka	abuse, to (verbal abuse)	d'abuser (violence verbale)
gukomerka	injury, to have an *To have a wound.*	d'avoir une blessure
kubagwa	operation, to have an	d'avoir une opération
rero; kuva aha	hence *Thus.*	d'où
urubori	sting *A small puncture as in a bee sting.*	dard
Itariki yo kwinjira mubitaro	date of admission *Beginning date of hospitalization.*	date d'entrée
isabukuru y'amavuka	date of birth	date de naissance
igihe ntarengwa	deadline *Cutoff date.*	date limite
gusiba	abstain, to *To give up or to stop.*	de s'abstenir
kugenda	ambulate, to *To walk.*	déambuler
ubugugu	debility *Physical weakness.*	débilité
gutandukana mu ngingo	dislocation *The displacement of a bone when referring to an articulation.*	déboîtement 2. dislocation 3. luxation
impuzandengo	standing *Position or status.*	debout
ibanze	onset *The beginning of an event.*	début
guca umutwe	decapitate, to *The physical separation of the head from the body.*	décapiter
pfuye	dead *Deceased.*	décédée
ikinyacumi	decade *Ten years.*	décennie
urupfu	death *The action of dying.*	décès
igisebe	laceration *An injury that produced a cut in the skin or tissue such as a tear during childbirth.*	déchirure
inenge	defect *A shortcoming or imperfection.*	défaut
kunnya	defecation *The discharge of feces from the rectum.*	défécation 2. exonération

Chirurgie-extrémité		
Kinyarwanda	**English**	**French**
kunnya	**bowel movement** *The action of defecation or the solid waste itself.*	défécation; exonération
ubuke	**deficiency** *Insufficiency or deficit.*	déficit
ubumuga	**deformity** *A malformation or imperfection.*	déformation
kumira	**deglutition** *The process of swallowing.*	déglutition
urwego	**grade** *A level of rank or quality.*	degré 2. rang
ubujiji	**delusion** *A belief that is contradictory to rational thought.*	délire
ubusinzi	**delirium tremens** *A condition seen when alcohol is withdrawn which is exhibited by restlessness, hallucinations and tremors.*	delirium tremens
gushoka ry'ingobyi	**expulsion of placenta** *Passage of the placenta out the cervix after childbirth.*	délivrance
ubugengeri; ubuheri	**itch** *A sensation that makes one want to scratch.*	démangeaison
urubibi	**demarcation** *Having a fixed boundary.*	démarcation
ingendo	**gait** *The way one walks.*	démarche
ibisazi	**dementia** *A chronic brain disorder exhibited by memory loss, personality changes and faulty reasoning.*	démence
igice	**half** *Divided in two.*	demi 2. moitié
icya kabiri	**half-life** *The time a drug decreases its effect in half over time.*	demi-vie
Indwara ya dengue	**dengue** *A mosquito-borne viral disease exhibited by fever and joint pain.*	dengue
ubucucike	**density** *The denseness of an object.*	densité
iryinyo	**tooth** *One of a set of hard, bony enamel coated structure in the jaw.*	dent
muzitsa	**wisdom tooth** *Third molar.*	dent de sagesse
ikijigu	**tooth, chipped** *A tooth with a small piece broken off.*	dent ébréchée
kijanye n'amenyo	**dental** *Referring to teeth.*	dentaire
amenyo y'umusimbura	**denture** *A frame that holds artificial teeth.*	dentier
umuti w'amenyo	**toothpaste**	dentifrice
umuganga w'amenyo	**dentist** *A professional capable of treating diseases of the teeth and gums.*	dentiste
gusuzuma witonze	**screening** *An evaluation as part of a methodical study.*	dépistage
iyimura	**displacement** *Movement from normal position.*	déplacement
itangazo	**leaflet** *Cusp.*	dépliant
amajune; kugira umushiha	**depression** *A medical condition exhibited by profound despondency.*	dépression
icyena	**depressed** *Melancholy.*	déprimé
indwara inzana utuziga tw'umutuku ku mubiri	**ringworm** *A fungal skin infection exhibited by pruritic well circumscribed patches on the scalp or feet.*	dermatophytose
indwara y'uruhu	**dermatosis** *Any skin disease.*	dermatose
uruhu	**dermis** *The "true skin" that lies beneath the epidermis.*	derme
impera	**last** *Final.*	dernier
kumanuka	**descending** *Moving toward the inferior portion.*	descendant

183

Chirurgie-extrémité		
Kinyarwanda	**English**	**French**
kwambura	**disrobe, to** *To remove clothing.*	déshabiller
umwuma	**dehydration** *The status of having a decrease in total body water.*	déshydratation
imbambiramuze	**disinfectant** *A substance that kills bacteria.*	désinfectant
cyifuza	**craving** *An unusually strong urge for something.*	désir obsédant
kuyoberwa	**disorientation** *Mental confusion.*	désorientation
gukama	**desiccation** *The act of drying up.*	dessiccation
hepfo	**below** *Under.*	dessous
ushaje	**obsolete** *No longer in use; antiquated.*	désuet
guhwema	**catch one's breath, to**	détenir son souffle
gusubira inyuma	**deterioration** *Worsening in one's medical condition.*	détérioration
kugambirira	**ascertain, to** *Synonym of "to determine".*	déterminer
amaganya	**mourning** *A period of grieving.*	deuil
icyunamo	**bereavement** *The sorrow one feels with the loss of a loved one.*	deuil
inenge	**deviation** *Away from the norm. (deviation to the right)*	déviation
diyabeti	**diabetes mellitus** *A disease exhibited by a deficiency of the pancreatic hormone insulin.*	diabète sucré
urwaye isukari	**diabetic** *A person who has diabetes mellitus.*	diabétique
ikimenyetso	**diagnostic** *A specific symptom or characteristic.*	diagnostique
kubira icuya cane	**diaphoretic** *Exhibited by profuse perspiration.*	diaphorétique
isapfu	**diaphragm** *The muscular separation between the thoracic and abdominal cavities.*	diaphragme
uruhitwe; impiswi	**diarrhea** *Increase in frequency and a loose consistency of the stools.*	diarrhée
guhitwa	**diarrhea, to have**	diarrhée, pour avoir
indyo	**diet** *The kinds of food a person eats.*	diète 2. régime alimentaire
guhagarara	**postpone, to** *To delay.*	différer
ikibazo	**problem** *Difficulty or complaint.*	difficulté 2. problème
kugogora	**digest, to**	digérer
ukugogora	**digestion** *The process of enzymatic breakdown of food in the alimentary canal.*	digestion
ukureguka	**dilatation** *The process of becoming wider or larger.*	dilatation
kugabanuka	**decrease** *Becoming smaller or fewer.*	diminution
indwara yandura byihuse (imfite uburemere) izana umuriro mwinshi (intandara) ikanatera guhumeka biruhanyije no kumira. (ubutembwe)	**diphtheria** *A contagious bacterial disease characterized by a grey membrane on the pharynx along with respiratory or cutaneous symptoms; caused by Corynebacterium diphtheriae.*	diphtérie
kumugara igice c' umubiri	**diplegia** *The paralysis of both arms or both legs.*	diplégie
idisikuru	**speech** *Oral articulation.*	discours
uwitonze	**discrete** *Separate and distinct.*	discret

184

Kinyarwanda	English	French
kuvugana	discuss, to	discuter
kuvunika ku rutugu	dislocation, shoulder *Separation of the humerus from the scapula at the glenohumeral joint.*	dislocation, à l'épaule
gukuka	dislocate, to	disloquer
ukuboneka	availability *A person or thing that is available.*	disponibilité
kuboneka	available *Attainable, obtainable.*	disponible
agapira; inkongoza	intrauterine contraceptive device (IUD) *A device used to physically prevent the implantation of a fertilized ovum.*	dispositif intra-utérin 2. stérilet
ubucukumbuzi	dissection *Autopsy or postmortem exam.*	dissection
gusesa	dissemination *To be spread or dispersed widely.*	dissémination
isenywa	dissolution *Disintegration.*	dissolution
ugutanga	distribution *The manner in which something is shared or spread out.*	distribution
urutoke (intoki)	finger (fingers) *Any of the five digits on the hand.*	doigt
urutoke cyangwa ino	digit *Finger or toe.*	doigt
ino	toe *Any of the digits of of the feet.*	doigt de pied
umubabaro; agahinda	grief *Deep sorrow.*	dolore, chagrin
kubyara	bear, to *To give birth to a child.*	donner naissance
kwibaruka	give birth, to	donner naissance
kubyara	birth, to give	donner naissance; faire accoucher
kuvura	give a treatment, to	donner un traitement médical
gutetesha	pamper, to *Indulge with comfort and kindness.*	dorloter
gusinzira	sleep,to *The act of sleeping*	dormir
kijanye 'umugongo	dorsal *Referring to the back or back surface.*	dorsal
umugongo	back *The back of a person from the neck to the buttocks.*	dos
ugutanga umuti	dosage *The amount and frequency a medication is given.*	dosage
umwino	dose of medicine given by enema	dose de médicament administré par lavement
idosiye	file *Patient record or folder.*	dossier
kokoza	endow, to *To supply or provide for.*	doter
kabiri	double *Twice the size, quantity or strength.*	double
ububabare	pain *Physical suffering or discomfort.*	douleur
gisongoye	sharp (pain) *When describing pain, a piercing sensation.*	douleur exquise
kuramukwa	labor pains *The intermittent pain associated with uterine contractions.*	douleurs de l'enfantement; peine de l'accouchement
kibabaza	painful *Affected with pain.*	douloureux
ishuka	sheet (bed) *A rectangular fabric covering a bed.*	drap
kunyareguzwa	dribble urine, to *To slowly, drip-by-drip, release urine for example.*	dribbler urine
ikiyobyabwenge	drug *A medication, sometimes with negative connotation.*	drogue

185

Chirurgie-extrémité		
Kinyarwanda	**English**	**French**
ibiryo	**right** *Opposite of left.*	droit
utwarira indyo	**right-handed** *Having a preference to use the right hand.*	droitier
amatamatama	**milk, sheep's**	du lait de brebis
amara; nyawakira	**duodenum** *The portion of the small bowel between the stomach and jejunum.*	duodénum
gikomeye	**hard** *Rigid or very firm.*	dur
imyaka	**lifetime** *Duration of a person's life.*	durée de vie
amacinya	**dysentery** *A severe form of diarrhea with blood and mucous in the stool.*	dysenterie
Indwara yo kubira icyuya; ikimeme	**dyshidrosis** *Disregulation of sweating*	dyshidrose
Indwara yo kumira	**dysphagia** *Difficulty in swallowing.*	dysphagie
guhumeka nabi	**dyspnea** *Difficult breathing.(SOB)*	dyspnée
ububabare na kunyara	**dysuria** *Difficulty or pain upon urination.*	dysurie
amazi	**water** *A colorless, odorless liquid.*	eau
ugucuyura	**bleach** *A solution that includes sodium hypochlorite.*	eau de javel
amazi	**drinking water** *Water clean enough to ingest orally.*	eau potable
ibinyonga	**glare** *An angry stare.*	éblouissement
gishyushye cyane	**scald** *A burn injury from extremely hot water.*	ébouillanté
umwanya	**interval** *An intervening time.*	écart
igipfupfuli; imfunira	**ecchymosis** *Skin discoloration caused by bleeding beneath the epidermis.*	ecchymose
igisebe; imfunira	**bruise** *Common term for ecchymosis.*	ecchymose
impamyashusho	**specimen** *A sample for medical testing.*	échantillon 2. spécimen
iperereza	**sampling** *The taking of samples.*	échantillonnage
umukaturo	**sling** *A device used to give support to an injured extremity.*	écharpe 2. fronde
guturika	**burst, to** *To rupture.*	éclater
urusorongo	**sparing** *Economical.*	économe
umuvumba	**flow** *Movement in a continuous stream.*	écoulement
pamba ikoreshwa mu ivuriro	**swab** *An absorbent material used for cleaning wounds or applying ointment.*	écouvillon
ingabo	**shield** *A protective device, as in eye shield.*	écran
umunyama	**ectropion** *Eversion of the eyelid, usually the lower lid.*	ectropion
ifuro	**froth** *Covered with a mass of small bubbles.*	écume
Imimerere y'uruhu aho ruba umutuku, rukomeye (rukakaye) biatuma ushaka kuhakanda. (urukerera)	**eczema** *A medical condition exhibited by pruritic, red, scaly patches on the scalp, cheeks and extensor surfaces.*	eczéma
udafite amenyo	**toothless** *Edentulous.*	édenté
ingaruka nabi	**adverse effect** *In reference to medication use, it is an undesirable consequence of the drug.*	effet indésriable
inkurikizi	**side effect** *An expected but unwanted effect of a medication.*	effet secondaire
gikora neza	**efficacious** *Effective.*	efficace
akigoro	**effort** *Attempt or endeavor.*	effort
hamwe	**equal** *The same or uniform.*	égal

186

Kinyarwanda	English	French
igikaravu	**scratch** *A long, narrow superficial wound.*	égratignure
kurangiza	**ejaculation** *The emission of semen at the moment of sexual climax in a male.*	éjaculation
indwara y'imidido; umusozi	**elephantiasis** *A condition caused by nematode parasites leading to lymphatic obstruction and limb or scrotal swelling.*	éléphantiasis 2. lymphangite endémique tropicale
cyo hejuru	**high** *Elevated.*	élevé
gusokora	**raise, to** *To lift or bring up.*	élever
kure ya	**away from** *Separated from.*	éloigné de
kunyunyuka	**emaciation** *Abnormally thin and weak.*	émaciation
ubuzime bw'imiyoboro y'amaraso	**embolus** *A blood clot, air bubble or fatty deposit that cause obstruction of a vessel.*	embole
urusoro	**embryo** *The term used to describe a fertilized ovum in the first 8 weeks of development.*	embryon
imiti urutsa	**emetic** *An agent that induces vomiting.*	émétique
amaroto	**nocturnal emission** *Involuntary emission of semen at night.*	émission nocturne
ipomade	**emollient** *Having softening or soothing qualities.*	émollient
amarangamutima	**emotion** *An intense feeling.*	émotion
ikiraro	**span** *A distance between two objects.*	empan
kudedemanga	**slurring** *Indistinct yet comprehensible speech.*	empâtement
igipfuko	**plaster** *Dehydrated gypsum that has water added to it in order to immobilize fractured extremities.*	emplâtre 2. plâtre
ndetse	**indeed** *As a matter of fact.*	en effet
gusinda	**intoxicated, to be**	en état d'ébriété
byerkeranye	**related to** *Causally connected.*	en rapport avec
gutwita	**pregnant, to be**	enceinte
ubwonko	**brain** *A common term for cerebrum.*	encéphale; cerveau
mugiga yo mumutwe	**encephalitis** *Inflammation of the brain.*	encéphalite
icyorezo gature	**endemic** *When a disease is commonly found in a location or in a people group.*	endémique
urusobe nyadusoko	**endocrine** *Referring to glands that secrete hormones and other chemicals into the blood*	endocrine
gusinzira	**asleep** *To be in a dormant or inactive state.*	endormi
ubwana	**childhood** *The time between infancy and puberty.*	enfance
umwana	**child** *A person aged 1 to 8 years old. (male, female)*	enfant
akazongwe	**sick child**	enfant malade
intumbi	**stiff** *Not easily bent.*	engourdi
igitita	**numbness** *Decreased sensation to tactile stimuli.*	engourdissement
intambwe	**stride** *Walk with long definitive steps.*	enjambée
kinicyane	**enormous** *Very large.*	énorme
gifite amakaraza	**hoarse** *A rough, harsh sounding voice.*	enroué 2. rauque
amashure	**education** *Instruction or guidance.*	enseignement
Kubaga amara	**enterectomy** *Surgical resection of part of the intestine.*	entérectomie

Chirurgie-extrémité		
Kinyarwanda	English	French
indwara yo mumara	enteritis *Inflammation of the intestines.*	entérite
igishinja	stubbornness *Unwillingness to change a position or opinion.*	entêtement
guhonyora	sprain, to have a *A joint injury without fracture.*	entorse
imvune	sprain *A joint injury without fracture.*	entorse2. foulure
urutugu	shoulder *The joint were the scapula joins the clavicle and humerus. (right shoulder, left shoulder)*	épaule
ikiza; icyorezo	epidemic *Ubiquitous development of an infectious disease.*	épidémie
umuhengeri (umwaduko w'indwara)	outbreak (of a disease) *A sudden start of a disease in a population.*	épidémie
umubiri	epidermis *The skin cells overlying the dermis.*	épiderme
akameme	epigastrium *The section of the abdomen that overlies the stomach.*	épigastre
akamironko	epiglottis *Tissue at the base of the tongue that covers the trachea when one swallows.*	épiglotte
igicuri	epilepsy *A condition associated with abnormal brain activity and exhibited by sudden, recurrent convulsions, sensory disturbances and loss of consciousness.*	épilepsie
igicuro	epileptic seizure *A convulsion related to abnormal brain activity (as opposed to being precipitated by hypoglycemia.)*	épileptique crise
urutirigongo	spine *The spinal column or a thorny protrusion.*	épine 2. rachis 3. colonne vertébrale
ukwatira mu ibyara	episiotomy *A surgical incision of the vagina used to aid childbirth.*	épisiotomie
imyuna	epistaxis *Bleeding emanating from the nose.*	épistaxis
imyuna	nosebleed *Common term for epistaxis.*	épistaxis; saignement de nez
icyangwe	sponge *Sterile fabric used to soak up fluid during surgery.*	éponge
kuringanira	equilibrium *When opposing forces are in balance.*	équilibre
umushyukwe	erection	érection
isuri	erosion *The gradual destruction of surface tissue.*	érosion
ifuti; ikosa	error *Mistake or inaccuracy.*	erreur
ugutura umubi	eructation *Belch or burp.*	éructation
gutura umubi	belch, to *Eructate, to pass a small quantity of air from the stomach to the mouth.*	éructer
amashuya	skin rash *Dermal exanthema.*	éruption cutanée
icyizere cy'ubuzima	life expectancy *The length of time a person is anticipated to live.*	espérance de vie
cyishingiro	essential *Crucial or necessary.*	essentiel
igifu	stomach *Organ of digestion between the esophagus and small bowel.*	estomac
kitava	impervious *Not affected by.*	étanche
uko umuntu ameze mu mubiri	state *Status.*	état
kwitsamura	sneeze, to *To suddenly expel air from the nose and mouth because of nasal irritation.*	éternuer

Chirurgie-extrémité		
Kinyarwanda	**English**	**French**
inkomoko	**etiology** *The underlying cause of a problem.*	étiologie
kuniga	**choke, to** *To retch, cough or fight for breath.*	étouffer
isereri	**dizziness** *Sensation of losing one's balance.*	étourdissement
cya kure	**strange** *Unusual in an unsettling way.*	étrange
kuganya	**bereaved, to be** *The sorrow one feels with the loss of a loved one.*	être en deuil
gushira	**exhausted, to be**	être épuisé
kuwara (Ndarwaye.)	**ill, to be (I am ill.)**	être malade (je suis malade.)
kwihangana	**patient, to be** *To be unhurried.*	être patient
kuremba	**die, to be about to**	être sur le point de mourir
inkone	**eunuch** *A man who has been castrated.*	eunuque
gupfuba umurwayi abyisabiye	**euthanasia** *Killing someone painlessly who is thought to have a terminal condition.*	euthanasie
ihungisha	**evacuation** *The emptying of an organ of fluids or gas.*	évacuation
igenagaciro	**evaluation** *Assessment or evaluation.*	évaluation
kuraba	**faint** *Weak and dizzy.*	évanouissement
kwihandagaza	**evident** *Obvious.*	évident
gufomoza	**evisceration** *The removal of bowels from the body.*	éviscération
kubuza	**prevent, to** *To stave off or hinder.*	éviter
gikomeza	**progressive** *Developing gradually.*	évolutif 2. progressif
gutuma ikintu gikara	**exacerbation** *Worsening of an existing problem.*	exacerbation
isuzumwa	**examination** *Assessment or evaluation.*	examen
igipimo c'amaso	**eye test** *Catch all phrase for ophthalmologic examination.*	examen de la vue
ugusuzuma imikorere y'umubiri	**physical exam** *Examination of a client to assess their medical status.*	examen physique
umusesekare	**excess** *Surplus or overabundance.*	excès
umubyindi; amalyi	**excrement** *Feces. (slang term = poop)*	excrément (caca)
guhumeka hanze	**expire,to** *To exhale.*	exhaler
kuzura	**exhumation** *To remove a dead body from a grave.*	exhumation
umuti w'inkorora	**expectorant** *A substance that promotes the secretion of sputum.*	expectorant
gucira	**expectoration** *The presence of sputum that has been coughed out.*	expectoration
kwaduka	**flare-up** *A sudden worsening one's condition.*	explosion de colère
ukwirukana	**expulsion** *Evacuation or elimination.*	expulsion
kunyenya	**ooze, to** *To slowly leak.*	exsuder
inyongera	**extension** *Going from a bent to straight position.*	extenseur
cy'inyuma	**external** *Outside of the body.*	extracapsulaire
gutsembatsemba	**extirpate, to** *To totally destroy.*	extracellulaire
ukuboko cyangwa ukuguru	**extremity** *Refers to one arm or one leg.*	extrémité

189

Face-malaise		
Kinyarwanda	**English**	**French**
isura	**face** *Anterior aspect of the head from the forehead to the chin.*	face 2. figure
umurundi; ruseke	**shin** *Refers to the anterior tibial region.*	face antérieure du tibia
fagitire	**bill** *A financial statement that indicates how much one owes.*	facture
urwaragurika; urwaye	**weak** *Feeble or deconditioned.*	faible 2. chétif
ubushobozi	**weakness** *Feebleness.*	faiblesse
inzara	**hunger** *A sense of discomfort caused by a lack of food.*	faim
gucikanwa	**error, to make an**	faire une erreur
imiyoborantanga	**fallopian tubes** *Either of a pair of long narrow ducts located in a female's abdominal cavity that transport the male sperm cells to the egg.*	Fallope, trompes de
umusuzi	**flatus** *Term for air that is expelled from the anus.*	faltulence; pet
umuryango	**family**	famille
umuterahejuru	**starvation** *Death related to starvation.*	famine
umwanda	**sludge** *A viscous fluid.*	fango
yica	**fatal** *Lethal.*	fatal
umuruho; umunaniro	**fatigue** *Tiredness and exhaustion.*	fatigue
kinaniwe	**tired** *Fatigued.*	fatigué
gukuramo inda	**miscarriage** *Spontaneous abortion.*	fausse-couche
igare ry'abamugaye	**wheelchair** *A wheeled device used for propulsion.*	fauteuil roulant
amahasha	**fraternal twins** *Dizygotic twins- twins from two different zygotes.*	faux jumeaux
umuriro	**febrile** *Presence of an supraphysiologic temperature.*	fébrile
umubyindi ; amabyi	**feces** *Excrement.*	fèces 2. selles
-kazi	**female** *Feminine. (female nurse)*	femelle 2. femme (infirmière)
igufa ry'itako; ikibero	**femur** *The long bone in the thigh.*	fémur
ubutare	**iron** *An element found in hemoglobin.*	fer
itwita	**fertilization** *The melding of male and female gametes to form a zygote.*	fertilisation
uburumbuke	**fertility** *The ability of a person to contribute to contraception.*	fertilité
ikibuno	**gluteal or gluteus muscle** *A paired set of three muscles, the gluteus maximus, medius and minimus, that all have origins in the ilium and insertions in the femur. (buttocks)*	fessier muscle 2. gluteus muscle
amatako (itako); amabuno	**buttocks (buttock)** *The bilateral region covering the gluteal muscles.*	fessiers, (fesses)
igitera	**layer** *A stratum or thickness.*	feuillet
cyo kwizera	**reliable** *Trustworthy.*	fiabilité
ugucurwa	**fibrillation** *Uncoordinated, ineffective contraction as in atrial fibrillation.*	fibrillation
umuriro	**fever** *A temperature above the normal range.*	fièvre
ikirenge	**foot** *The lower extremity distal to the ankle.*	fièvre aphteuse
kimputu	**recurrent fever** *Repeated fever from an unknown cause.*	fièvre récurrente

190

Face-malaise		
Kinyarwanda	**English**	**French**
umukobwa	**daughter**	fille
terimosi	**flask** *A narrow-necked container.*	fiole
ubusate	**fissure** *A general term for a cleft or deep groove. An anal fissure, for example, is a small ulcer adjacent to the anus.*	fissure 2. scissure
agakeka	**cracks in the skin**	fissures dans la peau
inzibyi	**fistula** *An abnormal communication between two organs or an organ and the skin, as in rectovaginal fistula.*	fistule
icupa	**vial** *A small cylindrical container typically used to hold liquid medicine.*	flacon
umusuzi; ubwangati	**flatulence** *The gas expulsed from the anus.*	flatulence 2. météorisme
igikororwa	**phlegm** *Sputum.*	flegme, crachats
urusoro	**fetus** *Medical term for the infant prior to birth.*	fœtus
umwijima	**liver** *A large glandular organ in the right upper quadrant that functions in digestive processes, as well as, neutralizing toxins.*	foie
ubusazi	**madness** *Common term for insanity.*	folie
umumaro	**function** *An activity natural to a person or thing.*	fonction
umuti wica ibiyege	**fungicide** *An agent that destroys fungus.*	fongicide
igihorihori	**fontanelle or fontanel** *The space between the bones in the skull that are separate at birth.*	fontanelle
uburenge	**foot and mouth disease** *A contagious viral disease exhibited by oral and digital vesicles.*	foramen
imbaraga	**strength** *Force, might or vigor.*	force
ababoko	**muscular strength**	force musculaire, la
gukomera	**strong** *Having the power to move heavy objects.*	fort
ibikoresho	**supplies** *Stock or reserves.*	fournitures 2. provisions
imvune	**fracture** *A broken bone.*	fracture
umuvandimwe	**sibling** *A brother or sister.*	fratrie
igitutsi	**slight** *Minor or small.*	frêle 2. léger
ubukana	**frequency** *Rate of occurrence.*	fréquence
ubwumvikabuke	**friction** *Grating or rasping.*	friction
ubukonje	**chill** *Sensation of coldness.*	frisson
umushitsi	**shiver** *A trembling.*	frisson
gukambya; kubika umutwe	**frown,to**	froncer les sourcils
uruhanga	**forehead** *Section of the face from the hairline to the eyebrows.*	front
kunyura itabi	**smoke, to** *To inhale on a cigarette.*	fumar
ibisazi	**rage** *Uncontrollable anger.*	fureur
ikibyimba	**boil** *Small abscess or furuncle.*	furoncle
urwubati	**sheath** *A covering.*	gaine
ubuheri	**scabies** *A skin condition exhibited by intense pruritus and a macular rash commonly in the perineal and interdigital spaces.*	gale 2. scabies

191

	Face-malaise	
Kinyarwanda	**English**	**French**
intanga	**gamete** *A germ cell that is able to unite with another germ cell of the opposite gender to form a zygote.*	gamète
inturugunyu	**lymph node** *An area of organized lymphatic tissue.*	ganglion lymphatique
umufunzo	**gangrene** *Tissue death from either impaired blood flow or an infection.*	gangrène
ifurebantoki	**glove** *A covering for hand protection.*	gant
akazi ka nijoro	**night shift** *The late shift, typically beginning at 19:00 or 23:00 hours.*	garde ne nuit
ukubaga igifu	**gastrectomy** *Complete or partial surgical resection of the stomach.*	gastrectomie
cyo mu gifu	**gastric** *Referring to the stomach.*	gastrique
ipfurutagifu	**gastritis** *Inflammation of the stomach.*	gastrite
indutsiimpiswi	**gastroenteritis** *A bacterial or viral infection that leads to vomiting and diarrhea.*	gastro-entérite
ibumoso	**left**	gauche
igipfuko; ibendege	**gauze** *A fabric used for dressing changes.*	gaze
igihangange	**giant** *Huge or massive.*	géant
ubutita	**frostbite** *Local tissue destruction after exposure to cold.*	gelures
kuganya	**groan, to**	gémir
umwano	**groan** *A deep inarticulate sound made due to pain or despair.*	gémissement
ikinyigishi	**gum** *Gingiva.*	gencive
intangakamere	**gene** *A unit of heredity that is passed on from parent to child.*	gène
ububabare	**discomfort** *A feeling of physical or mental unease.*	gêne
cya rusange	**general** *Common or expected.*	général
isura	**general appearance** *The overall look of a patient.*	génétique
urwungano rw'ibyara	**genitourinary** *Referring to the urinary system through the organs or urine excretion.*	génito-urinaire
ivi	**knee** *The joint at the distal femur and proximal tibia.*	genou
amaguru y'imiheto	**bow-legged** *Synonym for genu varum.*	genu varum; jambes arquées
ivirusi	**germ** *Microorganism.*	germe
inda; uguhaka	**gestation** *The development of a fetus from conception until birth.*	gestation
gusuka	**squirt, to** *To eject a liquid from a small opening.*	gicler
indwara y'ifumbi y'amenyo	**gingivitis** *Inflammation of the gums.*	gingivite
umutwe w'imboro	**glans penis** *The distal aspect of the penis.*	gland du pénis
agasoko kabyara amata	**mammary gland** *The mass of tissue posterior to the nipples which has the essential task of milk production.*	gland mammaire
imbuvura y'amacandwe	**salivary gland** *The parotid, submandibular and sublingual glands that secrete saliva.*	gland salivaire

192

Kinyarwanda	English	French
agasoro	**blood cells** *A common term that does not differentiate between erythrocyte or leukocyte.*	globule sanguin
umwe mu mihore y'ikibuno	**gluteal** *Referring to the gluteus.*	glutéal
umwingo	**goiter** *Swelling of the thyroid gland.*	goitre
ibya ; umurerantanga	**gonad** *A testis or an ovary.*	gonade
umuhishwa; umudigi	**abdominal swelling**	gonflement abdominal
umubyimbyi	**swelling** *An abnormal enlarged from fluid collection.*	gonflement; tuméfaction
kubyimba	**swell, to**	gonfler
umuhogo	**throat** *The anterior aspect of the neck.*	gorge
kunogora	**gouge, to**	gouger
imirorere	**taste** *Sensation of flavor perceived in one's mouth.*	goût 2. saveur
igitonyanga	**drop** *A single bit of fluid as in a drop seen while giving IV fluids.*	goutte
akamakama	**drop by drop** *Expression meaning little by little.*	goutte-à-goutte
waheze mu buriri	**bedridden** *Term used to indicate one is so ill they cannot get out of bed.*	grabataire
amavuta	**fat** *A greasy or oiling substance naturally occurring in the body.*	graisse
imigoma	**labium majus (plural= labia majora)** *The folds of skin forming the lateral borders of the pudendal cleft.*	grande lèvre de la vulve
igihagararo	**size** *The dimensions of something.*	grandeur
gikaze	**severe** *Intense or very great.*	grave
kurwalika	**gravely ill, to be**	gravement malade, d'être
gutwita	**gravida** *Pregnant.*	gravide 2. enceinte
ururo runini	**intestine, large**	grêle, gros
umutungu	**frog** *A tailless amphibian that is short with long hind legs for jumping.*	grenouille
ibicurane	**influenza** *Viral infection causing fever, muscle aches and catarrh.*	grippe
umutontomo	**grunting** *A low guttural sound used to describe a person with profound respiratory difficulty.*	grognement
igitabazi	**bowel, large**	gros intestin
ukugira inda; ugutwita	**pregnancy** *The period of being pregnant.*	grossesse
ugukika	**ectopic pregnancy** *A pregnancy that is not intrauterine.*	grossesse extra-utérine
gihubukiwe	**rude** *Ill-mannered.*	grossier
urwego rw'amaraso	**blood grouping** *Testing blood to determine which type should be used for transfusion.*	groupage sanguin
ivubi	**wasp** *Any one of a winged hymenopterous insects.*	guêpe
gukira, gukiza, kuvura	**heal, to** *To treat or to cure.*	guérir
gukiza	**cure, to**	guérir
umuti	**cure** *A remedy for a medical illness.*	guérison

193

	Face-malaise	
Kinyarwanda	**English**	**French**
kugagara k'umusokoro w mu ruti rw'umugongo bajya bita indwara ya Landiri	**Guillain-Barré syndrome** *An acute autoimmune disorder that causes nerve inflammation subsequently muscle weakness. Landry Syndrome.*	Guillain-Barré, syndrome de; paralysie ascendante; polyradiculonévrite aiguë
ijwi rituruka mu muhogo	**guttural** *Having a harsh quality; coming from the back of the throat.*	guttural
akageni	**habit** *A custom or inclination.*	habitude
gisanzwe	**usual** *Typical or normal.*	habituel
umwuka	**breath** *One respiration.*	haleine
ukunuka mu kanwa	**halitosis** *Foul odor emanating from the mouth.*	halitose
ubusazi	**hallucination** *A perception that is not based on reality.*	hallucination
ikiyobyabwenge	**hallucinogen** *A substance that elicits hallucinations.*	hallucinogène
ikinyankinya	**hip** *The lateral eminence of the pelvis from the waist to the thigh; it is formed by the iliac crest and greater trochanter.*	hanche
ibibembe	**Hansen's disease** *Leprosy*	Hansen, maladie de; lèpre
guhaga umutima	**retching** *Spasm of the stomach without presence of gastric material.*	haut-le-cœur
uburebure	**height** *Distance between the bottom of the foot and top of the head.*	hauteur 2. taille
inzoka yo mu nda	**helminth** *A fluke, tapeworm or nematode.*	helminthe
amacyinya	**hematochezia** *Presence of blood in the excrement.*	hématochézie
emipleji	**hemiplegia** *Paralysis of one side of the body.*	hémiplégie
agasimba	**bug** *Insect.*	hémiptère
umuvu w'amaraso	**hemorrhage** *Bleeding from a damaged blood vessel.*	hémorragie
ivirirana ry'umura	**uterine bleeding** *Bleeding that emanates from the uterus.*	hémorragie utérine
indwara ya karizo	**hemorrhoids** *Engorgement of the veins in the anus or rectum.*	hémorroïdes
kurwara umujimo	**hepatitis** *Inflammation of the liver.*	hépatite
Umuryango umuntu akomokamo	**hereditary** *That which is transmitted genetically*	héréditaire
ikinyabibiri	**hermaphrodite** *A person possessing gonadal characteristics of both sexes.*	hermaphrodite
ikirusu	**hernia** *An abnormal bulge of bowel through muscle.*	hernie
igisereka	**herpes** *A skin condition exhibited by formation of clustered vesicular lesions; herpes simplex is at times referred to, albeit incompletely, as herpes.*	herpès
ukugira imisatsi myinshi	**hirsutism** *Abnormal growth on hair on a person's face and body.*	hirsutisme
ubumenyi bw'ingirabika	**histology** *The study of the structure and composition of minute structures.*	histologie
ubwicanyi	**homicide** *When one person kills another.*	homicide
umugabo	**man** *Male human.*	homme
ibitaro	**hospital** *Acute care medical/surgical facility.*	hôpital

194

Kinyarwanda	English	French
ibitaro by'abana	**pediatric hospital**	hôpital pédiatrique
isepfu	**hiccup** *Involuntary spasm of the diaphragm with sudden closure of the glottis; this causes a characteristic cough.*	hoquet
inkaburadusoko	**hormone** *A substance produced in the body that effects a specific organ.*	hormone
umuntu	**human** *Homo sapien.*	humain
ikizigira; umuseke w'urwano	**humerus** *The long bone in the upper arm.*	humérus
amasurura y'ishisho	**aqueous humor** *The fluid between the cornea and lens, anterior to the globe.*	humeur aqueuse
kibobereye	**moist** *Damp or humid.*	humide
gutabaza	**yell, to** *To speak in a loud tone.*	hurler
ikimanye	**hybrid** *An animal or plant produced from two different species.*	hybride
uguhehera	**hydration** *Used to describe fluid balance.*	hydratation
imisuha	**hydrocele** *The accumulation of fluid in a body sac.*	hydrocèle
uburwayi bwo gutinya amazi	**hydrophobia** *Abnormal fear of water.*	hydrophobie
amakore	**hygroma** *A cyst or bursa filled with fluid.*	hygroma
urutezo	**hymen** *A membrane in the vagina.*	hymen
kuwiza icyuya cane	**hyperhidrosis** *Excessive perspiration.*	hyperéphidrose
isukari indengarugero mu maraso	**hyperglycemia** *Higher than normal level of glucose in the blood.*	hyperglycémie
indwara yo gukanyarara umubiri	**hyperkeratosis** *Excessive thickening of the outer layer of skin.*	hyperkératose
indenzambono	**longsighted** *Synonym of hyperopia.*	hypermétrope
indenzambono	**hypermetropia** *Farsightedness.*	hypermétropie
ukwibuka birenze urugero	**hypermnesia** *Unusually good memory.*	hypermnésie
umuriro	**hyperpyrexia** *Fever.*	hyperpyrexie
kunyara n'ijoro	**nocturia** *Urination at night.*	hypnurie 2. nycturie
uhora yibwira ko arwaye	**hypochondriac** *A person suffering from hypochondriasis.*	hypocondriaque
ugukuramo nyababyeyi	**hysterectomy** *Surgical removal of the uterus.*	hystérectomie
indwara y'unkundo	**hysteria** *A psychological condition exhibited by uncontrolled emotion or exaggerated manifestations.*	hystérie
imbwa	**seizure** *An episode of tonic/clonic movement noted in epilepsy.*	ictus
udafatwa n'indwara	**immune** *Being resistant to an infection.*	immun
ikizinga	**blemish** *A small mark on one's skin.*	imperfection
urukerera	**impetigo** *A contagious superficial pyoderma, caused by Staphylococcus aureus and/or group A streptococci.*	impétigo
cyashoberanye	**involved** *Difficult to comprehend.*	impliqué
uburemba	**impotence** *Inability to act or inability to achieve a penile erection.*	impuissance
abucece	**inarticulate** *Indistinct speech.*	inarticulé
gitunguranye	**unexpected** *Unforeseen.*	inattendu
ubumuga	**disability** *Decreased or impaired mental or physical ability.*	incapacité

195

Kinyarwanda	English	French
amahano	**incest** *Sexual relations between related people.*	inceste
akarango	**incision** *An intentional surgical cut in the skin.*	incision
uruguma	**cut** *An incision.*	incision
iryinyo ry'imbere	**incisor** *Sharp-edged tooth; humans have four incisors.*	incisive
amateshwa	**incoherent** *Absence of intelligible speech.*	incohérent
kitazwi	**unknown** *Uncertain or undisclosed.*	inconnu
intere	**unconsciousness** *Unable to respond to sensory stimuli.*	inconscience
akarengane	**malpractice** *Negligent professional activity.*	incurie 2. malversation
igugara; ukugugara	**indigestion** *Inadequate digestion for various reasons.*	indigestion
umunengetsi	**indolent** *1. Causing little pain. 2. Slow healing ulcer.*	indolent 2. torpide
ikiremba	**ineffective** *Unsuccessful or inefficient.*	inefficace
byanze bikunze	**inevitable** *Not preventable.*	inévitable
kidakuze	**infantile** *Referring to babies or young children.*	infantile
kwandura	**infected, to be**	infectés
ifumbi; kiboze	**infection**	infection
hasi	**inferior** *The lower aspect.*	inférieur
umuforom (umuforomokazi)	**nurse** *A person trained to care for the sick. (female nurse)*	infirmier (infirmière)
ifumbi	**inflammation** *Localized redness, excessive warmth and swelling.*	inflammation
ukumira	**ingestion** *The intake of food or liquid orally.*	ingestion
gutera urushinge	**injection** *The act of a needle being inserted into a body.*	injection 2. piqûre
inseseke	**insertion** *The act of inserting something.*	insertion
kirushya ibona	**insidious** *A slow, gradual and harmful advancement.*	insidieux
gutunaguza	**insomnia** *Sleeplessness.*	insomnie
ubutahwe	**inspiration** *Drawing in a breath.*	inspiration
mbere mu	**inside** *Inner part, center.*	intérieur
kigenda kikagaruka	**intermittent** *Occurring at irregular intervals.*	intermittent
urura	**intestine** *A general term used for the section of bowel from the stomach to the anus.*	intestin
ururo rw'amuta	**intestine, small**	intestin, petit
cyo mu mara	**intestinal** *Referring to the intestines.*	intestinal
cyo mu ngingo	**intraarticular** *Within a joint space.*	intra-articulaire
kibera muri nyababyeyi	**intrauterine** *Within the uterus.*	intra-utérin
cyo mu bwonko	**intracerebral** *Within the cerebrum.*	intracérébral
cyo mu gihanga	**intracranial** *Within the cranial vault.*	intracrânien
cyo mu ruhu	**intradermal** *Within the dermis.*	intradermique
cyo mu muhore	**intramuscular** *Within a muscle.*	intramusculaire
imbengeza; ijisho	**iris** *The colored membrane posterior to the cornea.*	iris

196

Kinyarwanda	English	French
akato	**isolation** *To be kept separate or apart.*	isolement
gusinda	**drunk** *Inebriated.*	ivre
gusinda	**inebriation** *Intoxication with drugs or alcohol.*	ivresse
ukuguru	**leg** *One of two lower extremities.*	jambe
umuhondo	**yellow** *A color between green and orange in the spectrum*	jaune
umuhondo	**jaundice** *Yellowing of the sclerae and skin because of excessive bilirubin in the blood.*	jaunisse
kwiyiriza ubusa	**fasting** *Absence of caloric intake for a specified period.*	jeun à 2. jeûne
-to	**young** *Having lived for a short period.*	jeune
kikiri gito	**youth** *The time between childhood and being an adult.*	jeunesse
mu ngingo	**knuckle** *A metacarpophalagngeal joint or a finger joint when the fist is closed.*	jointure de doigt
itama	**cheek** *Lateral facial tissue.*	joue
impanga	**twins** *Two infants born at the same birthing.*	jumeaux
impanga zisa nk'intobo	**twins, conjoined** *Monozygotic twins with various types of and extent of union.*	jumeaux conjoint
impanga nyampanga	**identical twins** *Twins from the same zygote.*	jumeaux homozygotes
intabera	**fair** *Equitable.*	juste
irungu	**kwashiorkor** *A form of malnutrition from inadequate protein intake.*	kwashiorkor
guhindurwa kw'imisatsi	**thinning of the hair**	l'amincissement des cheveux
gukuramo inda (kuyemo)	**abortion, inevitable**	l'avortement inévitable
tumenyereye	**herpes simplex**	l'herpès simplex
mazizi; akayoga	**banana beer**	la bière de banane
ubwangavu (ubugimbi)	**puberty, female (male puberty)**	la puberté féminine (de la puberté masculine)
inyamunwa	**labial** *Referring to the lip.*	labial
aho bafatira amaraso	**laboratory** *A room equipped to run blood, tissue and fluid samples.*	laboratoire
igombe	**labyrinth** *Inner ear structure concerned with balance.*	labyrinthe
guhambuka	**loose** *Not tight.*	lâche
gushyira ahabona	**blurt out, to** *To speak without considering the repercussions.*	lâcher
cy'amarira	**lacrimal** *Referring to the secretion of tears.*	lacrymal
uguhembera	**lactation** *The secretion of milk from mammary glands.*	lactation
icyuho	**lacuna** *A small cavity or depression.*	lacune
amata	**cow's milk**	lait de vache
amashereka	**milk, breast**	lait maternel
ururimi	**tongue** *The fleshy muscular organ of the mouth.*	langue
ubwaguke	**width** *Side to side measurement.*	largeur
amariri	**tears** *As in, to shed a tear.*	larmes
akaniga	**laryngitis** *Inflammation of the larynx.*	laryngite

197

Face-malaise		
Kinyarwanda	**English**	**French**
inkanka	**larynx** *A hollow muscular structure that contains the vocal cords.*	larynx
cy'iruhande	**lateral** *Referring to the side of the body.*	latéral
kwoza igisabo	**douche** *Cleansing of a canal; unless otherwise specified it refers to cleansing of the vaginal canal.*	lavage vaginal
Amazi yo muruti rw'umugongo	**CSF** *Abbreviation for cerebrospinal fluid.*	LCR
amahenehene	**milk, goat's**	Le lait de chèvre
inka ry'amata	**milk, cow's**	Le lait de vache
amashereka	**breast milk**	le lait maternel
koroha	**light** Not heavy.	léger
buhoro	**slow** *Unhurried.*	lent
ibibembe	**leprosy** *A contagious disease caused by Mycobacterium leprae that causes insensate papules and disfiguration.*	leptoméningite
umugore ugirana n'undi mugore	**lesbian** *A woman with same gender preference.*	lesbienne
igisebe	**skin lesion** *An abnormal but not necessarily cancerous lesion.*	lésion cutanée
cyicana	**lethal** *Deadly.*	létal
umunaniro	**lethargy** *Absence of energy.*	léthargie
umushino; umusundi	**labium** *Referring to any lip shaped structure.*	lèvre
umunwa wo hasi	**lip, lower** *Labium inferius oris.*	lèvre inférieure
umunwa wo hejuru	**lip, upper** *Labium superius oris.*	lèvre supérieure
imishino	**labium minus (plural=labia minora)** *The folds of skin posterior to the labia majora.*	lèvres moins
umusemburo	**yeast** *A unicellular fungus.*	levure
iruba	**libido** *Sexual desire.*	libido
ikibanza	**site** *Location.*	lieu
umurya; umutsi	**ligament** *A band of fibrous connective tissue that connects two bones or cartilage.*	ligament
cyo hagati	**midline** *A median line of bilateral separation.*	ligne médiane
ikinyamatuva	**lipid** *A compound that is a fatty acid which is insoluble in water but soluble in organic solvents.*	lipide
uruzi rw'inda	**amniotic fluid** *The fluid surrounding the fetus.*	liquide amniotique
amasozi; amarira	**lacrimal fluid** *Fluid secreted by the lacrimal gland.*	liquide lacrymal
uburiri	**bed** *A mattress resting on a frame.*	lit
ishuka	**bedding** *The sheets and covers used on a bed.*	literie
igishato c'ugutwi	**earlobe** *The soft, fleshy inferior portion of the pinna.*	lobe d'oreille
gikwiranye n'igihe	**localized** *Toward one point or area.*	localisé
kuribwa umugongo	**low back pain** *Pain in the lumbar region.*	lombalgie
ubujyakera	**longevity** *Long life.*	longévité
kimaze igihe kirekire	**long-standing** *Having existed for a long time.*	longue date de
igice	**length** *The end to end measurement.*	longueur
kibyibushye	**heavy** *Possessing great weight.*	lourd

198

Face-malaise		
Kinyarwanda	**English**	**French**
nshabari	**uvula** *A fleshy pendent at the back of the soft palate.*	luette 2. uvula
kuribwa umugongo	**lumbago** *Pain in the region of the lumbar spine.*	lumbago
itara	**light** *Illumination, bright.*	lumière
amadarubindi; amalineti	**eyeglasses** *Eye wear used for cosmetic or prescription purposes.*	lunettes
amadarubindi	**goggles** *Close fitting, protective eyeglasses.*	lunettes de protection
umuyoboro w'amagege	**lymphatic** *Referring to the lymph system.*	lymphatique
guhekenya, gutapfuna, kumeca	**chew, to** *Masticate.*	mâcher
umupanga	**machete**	machette
ijigo; umusaya	**jaw** *Mandible.*	mâchoire
indwara y'umutwe munini; rwagihanga	**macroencephaly** *Having an abnormally large head.*	macrocéphalie
indwara y'ururimi runini	**macroglossia** *Abnormally large tongue.*	macroglossie
gifite rukuruzi	**magnetic** *Having the properties of a magnet.*	magnétique
kidahagije	**thin** *Lean or slender.*	maigre
irungu; ubuzingame	**marasmus** *Progressive weight loss and emaciation.*	maigreur extrême 2. marasme
kunanuka	**thin, to become** *To lose a lot of weight.*	maigrir, se
ikiganza	**hand** *The upper extremity distal to the wrist.*	main
urushyi	**hand, palm of**	main, la paume de
kwifatanya	**sustain, to** *To keep or maintain.*	maintenir
indwara	**disease** *Malady or disorder.*	mal
ububabare si cyane	**ache** *A mild pain*	mal
ububabare bw'amenyo	**toothache** *Dental pain.*	mal aux dents
indwara mu matwi	**earache** *Pain associated with the ear.*	mal d'oreille
umurwayi	**sick person**	malade
umurwayi	**patient** *The client being treated for a medical or surgical condition.*	malade 2. patient
ibyago (ibyorezo) bikwirakwizwa n'imibonano mpuzabitsina	**sexually transmitted disease (STD)** *A condition one obtains from another during sexual relations.*	malade sexuellement transmissible (MST)
indwara zo mu myanya ndangabitsina	**venereal disease** *A condition transmitted via sexual intercourse.*	malade vénérienne
kurwara	**sick, to be**	malade, d'être
indwara	**illness** *Diseases, sickness or malady.*	maladie
indwara	**sickness** *Illness or a state of disease.*	maladie
indwara ya Ebola; Ebola irangwa no kuvira imbere no guhinda umuriro	**Ebola virus disease or Ebola hemorrhagic fever.** *A viral disease with a 50% mortality rate. Symptoms include fever, sore throat, muscle pain, headaches, projectile vomiting and diarrhea.*	Maladie à virus Ebola; fièvre hémorragique Ebola
ibibazo by'umutima-Indwara z'umutima	**heart disease**	maladie cardiovasculaire
umwingo	**thyroid disease**	maladie de la thyroïde
cyo ku mpera y'indwara	**terminal illness** *A disease with no viable treatment with death being inevitable.*	maladie en phase terminale
indwara zandura	**infectious disease.** *Contagious.condition.*	maladie infectieuse
ubwabyi	**malaise** *A vague feeling of discomfort or unease.*	malaise

199

Kinyarwanda	English	French
	Malaria-quarantaine	
malariya; ubuganga	**malaria** *A condition caused by a protozoan of the genus Plasmodium. It is transmitted by mosquitos and is exhibited by fever, chills, headache. In the severe form it can lead to convulsions, increased ICP and death.*	malaria
kwumva bihurugushwi	**hard of hearing** *Decreased sense of hearing.*	malentendant
n'ubwo	**despite** *Notwithstanding.*	malgré
cy'ububisha	**malignant** *Tendency of a tumor to invade normal tissue.*	malin
isuku nkeye	**malnutrition** *Lack of appropriate nutrition.*	malnutrition 2. sous-alimentation
imoko	**nipple** *The small projection on the breast thru which milk is secreted.*	mamelon
kubaga ibere	**mastectomy** *Surgical resection of one or both breasts.*	mammectomie 2. mastectomie
ijigo	**mandible** *The lower jaw.*	mandibule 2. maxillaire inférieur
kurya	**eat, to** *To consume food.*	manger
akageso	**mania** *A mental disorder exhibited by hyperexcitability, delusions and euphoria.*	manie
kigaragara	**overt** *Not hidden.*	manifeste
kugenda	**walk,to**	marcher
marijuwana; urumogi	**marijuana** *Cannabis.*	marijuana
guhwihwisa	**mumble, to** *To speak quietly and indistinctly.*	marmonner
ikirundo	**mass** *Tumor.*	masse
guhekenya	**mastication** *Chewing.*	mastication
ifumbi	**mastitis** *Inflammation of the breast.*	mastite
inzibyi	**mastoiditis** *Inflammation of the mastoid process.*	mastoïdite
matora; igidora	**mattress** *A fabric case filled with material, used for sleeping.*	matelas
igikoresho	**equipment** *Apparatus or instrument.*	matériel
Ababyeyi	**maternity** *Area of the hospital where women deliver babies.*	maternité
ubwaku	**mouth odor**	mauvaise haleine, la
urwasaya rwo hejuru	**maxilla** *The upper jaw that also forms the inferior portion of the orbit and part of the nose.*	maxillaire supérieur
umuhora w'ugutwi	**auditory canal, external** *Also called the external acoustic meatus; it leads from the auricle to the tympanic membrane.*	méat acoustique externe
umwenge w'inkari	**meatus, urethral** *The distal opening of the urethra in the male or female.*	méat urétral
umwenge w'inkari; uruyariro	**urethral meatus**	méat urétral
urutambi	**wick** *A drain using a thin piece of cloth or tubing.*	mèche
umususwe	**meconium** *The first newborn feces which are green.*	méconium
umuganga	**doctor**	médecin
umuganga	**physician** *Medical practitioner.*	médecin

Kinyarwanda	English	French
umuti	**medicine** *A substance used for medical treatment or 2) the art and science of healing patients.*	médecine
kiba cyangwa cyita ku gihe cyo kubyara	**perinatology** *The study of disease in the period just before and right after birth.*	médecine périnatale
umuti, idagara	**medication** *A substance used for medical treatment.*	médicament
ukuguru cyangwa ukuboko k'umuntu	**limb** *An extremity or branch.*	membre
ikizigira	**upper limb** *Referring to either arm.*	membre supérieur
urwibutso	**memory** *Ability to remember.*	mémoire
ubunihura, mugiga	**meningitis** *Inflammation of the meninges exhibited by fever, photophobia, nuchal rigidity and in severe cases coma and convulsions.*	méningite
guca imbyaro; icura	**menopause** *The time when menstruation ceases.*	ménopause
kuba mu mugongo	**menstruation** *Synonym of menses.*	menstruation
udafite mu mutwe hazima	**mental** *Cognitive or psychological.*	mental
akananwa, akarevuro, akasakusaku	**chin** *Mentum; the anterior projection of the lower jaw.*	menton
igipimo	**meter** *Unit if measurement. (instrument for measurement)*	mètre
ikinyabuzima	**microorganism** *An organism only seen with a microscope.*	micro-organisme
ivirusi	**microbe** *A microorganism.*	microbe
kaninira	**microscope** *A instrument used to magnify and view small objects.*	microscope
ukunyara (kunyara)	**micturition** *Synonym of urination.*	miction
saa sita	**noon** *The 12 o'clock mid-day hour.*	midi
kugubwa neza	**feel better, to** *To have improved health symptomatically.*	mieux, à se sentir
kuribwa umutwe; umutwe nyamwasa	**migraine** *An episodic, unilateral headache accompanied by nausea.*	migraine
miligarama	**milligram** *A unit of weight, 1/1000 of a gram.*	milligramme
milimetero	**millimeter** *A unit of measurement, 1/1000 of a meter.*	millimètre
-nzinya	**minute** *Something very small.*	minuscule
umunota	**minute** *A unit of time.*	minutes
indorerwamo	**mirror** *A device used for reflecting an image.*	miroir
ishyirwa mu bikorwa	**implementation** *The process of putting a plan into effect.*	mise en œuvre
urukiryi	**spinal cord** *The bundle of nerves that with the brain comprise the central nervous system.*	moelle épinière
umusokoro	**bone marrow** *The soft material filling the cavity of bones.*	moelle osseuse
ikijigo	**molar tooth** *Any of the most posterior teeth bilaterally which includes 8 deciduous and usually 12 permanent teeth.*	molaires
impfundiko	**calf** *Muscles of the posterior portion of the lower leg.*	mollet
urugero	**amount** *The total or the aggregate.*	montant

201

	Malaria-quarantaine	
Kinyarwanda	**English**	**French**
uburuhukiro	**morgue** *A room where deceased patients are housed until sent to a funeral home.*	morgue
umuntu uri hafi gupfa	**moribund** *Near death.*	moribond
iyigantego	**morphology** *The study of living organisms and the correlation between their structure.*	morphologie
igihwereye	**stillborn** *Refers to a newborn that died in utero.*	mort-né
koroba	**soft** *Easy to mold or compress.*	mou
isazi ya tsetse; inkurikiza	**tsetse fly** *An insect that transmits the protozoa trypanosoma and can cause sleeping sickness.*	mouche tsé-tsé
-bisi	**wet** *Covered in moisture.*	mouillé
isima bashira ku mvune	**cast; plaster cast** *Use of plaster of paris to immobilize an extremity.*	moule
gupfa	**die, to** *To stop living, to expire.*	mourir
gupfa	**expire, to** *To die.*	mourir
kunanguka	**die suddenly, to**	mourir subitement
urufuro	**foam** *A mass of small bubbles in a liquid.*	mousse 2. spume
inzitiramibu	**mosquito net** *A fine mesh fabric hung over a bed as a mosquito repellent.*	moustiquaire
umubu	**mosquito**	moustique
ururenda	**mucus** *A substance secreted by mucous membranes.*	mucus
ikimwira	**nasal mucus**	mucus nasal
ikiragi	**mute** *Refraining from or being speechless.*	muet
ingufu; umuhore	**muscle** *A band if fibrous tissue that can contract.*	muscle
igihumbi	**rhomboid muscle** *A back muscle that elevates, retracts and adducts the scapula.*	muscle rhomboïde
ise	**mycosis** *A disease caused by a fungal infection.*	mycose
uburwayi bw'imihore	**myopathy** *Muscle disease.*	myopathie
ububonahafi	**myopia** *Nearsightedness.*	myopie
igikuri	**dwarf** *Abnormally small person.*	nain
ivuka	**birth** *The process of bearing offspring from the uterus.*	naissance
ibiyobyabwenge	**narcotic** *A medication that produces narcosis.*	narcotique 2. stupéfiant
umwenge y'izuru; umuheha w'izuru	**nostril** *One of two openings in the nose used for air passage.*	narine
cyo mu mazuru	**nasal** *Referring to the nose.*	nasal
iseseme	**nausea** *A feeling that one wants to vomit.*	nausée
kuvuka	**born, to be** *Being present as a result of birth.*	né
mpakana	**negative** *Contrary or opposing.*	négatif
umunyorogoto	**nematode** *An endoparasite belonging to the class of the Nemathelminthes including roundworms and threadworms.*	nématode
ukuvanamo impyiko	**nephrectomy** *Surgical removal of a kidney.*	néphrectomie
indwara y'impyiko	**nephritis** *A general term meaning inflammation of a kidney that is further categorized depending on the associated pathology.*	néphrite
umuganga ushinzwe indwara z'impyiko	**nephrologist**	néphrologiste

202

Kinyarwanda	English	French
umwakura	**nerve** *A fibrous band made up of axons and dendrites that connects the nervous systems with other organs.*	nerf
izuru	**nose** *The midface protuberance used for smelling and breathing.*	nez
guhakana	**deny, to** *To reject or repudiate.*	nier
inabi	**detrimental** *Harmful.*	nocif
ipfundo	**knot** *A fastening made by tying a suture, for instance.*	nœud
igikara	**black** *Referring to the color, as in the color of coal.*	noir
izina	**name** *A word by which a person is known.*	nom
izina ry'umuryango	**surname** *One's given "last" name that generally changes for women upon marriage to that of the man's surname.*	nom de famille
umukondo	**umbilicus** *The scar that denotes the end of the umbilical cord.*	nombril 2. ombilic
umukondo	**belly button** *A common term for umbilicus.*	nombril; ombilic
umukondo	**navel** *Umbilicus.*	nombril; ombilic
uruhinja	**infant** *Newborn.*	nourrisson (jusqu'à 12 mois)
umuvanda; uruhinja	**neonate** *The term for a newborn infant for the first four weeks.*	nouveau-né
igikanu	**neck, back of (nape)** *Posterior aspect of the neck.*	nuque
ibiryo	**nutrient** *A substance that provides essential nourishment.*	nutriment
indyo	**nutrition** *The process of supplying food needed for growth.*	nutrition
umubyibuho ukabije	**obesity** *Having a body mass index over 30kilograms/meters squared.*	obésité
itegeko	**mandatory** *Obligatory.*	obligatoire
ubumenyi mu kubyaza	**obstetric** *Referring to The management of pregnancy, labor and the peuperium.*	obstétrical
imbogamizi	**obstructed** *To be blocked or halted.*	obstrué
umuswa	**obtuse** *Rather insensitive or hard to understand.*	obtus
agatwe k'inyuma	**occipital** *Referring to the back part of the head.*	occipital
ububani	**odor** *A smell that is given off someone or something.*	odeur
kidafite impumuro	**odiferous** *Having an unpleasant or distinctive smell.*	odiferous
ukububika amazi munsi y'urukoba	**edema** *Extravascular fluid accumulation.*	œdème
kubyimba amaguru	**ankle edema or dependent edema** *Extracellular fluid volume noted by swelling or pitting.*	œdème malléolaire
ijisho (amaso)	**eye (eyes)**	œil (les yeux)
umuhogo w'ibiryo	**esophagus** *The muscular tube that connects the throat to the stomach.*	œsophage
igi	**egg**	œuf
inkokora	**olecranon** *The bony protrusion at the proximal ulna at the elbow.*	olécrâne
umwakuranuko	**olfactory** *Referring to the sense of smell.*	olfactif

Malaria-quarantaine		
Kinyarwanda	**English**	**French**
urukogoso; urushyi rw'ukuboko	**scapula** *Medical term for the shoulder blade.*	omoplate 2. scapulaire
urwara	**nail** *The hard surface on the dorsal surface of the toes or fingers.*	ongle
urwara	**fingernail** *Thin horny plate over the dorsal aspect of the end of finger.*	ongle de la main
urwara rw'ino	**toenail** *The nail at the tip/dorsal aspect of each toe.*	ongle de pied
impomade	**ointment** *A petroleum jelly based topical medication.*	onguent 2. pommade
igikorwa cyo kubaga; imikorere	**operation** *A surgical procedure.*	opération chirurgicale
ubuvuzi bw'amaso	**ophthalmology** *The study of diseases of the eye.*	ophtalmologie
umuganga w'amaso	**ophthalmologist** *A physician specializing in diseases of the eye.*	ophtalmologiste
igikoresho kireba imbere mu jisho	**ophthalmoscope** *A device used to visually inspect the interior eye.*	ophtalmoscope
cyo mu jisho	**optic** *Referring to the eye.*	optique
zahabu	**gold** *Precious metal with atomic number of 79.*	or
nyakanwa	**oral** *Relating to the mouth.*	oral
ikinogori	**orbit** *The bony structure enclosing the eyeball.*	orbite
intanganzira; ubuzime	**prescription** *The action of prescribing a medication or treatment.*	ordonnance 2. prescription
ugutwi	**ear** *The organ of hearing and balance.*	oreille
ugutwi kw'imbere	**inner ear** *Made up of the cochlea and semicircular canals.*	oreille interne
Ugutwi kwimbere	**ear, inner** *Auris interna.*	oreille interne; auris interna
ugutwi ko hagati	**middle ear** *The portion of the ear containing the stapes, incus and malleus.*	oreille moyenne
Ugutwi kwinyuma	**ear, middle** *Auris media.*	oreille moyenne; auris media
umusego	**pillow** *An encased fabric covering soft material used for a cushion.*	oreiller
ibingiriza	**mumps** *A contagious viral disease that is exhibited by parotid swelling and puts males at risk for sterility. Also called epidemic parotitis.*	oreillons 2. ourlien
urwungano	**organ** *A part of the body that is self contained and serves a vital function.*	organe
ibitsina	**genitalia** *Genitals.*	organes génitaux
ikigonyi	**sty** *Also called hordeolum externum, it is inflammation of the sebaceous gland of an eyelash.*	orgelet
umwenge	**orifice** *Synonym of foramen.*	orifice
imfubyi	**orphan** *A child without parents*	orphelin
ubuhanga kukosora imiterere y'amagufwa	**orthopedics** *A surgical specialty concerned with treatment of skeletal problems.*	orthopédie
igufa	**bone** *Skeletal tissue formed by osteoblasts.*	os
igufwa ryo munsi y'ururimi	**hyoid bone** *A horseshoe shaped bone located between the chin and thyroid cartilage.*	os hyoïde
indwara yo koroha amagufwa	**osteoporosis** *Loss of bone substance because the osteoblasts fail to produce bone matrix.*	ostéoporose

204

Kinyarwanda	English	French
umuganga buvura indwara zo mu gutwi, mu mazuru no mu mihogo	**otolaryngologist** *Surgical specialist concerned with organs of the ears, nose and throat.*	otorhinolaryngologie (ORL)
ipamba	**cotton wool** *Raw cotton.*	ouate
iyatura	**aperture** *An opening or hole, as in the hole the light passes through in a camera.*	ouverture
gukanura	**open one's eyes, to**	ouvrir les yeux
kwasama	**open one's mouth, to**	ouvrir sa bouche
umurerantanga	**ovary** *One of a paired of female reproductive glands containing oocytes.*	ovaire
ogisijene	**oxygen** *A colorless, odorless gas with atomic number 8.*	oxygène
umwuka	**ozone** *A toxic chemical that has profound oxidizing properties. It has three atoms in its molecule compared with oxygen which has two.*	ozone
urusenge rw'akanwa	**palate** *The roof of the mouth.*	palaise
kugabanya ubukana bw'indwara	**palliative** *A treatment used to reduce pain when cure is not possible.*	palliatif
ijanja; urushyi	**palm** *The anterior aspect of the hand.*	palmier 2. paume
gukabakaba; gusuzumisha intoki	**palpation** *The assessment of the body with the use of one's hands.*	palpation
umutima gutera cyane	**palpitation** *Sensation of a forceful, rapid, irregular heartbeat present after exercise or with anxiety.*	palpitation
gutera indihaguzi	**throb, to** *The beat with strong regular rhythm.*	palpiter, battre
malariya; ubuganga	**paludism** *Synonym of malaria.*	paludisme
minigo	**whitlow** *An abscess occurring on the palmar surface of the fingertips.*	panaris
ifuha; impindura	**pancreas** *A gland that secretes digestive enzymes into the duodenum and insulin and glucagon into the blood.*	pancréas
igihunga	**panic attack** *Sudden, profound anxiety.*	panique, attaque de
ikimuga, ikirema	**cripple** *A person with a physical disability; not used in polite society.*	paralysé
ikiremba	**paralyzed, to be** *To not be able to move one or more extremities.*	paralysé
pararizi; ubugagare	**paralysis** *Inability to move one or more extremities.*	paralysie
Kugagara umurimi, iminwa urusenge rw'akanwa, akamironko n'ahakegereye	**bulbar palsy** *Paralysis due to changes in the motor center of the medulla oblongata. Glossolabiopharyngeal paralysis. Muscle weakness causing dysphagia, dysarthria and tongue weakness.*	paralysie bulbaire
kumugara imisi yumva ikoresha amaso	**ocular paralysis.** *Paralysis of intraocular and extraocular muscles.*	paralysie oculaire
kugagara ikiganza	**radial nerve palsy**	paralysie radiale
ufasha muganga	**paramedical** *Hospital support staff excluding physicians.*	paramédical
kugagara amaguru	**paraplegia** *Paralysis of the lower extremities.*	paraplégie
indiririzi	**parasite** *An organism that lives on or within another organism without benefit to the latter.*	parasite

205

Kinyarwanda	English	French
kuvuga	**speak,to** *To talk.*	parler, dire
ukubyara	**parturition** *The process of giving birth.*	parturition
gusura	**flatus,to pass** *To expel air from the anus.*	passer flatulences
gusura	**pass, flatus to** *To release bowel gas from the anus.*	passer flatulences
bidashimishije	**passive** *Not achieved through active effort.*	passif
umutsima	**paste** *A thick, soft moist substance usually with medicine mixed in.*	pâte
igihumanya	**pathogenic** *Referring to an organism that can cause disease.*	pathogène 2. pathogénique
ikigohe	**eyelid** *Palpebra.*	paupière
uruhu	**skin** *Flesh.*	peau
umuganga w'abana	**pediatrician** *Physician who is a specialist in pediatrics.*	pédiatre
agahinda	**sorrow** *A feeling of deep despair.*	peine
imvuvu	**dandruff** *Dead skin found in the hair.*	pellicules
cyo mu matako	**pelvic** *Referring to the pelvis.*	pelvien
imisumbi	**pelvis** *The bony structure at the base of the spine.*	pelvis
penesiline	**penicillin** *A synthetic antibiotic originally produced from blue mold.*	pénicilline
imboro; (igitsina cy'umugabo)	**penis** *Male genital organ used for the transfer of sperm and elimination of urine. (male sex organ)*	pénis 2. verge (organe sexuel masculin)
kumera	**feel, to** *To perceive or discern.*	percepire
guhorota	**lose a lot of weight, to**	perdre beaucoup de poids, à
kananuka	**weight, to lose**	perdre du poids
kunanura	**lose weight, to**	perdre du poids, à
guturubika	**perforation** *Presence of a hole.*	perforation
rishaje	**outdated** *Something that has passed the expiration date.*	périmé
urutezi	**perineum** *The area between the anus and scrotum or anus and vulva.*	périnée
cyo mu mpande	**peripheral** *Referring to an outward part or surface.*	périphérique
uruta	**peritoneum** *The serous membrane covering the abdominal organs and lining the abdominal walls.*	péritoine
ikibara	**peritonitis** *Inflammation of the peritoneum.*	péritonite
impumyi	**blind person** *Person with absence of sight.*	Perso cieco
umusaza	**elderly** *Advanced in years.*	personnes âgées
icyuya	**perspiration** *The process of sweating.*	perspiration
intere	**loss of consciousness** *Unresponsive to verbal and tactile stimuli.*	perte de connaissance
gusura	**fart, to** *Slang term for releasing flatus.*	pet
ubutoya	**infancy** *Early childhood.*	petite enfance
indwara ya Peyironi	**Peyronie's disease** *Curvature of the penis during an erection to to plaque.*	Peyronie, maladie de
ingeri z'amano/ingeri z'intoki	**phalanx** *One of the long bones of the fingers or toes.*	phalange
iforomasiyo	**pharmacy** *A business that sells prescription medication.*	pharmacie

206

Kinyarwanda	English	French
ukora imiti	**pharmacist** *A professional who prepares and sells medicine through various systems, including governmental organizations like the Veterans Administration.*	pharmacien
kuba umuja ikiyobyabwenge	**drug dependence** *Addiction to a substance.*	pharmacodépendance
ubumenyi bw'ikoramiti	**pharmacology** *The study of all aspects of medicines.*	pharmacologie
inyenkanka	**pharyngeal** *Referring to the pharynx.*	pharyngé
gapfura	**pharyngitis** *Inflammation of the pharynx.*	pharyngite
amaraka	**pharynx** *The membranous cavity from the mouth to esophagus.*	pharynx
inigajyando	**phimosis** *Stricture of the prepuce preventing it from being pulled back over the glans penis.*	phimosis
indwara yo kubyimba imitsi	**phlebitis** *Inflammation of a vein.*	phlébite
ubwicanyi	**blood-letting** *The removal of blood from a patient with the thought it would cure or prevent disease;currently used to treat polycythemia.*	phlébotomie
ukurasa umutsi	**phlebotomy** *The removal of blood for testing or as a therpeutic intervention.*	phlébotomie
ubwoba	**phobia** *An profound fear of something.*	phobie
ikinyoro	**framboesia; yaws** *An endemic tropical disease caused by Treponema pertenue.*	pian
ikinyoro	**yaws** *A tropical disease characterized by ulcers on the extremities, caused by Treponema pertenue.*	pian; frambœsia
kabutindi	**hairy** *A profuse amount of hair.*	pileux
ikinini; umuti	**pill** *A medicated tablet or capsule.*	pilule
imbago	**tongs** *A medical device used for holding or grasping.*	pinces
agaheha	**pipet** (pipette) *A slender tube with a bulb used for transferring liquids.*	pipette
kurumwa (kurwinga) n'agakoko (agasimba)	**insect bite**	piqûre d'insecte
ingobyi	**placenta** *The vascular tissue that nourishes a fetus through an umbilical cord.*	placenta
inda ya nyuma (ingobyi)	**afterbirth** *The tissue expelled after the birth of a child that includes the placenta and allied membranes.*	placenta 1. arrière-faix 2. délivre
igisebe; igikomere	**wound** *A tissue injury of varying severity.*	plaie
gahunda	**scheme** *A program or plan.*	plan
ukuboneza imbyaro	**family planning** *Birth control.*	planification familiale
gitengeneje	**flat** *Level or even; without bulges.*	plat
ubukire	**plethora** *An excess of something.*	pléthore
kurira	**cry, to**	pleurer
kurira	**weep, to** *To shed tears.*	pleurer
kureba imirari	**squint, to** *To look at something with the eyes partially closed.*	plisser les yeux
indemere	**lead** *An element with an atomic number of 82.*	plomb

207

Kinyarwanda	English	French
umusonga	**pneumonia** *Inflammation of the lung due to an infection caused by a virus or bacterium.*	pneumonie
ireme; uburemere	**weight**	poids
kubyibuha	**weight, to gain**	poids, de prendre du
ubujana	**wrist** *The articulation of the hand and radius/ulna.*	poignet
urusya; insya	**pubic hair** *Hair present in the perineal area.*	poil due pubis
urwoya	**hair** (of body)	poils du corps
igipfunsi	**fist** *When a person has their fingers clenched tightly to the palm.*	poing
uburozi	**poison** *A substance that causes illness or death.*	poison
ifi; isambaza	**fish** *A cold-blooded vertebrate with gills and fins.*	poisson
igituza; agatuza	**chest** *Thorax.*	poitrine
imbasi	**poliomyelitis** *An infectious viral disease exhibited by constitutional symptoms that can lead to quadriplegia.*	poliomyélite
kunyaragura	**polyuria** *Abnormal increase in volume of urine excreted.*	polyurie
ingoto	**Adam's apple** *A prominence on the anterior neck caused by the thyroid cartilage of the larynx.*	pomme d'Adam
gihagaze	**upright** *Vertical or standing.*	position debout
cy'inyuma	**posterior** *Further back in position; opposite of anterior.*	postérieur
inda	**crab louse** *Phthirus pubis is formal name for a louse that infests pubic hair and causes intense itching.*	pou du pubis
igikumwe	**thumb** *The first digit of each hand.*	pouce
okayine	**powder** *Fine dry particles.*	poudre
imiterere y'umutima	**pulse** *The rhythmic throbbing of arteries felt at major vessels.*	pouls
igihaha	**lung** *One of a pair of respiratory organs.*	poumon
ivumbi	**dust** *Dry earthen particles found on the ground and surfaces.*	poussière
inda	**lice** *Plural for louse, a small parasite that lives on the skin. Pediculus humanus capitis is a head louse.*	poux
mbere	**beforehand** *In advance or previously.*	préalable au
mbere y'igihe	**premature** *Occurring earlier than expected.*	prématuré
ubutabazi bw'ibanze	**first aid** *The initial treatment after an injury.*	premiers secours
gikorwa mbere yo kubyara	**prenatal** *Referring to the time prior to birth.*	prénatal
kunywa imiti	**take medication, to**	prendre des médicaments
igishishwa cy'imboro gikatwa	**foreskin** *Also called prepuce, the skin that naturally covers the glans but can be rolled back.*	prépuce
indenzambono shabukuru	**presbyopia** *Farsightedness associated with aging.*	presbytie
hafi	**almost**	presque

Malaria-quarantaine		
Kinyarwanda	**English**	**French**
ukwiziga	**management** *The process of dealing with things or people.*	prise en charge
ukwima	**deprivation** *The lack of a necessity.*	privation
gitaha	**next** *The following or upcoming.*	prochain
hafi	**near** *In close proximity.*	proche
-re-re	**deep** *Having significant depth.*	profond
urubuto	**offspring** *One's children.*	progéniture
kuzana byose	**prolapse of the rectum** *Terminal portion of the rectum comes through the anus.*	prolapsus rectal
uburyo bwo kubuza indwara	**prophylaxis** *That which is done to prevent disease.*	prophylaxie
akanyamasohoro	**prostate** *A gland found in men that surrounds the neck of the urethra and bladder.*	prostate
maraya	**prostitute** *A person who exchanges goods or services for sex.*	prostituée
insimburangingo	**prosthesis** *An artificial body part. (above the knee) [below the knee]*	prothèse
gusembura	**provoke, to** *To evoke or elicit.*	provoquer
amahumane	**prurigo** *A chronic, pruritic papular skin eruption.*	prurigo
kwishinyagura	**pruritus** *A general term for conditions exhibited by itching.*	prurit
isohoro	**iliopsoas** *A group of muscles inserting on the anterior aspect of the lesser trochanter of the femur.*	psoas-iliaque
ise	**psoriasis** *A chronic papulosquamous dermatosis characterized by silver plaques.*	psoriasis
ubuvuzi bw'indwara zo mu mutwe	**psychiatry** *A branch of medicine specializing in the treatment of mental disorders.*	psychiatrie
ubumenyamifatire	**psychology** *The study of the human mind and emotions.*	psychologie
inkomanga	**psychosis** *A profound mental disorder that can include delusions and hallucinations.*	psychose
ubwangavu	**puberty** *The time when adolescents become capable of sexual reproduction.*	puberté
imbaragasa	**flea** *A small wingless insect that feeds on blood of mammals.*	puce
kunuka	**stink,to** *To have a foul odor.*	puer
cy'ibihaha	**pulmonary** *Referring to the lungs.*	pulmonaire
umutima w'iryinyo	**pulp** *The tissue filling the root canals of a tooth.*	pulpe
ishami	**spray** *Liquid blown through the air in the form of fine droplets.*	pulvérisation
igihere	**bedbug Cimex lectularius.** *A small insect that is parasitic and hides in clothing or bedding.*	punaise de lit
imboni	**pupil** *The opening at the center of the iris.*	pupille
kininda amashyira	**purulent** *Referring to pus.*	purulent 2. suppuré
amashira	**pus** *Thick yellow or green opaque liquid as seen with infection.*	pus
ukubora	**putrefaction** *The rotting or decaying of organic matter.*	putréfaction
umuriro	**pyrexia** *Fever.*	pyrexie

209

Malaria-quarantaine		
Kinyarwanda	**English**	**French**
ikirungurira	**pyrosis** *Synonym for heartburn.*	pyrosis
ikiranga	**qualify** *To become eligible by fulfilling a necessary standard.*	qualifier
akato	**quarantine** *A place of isolation for infectious persons until it can be certain it is safe to let them mingle.*	quarantaine

Kinyarwanda	English	French
cyakora	**regardless of** *Without consideration of.*	quel que soit
ugusohora umurwayi mu bitaro	**discharge,hospital** *The release of a patient from the hospital.*	quitter l'hôpital; Sortie de l'hôpital
iminsi yose	**every day** *Each day.*	quotidien
iyegerana	**shortening** *Notable for having a shorter length.*	raccourcissement
ubuhenjagufwa	**rickets** *A condition exhibited by softening and bowing of the long bones; caused by Vitamin D deficiency.*	rachitisme
umwikubekabiri	**square root** *The result noted when a number is multiplied by itself.*	racine carrée
umiywyo; ubrakari	**rabies** *An infectious viral disease transmitted through the bite of a mammal. Symptoms include hydrophobia, pharyngeal spasms and hyperactivity.*	rage
urukebu	**stiff-neck** *Cervical sprain with reduced range of motion.*	raideur de la nuque
ugusambana	**sexual intercourse** *The act of copulation.*	rapport sexuel
amahumane	**rash** *Exanthema or urticaria.*	rash
imbeba	**rat** *A rodent that looks like a large mouse.*	rat
ifoto yo mu cyuma	**x-ray**	rayon-X
igisibizo	**reaction** *A response to an action.*	réaction
ugusubira	**relapse** *The return to a prior state of ill health.*	rechute
cyo mu nnyo	**rectal** *Referring to the rectum.*	rectal
umwoyo	**rectum** *The terminal portion of the digestive tract extending from the distal sigmoid to the anus.*	rectum
gukira	**well, to get**	récupérer de la maladie
igitsi	**Achilles tendon reflex** *The normal response to tapping the achilles tendon with a reflex hammer is the plantar flexion of the foot.*	réflexe achilléen
ikirungurira	**esophageal reflux** *Regurgitation of the stomach contents into the esophagus.*	reflux gastro-œsophagien
indoro	**gaze** *Steady, intent look.*	regard
imihango	**menses** *The blood and other material expelled from the uterus during menstruation.*	règles
kuruka	**regurgitation** *1. Backflow of blood in the heart. 2. Movement of gastric contents into the mouth.*	régurgitation
impyiko	**kidney** *One of two glandular organs that form urine.*	rein
kirekuye	**looseness** *Possessing a quality of not being tight.*	relâchement
amahuriro	**relation** *1. A person who has a blood or marriage connection.*	relation
ubwiramire	**remission** *A decrease in severity or a temporary resolution.*	rémission
guhindura ipansoma	**dressing, to change a** *To place a new dressing on a wound.*	remplacer un pansement
gahunda	**appointment** *A previously scheduled time to see a person.*	rendez-vous
kwinukiriza	**sniffing** *Short, rapid nasal inhalation.*	reniflement

211

Kinyarwanda	English	French
yumvikana	**widespread** *Encompassing or spanning.*	répandu
ikiruhuko	**rest** *Relaxation or respite.*	repos
igihumekerwamo	**respirator** *A device used to artificially ventilate a patient.*	respirateur
humeka nabi	**air hunger** *The sensation of shortness of breath.*	respiration de kussmaul
urwungarw'ihumeka	**respiratory** *Referring to respiration or the organs of respiration.*	respiratoire
guhumeka	**breathe, to** *The act of respiration.*	respirer
guhwera	**breathe one's last**	respirer son dernier souffle
akugara nyakiramirase	**retina** *The innermost of three layers of the eyeball; it surrounds the vitreous body and is continuous with the optic nerve.*	rétine
ikurwaho	**retraction** *Being drawn back.*	rétraction
inzozi	**dream** *The thoughts or images occurring during sleep.*	rêve
gukanguka	**awakening** *The state of being conscious.*	réveil
ugusuzuma ma mazuru	**rhinoscopy** *Examination of the nasal passages.*	rhinoscopie
rubagimpande	**rheumatism** *Any condition exhibited by inflammation and pain in the joints and muscles.*	rhumatisme
kutwenga	**laugh, to**	rire
guhilita	**snore, to** *To snore or grunt while breathing during sleep.*	ronfler
inkegesi	**rodent** *A gnawing mammal that includes rats and mice.*	rongeur
isimburana	**rotation** *Movement around an axis.*	rotation
ingasire y'ivi	**kneecap** *Common term for patella.*	rotule
ingasire y'ivi	**patella** *The bone situated in the anterior portion of the knee.*	rotule
iseru	**measles** *A childhood viral, infectious disease exhibited by rash and fever.*	rougeole
gutukura	**blush, to** *To have an increased volume of blood flow to one's face causing a red tint to the skin.*	rougir
kweza	**flush, to** *Term used to describe an irrigation procedure, as in flushing an NG tube.*	rougir
injyana	**rhythm** *The pattern or cadence.*	rythme
guhindura	**ameliorate** *To make something better or to improve.*	s'améliorer
umuhanga	**wise** *Possessing much knowledge.*	sage
umubyaza	**midwife** *A person trained to assist in childbirth.*	sage-femme
kuva amaraso	**bleed, to** *To lose blood.*	saigner
ipfupfu	**bulge** *A protuberance on a flat surface.*	saillant 2. bombé
umwanda	**dirty** *Unclean.*	sale
kumekwa	**salivation** *The process of secreting saliva.*	salivation
amacandwe	**saliva** *The watery liquid secreted by the salivary glands.*	salive
amacandwe	**spit** *A term used to describe saliva that is ejected from the mouth.(to spit)*	salive (cracher)

Quel que soit-zona		
Kinyarwanda	**English**	**French**
iseta	**operating room**	salle d'opération
mu ntabarimbabare	**emergency room** *A ward used for initial treatment of critical patients.*	salle d'urgence
amaraso	**blood** *Plasma containing erythrocytes, leukocytes and platelets.*	sang
kurira	**sob, to** *To cry uncontrollably.*	sangloter
umusundwe	**leech** *An annelid used in some tropical regions for drawing out blood; they have an anticoagulant effect locally and have been attached to digits of persons with acute peripheral ischemia.*	sangsue
kidashobora gukoreshwa	**irrelevant** *Not pertinent.*	sans objet
ubusa	**meaningless** *Having no significance.*	sans signification
impabe	**homeless** *Having nowhere to live.*	sans-abri
ubuzima	**health** *The state of being free of illness.*	santé
gukora isabune	**saponify,to** *The creation of soap from oil using an alkali.*	saponification
inganzabuzi	**saturation** *An amount, expressed in a percentage, that expresses the degree something is absorbed versus the maximal absorption possible.*	saturation
isabune	**soap** *A compound made with fats/oils and an alkali; it is used for washing.*	savon
indiga	**scalpel** *A knife used during surgery for incision of skin and tissue.*	scalpel
irasaga ururasago	**scarification** *Multiple small scratches of the skin, as is sometimes used for vaccine administration.*	scarification
indwara y'abana yandura itera gufungana mu mihogo, kuzamuka k'ubushyuhe bw'umubiri (indandara, umuriro) n'amabara y'umutuku ku mubiri	**scarlet fever** *A condition caused by streptococci that is exhibited by fever and a bright red (scarlet) rash.*	scarlatine
ikirango	**seal** *A device or substance used to bind two things together.*	scellés
kwamana ubwoba wicura abansi n'ibikugirira nabi	**schizophrenia** *A chronic mental condition exhibited by delusions, hallucinations, and faulty perception.*	schizophrénie
intego	**saw** *A hand or power-driven tool used for cutting.*	scie
ubuhengame bw'urutirigongo	**scoliosis** *A lateral curvature of the spine.*	scoliose
indwara iterwa no kubura vitamini C mu mubiri	**scurvy** *A disease of vitamin C deficiency exhibited by bleeding gums.*	scorbut
igihu cy'amabya; umufuka w'amabya	**scrotum** *The sac which contains the testes.*	scrotum
kwiyoza amenyo	**brush teeth, to** *Use of a toothbrush to clean the teeth.*	se brosser les dents
kuryama	**lie down, to**	se coucher
gusuma	**bulge, to** *Formation of a protuberance on a flat surface.*	se gonfler
guhagarara	**stand, to** *To stop or to be upright*	se lever; se tenir debout
kurabukirwa	**lose one's temper momentarily, to**	se mettre en colère momentanément, à
kurohama	**drown,to** *The process of dying from submerging in and inhaling water.*	se noyer
kuzura	**recover from a grave illness, to**	se remettre d'une maladie grave
cumye	**dry** *Absence of moisture.*	sec

213

Quel que soit-zona		
Kinyarwanda	**English**	**French**
kwinyagambura	**twitch** *A sudden jerking movement.*	secousse musculaire
ukuva amashira (ugutwi)	**discharge, ear** *Otic secretions.*	sécrétions auriculaires
amanyare	**vaginal secretions (normal)**	sécrétions vaginales
ukuva amashira (igituba)	**discharge, abnormal vaginal** *Purulent vaginal secretions.*	sécrétions vaginales purulentes
ibere	**breast** *Mammary tissue including the areola.*	sein
umunyu	**salt** *Typically referring to sodium chloride.*	sel
amabyi	**stool** *Feces, excrement.*	selles, excréments
kubwa	**according to**	selon
ugukura	**senescence** *The normal process of deterioration with age.*	sénescence
inyumvo	**sensation** *A perception when one is touched.*	sensation
ikangurambaga	**sensitization** *The change in an organ by a hormone so it will respond to another stimulus.*	sensibilisation
ukwa	**apart** *Separated by a distance.*	séparé
iboramaraso	**septicemia** *A systemic disease in which microorganisms or their toxins are in the blood stream.*	septicémie
bikurikiranye	**serial** *In a series.*	sérié
urushinge	**syringe** *A device used for administering medication through various routes.*	seringue
inzoka (ubumara)	**snake (snake venom)**	serpent (venin de serpent)
amamininwa y'amaraso	**serum** *The fluid that isolates out when blood coagulates.*	sérum
rukumbi	**single** *Only one.*	seul
urureka	**withdrawal** *The action of being without drugs or alcohol.*	sevrage
igitsina cy'abantu	**sex** *Gender.*	sexe
SIDA	**AIDS** *Acquired Immunodeficiency Syndrome*	SIDA
gusinzira	**nap** *A brief sleep or catnap.*	sieste
kuririmba	**whistle, to** *To make a high pitch noise by forcing air through the lips.*	siffler
kurambura	**extend, to** *To expand or stretch out.*	signe de Babinski positif
abucece	**silent** *Absence of noise or no indication of something.*	silencieux
bikorewe rimwe	**simultaneous** *Occurring at the same time.*	simultané
sinizite; agahanzi	**sinusitis** *Inflammation of the sinuses.*	sinusite
siro	**syrup** *A thick sweet liquid.*	sirop
gusoma	**sip, to** *To slowly take small drinks of a fluid.*	siroter
inyota	**thirst** *The desire to drink.*	soif
kurwaza	**care for the sick, to**	soigner les malades
buhoro-buhoro	**carefully (slowly, slowly)**	soigneusement
kutava	**firm** *Hard or unyielding.*	solide
ikiyengesha	**solvent** *Able to dissolve with other chemicals.*	solvant
ibitotsi	**sleep** *A nap or a snooze.*	sommeil

214

Kinyarwanda	English	French
indwara y'umusinziro nyafurika	**sleeping sickness** *Also called Trypanosomiasis, this disease is caused by a parasitic protozoa and transmitted by the tsetse fly.*	sommeil, maladie du
isonga	**apex** *The highest point of something.*	sommet
ugenda asinziriye	**somnambulism** *Sleepwalking.*	somnambulisme
umunengetsi	**somnolence** *Drowsiness.*	somnolence
itiro	**groggy** *Drowsy.*	somnolent
ijwi	**sound** *Vibrations that travel through air and are heard when reaching the ears.*	son; bruit
ubucukumbuzi	**probe** *A device used for exploration.*	sonde
gitera ibitotso	**soporific** *Promoting drowsiness or sleep.*	soporifique
ubupfuma	**sorcery** *Black magic or voodoo.*	sorcellerie
umupfumu	**witch doctor**	sorcier
gusohoka ibitaro	**hospital discharge** *To leave the hospital.*	sortie de l'hôpital
guhangayikisha	**worry, to** *To fret or have unease.*	souci
iyumvikana ry'amajwi adasanzwe mu mutima, rimwe na rimwe nk'ikimenyetso cy'imimerere (imikorere) mibi (amakemwa) yawo.	**heart murmur** *An abnormal heart sound usually related to valvular disease.*	souffle cardiaque
kubabara	**suffer, to** *To be affected by an illness or sickness.*	souffrir
gushushirwa	**fever, to have a**	souffrir d'une fièvre
umudendezo; umuti w'ibibazo	**relief** *Alleviation from pain or discomfort.*	soulagement
gukira	**relieve, to (pain)** *To make less severe.*	soulager
kuzamura	**lift, to** *Raise to a higher level.*	soulever
gusuhuza umutima	**sigh** *A long deep exhalation that expresses an emotion, as in relief.*	soupir
igisike	**eyebrow** *Supercilium.*	sourcil
igipfamatwi	**deaf** *Absence of the sense of hearing.*	sourd
ikiragi	**deaf-mute** *Inability to hear or speak.*	sourd-muet
kumwenyura	**smile, to** *To spread the mouth with the edges upright.*	sourire
hepfo	**under; infra** *Sometimes used when indicating a patient is "under treatment" for a condition (active treatment).*	sous
nshinganwa	**underlying** *Causative, unexposed, or fundamental*	sous-jacent
ifata mu mutwe	**recollection** *Memory.*	souvenir
imbwa; igicuro	**spasm** *An involuntary contraction of muscles.*	spasme
kigaragara	**specific** *Clearly defined.*	spécifique
amasohoro	**spermatozoon** *A mature male germ cell that is capable of fertilizing an ovum.*	spermatozoïde
amasohoro	**sperm** *Short term for spermatozoon.*	sperme
intanga	**semen**	sperme
inyicantangangabo	**spermicide** *A substance capable of killing sperm.*	spermicide
akantunya	**sphincter** *A muscle the surrounds an orifice or duct so it closes when the muscle contracts.*	sphincter
urwagashya	**spleen** *The visceral organ that is involved with production and removal of blood cells.*	spleen

215

	Quel que soit-zona	
Kinyarwanda	**English**	**French**
indwara yo kubyimba urwagashya	**splenomegaly** *An abnormally enlarged spleen.*	splénomégalie
igikanka	**skeleton** *Internal bony framework.*	squelette
amakaraza	**static** *Not changing.*	statique
ubuhangange	**status** *Position or condition*	status
inkoro	**sternum** *Commonly called the breast bone, it consists of the corpus, manubrium and xiphoid process.*	sternum
icyumvirizo	**stethoscope** *Device used to auscultate the heart, lungs and over arteries to assess for abnormalities.*	stéthoscope
umurari	**strabismus** *An anomaly of ocular movement.*	strabisme
igihu	**stupor** *A reduced level of consciousness.*	stupeur
konka	**suck, to** *As in, to suction fluid.*	sucer
igisukari	**sugar** *A sweet crystalline substance made from a plant such as sugar cane.*	sucre
kubira icyuya	**sweat, to** *The action of releasing moisture through pores of the skin.*	suer; transpirer
icyuya	**sweat** *Moisture exuded through the pores of the skin.*	sueur; transpiration
kubira icuya n'ijoro	**night sweats** *Profuse sweating at night occurring with tuberculosis among other conditions.*	sueurs nocturnes
kwica	**suffocation** *To die from a lack of air or inability to breathe.*	suffocation; étouffement
kwiyica	**suicide** *To kill oneself intentionally.*	suicide
kuva y'igishanga	**weep, to** *To ooze fluid, such as from a wound.*	suinter
kwihangana	**bear, to** *To endure or resist.*	supporter
ikinyuzwamwoyo	**suppository** *A delivery system for medication placed in an orifice.*	suppositoire
kuzana amashira	**fester, to** *To become infected.*	suppurer
kubyibuha; ubuhonjoke	**overweight** *Defined as BMI over 25kilograms per meters squared.*	surcharge pondérale
ubupfamatwi	**deafness** *Having impaired hearing.*	surdité
umuti urenze urugero	**overdose** *An above normal dose of a medication.*	surdose
iringaniza	**symmetry** *Being equally bilaterally.*	symétrie
akarango	**symptom** *A physical feature that is characteristic of disease.*	symptôme
uguhwera	**syncope** *Sudden loss of consciousness.*	syncope
SIDA	**Acquired Immunodeficiency Syndrome (AIDS)** *Presence of an AIDS defining illness or having a CD4 of less than 200/ mm3.*	syndrome d'immunodéficience acquise (SIDA)
imburugu; uburuga	**syphilis** *A infectious disease caused by Treponema pallidum that causes a painless penile ulcer in the primary stage but can lead to irreversible brain damage in the untreated tertiary stage.*	syphilis
akameza ko mucyumba cy'uburiri	**bedside table** *A small table placed next to the bed.*	table de chevet

Kinyarwanda	Quel que soit-zona English	French
ikibibi	**birthmark** *A benign brown or red patch one is born with.*	tache de vin
inzoka zo mu nda; igifwana	**tapeworm** *A parasitic, intestinal flatworm.*	tænia
urukenyerero	**waist** *The part of the body between the ribs and the hips.*	taille
agatsinsino	**heel** *Proximal portion of the plantar aspect of the foot.*	talon
umukingo	**talus** *The most superior tarsal bone that articulates with the tibia.*	talus
entêtement	**tampon** *Disposable intravaginal product used to collect blood from menstruation.*	tampon
cyakererewe	**late** *A time later than expected.*	tardif
imanzi	**tattoo** *A design made by inserting indelible ink into the skin.*	tatouage
ibihushi	**tinea** *Medical term for ringworm.*	teigne
ibimeme	**tinea cruris** *Ringworm in the inguinal region, a fungal infection.*	teigne dans la région inguinale
irange	**tincture** *1. A very small amount of something. 2. A medicine dissolved in alcohol.*	teinture
intandara	**temperature** *The degree of internal heat in a person's body.*	température
umukaya	**tendon** *Fibrous tissue that connects muscle to bone.*	tendon
itembera ry'amaraso	**blood pressure** *Written as the measurement in mmHg at the time of systole of the left ventricle over the time of diastole.*	tension artérielle 2. pression artérielle
cyo mu cyciro cya gatatu	**tertiary** *Third in order or designating medical care at a specialized hospital.*	tertiaire
ibya (amabya)	**testicle** *One of a pair of organs in the male scrotum that produces sperm.*	testicule
agakwega; tetanosi	**tetanus** *A condition caused by Clostridium tetani which produces spasm and rigidity of voluntary muscles.*	tétanos
umutwe	**head**	tête
konsa	**suckle, to** *An infant taking to his mother's nipple.*	téter
igipmisho oy'ubushyuhe	**thermometer** *A device used to measure temperature.*	thermomètre
igituza	**thorax** *The part of the body between the neck and abdomen.*	thorax
inkubiri	**mood** *A temporary state of mind or feeling.*	thymie
umurundi; ruseke	**tibia** *The larger of two long bones in the lower leg.*	tibia
akazuyazi	**tepid** *Lukewarm.*	tiède
amajeli	**buzzing in the ears** *Common description of tinnitus.*	tintement
ikirondwe	**tick** *An acarine of the families Ixodidae (hard ticks) or Argasidae (soft ticks), which contain many bloodsucking species that are important pests of humans*	tique
gukurura	**pull, to** *To exert force on something.*	tirer

217

Kinyarwanda	English	French
ubugonyi	**toilet** *Device used during urination/ defecation.*	toilette
igipimisho	**tape measure** *A long length of tape, marked at intervals for measuring.*	toise
imva	**grave**	tombe
kumva urwaye; gufatwa n'indwara	**feel sick, to**	tomber malade
igihimba	**torso** *The trunk of the body.*	torse
urukebu	**torticollis** *A condition exhibited by the head being turned to one side continuously.*	torticolis
ikibanza	**lochia** *Vaginal secretions noted within two weeks of childbirth.*	tournesol
gukorora	**cough, to**	tousser
buri cyumweru	**weekly** *That which occurs every seven days.*	toutes les semaines
inkorora	**cough** *Forceful expulsion of air from the lungs.*	toux
ubuzirongwe	**food poisoning** *Poisoning where the active agent is in the food.*	toxicose alimentaire 2. intoxication alimentaire
uburozi	**toxic** *Relating to or caused by poison.*	toxique
igihogohogo; umuhogo ucamo umwuka	**trachea** *The ringed canal between the pharynx and bronchi.*	trachée
simbirimo	**tragus** *The fleshy prominence anterior to the opening of the ear.*	tragus
kuvura	**treat, to** *Medical care one receives for illness or injury.*	traiter
ibango	**slice** *A sliver or shaving.*	tranche
kubira icuya	**perspire heavily, to** *To sweat more than one would normally.*	transpirer fortement
gusimbura urugingo cyangwa tisi	**transplantation** *The grafting of tissues.*	transplantation
isesemi	**motion sickness** *Nausea associated with travel.*	transports, mal des
ihihamuka	**trauma** *A physical injury or emotional shock.*	trauma
kugenda udandabirana	**stagger, to** *To walk in an unsteady fashion.*	trébucher; tituber
gutitimira	**tremor of hand**	tremblement de la main
kuzunguza	**shake, to** *To tremble uncontrollably.*	trembler
guhinda umushyitsi	**tremble from fever, to**	trembler de fièvre, de
gutitira	**tremble from fear, to**	trembler de peur,
indembe	**dying person**	très malade personne
kuremba	**very ill, to be**	très malade, à être
impishwa	**trichomoniasis vaginitis** *Infection related to a species of Trichomonas.*	trichomonase vaginite
impanga zigiziwe n'abana batatu	**triplets** *Three infants born during one birth.*	triplés
agahihiro; umubabaro; agahinda	**sadness** *The state of being sad.*	tristesse
umuheha w'ugutwi	**eustachian tube** *The muscular canal that connects the tympanic membrane with the pharynx*	trompe d'Eustache
Kufungura nabi	**eating disorder** *General term for pathologic eating habits.*	trouble de l'alimentation
kutabona ibitotsi	**poor sleep**	troubles du sommeil

218

	Quel que soit-zona	
Kinyarwanda	**English**	**French**
indwara y'umusinziro nyafurika; indrwara y'ibitotsi	**trypanosomiasis** *A disease caused by a protozoa of the genus Trypanosoma that can cause sleeping sickness and Chagas' disease.*	trypanosomiase
agaheha nkuruzi	**feeding tube** *An enteral tube, typically placed in the nose and the distal end is in the stomach or small bowel.*	tube d'alimentation entérale
igituntu	**tuberculosis** *Any infectious disease caused by Mycobacterium.*	tuberculose
ububyimba	**tumefaction** *An area of swelling.*	tuméfaction
ikibyimba	**tumor** *A benign or malignant overgrowth of tissue.*	tumeur
ingoma y ugutwi	**ear-drum** *Common term for tympanic membrane.*	tympan
ijisho ry'ugutwi	**tympanic membrane** *The membrane between the external and middle ear.*	tympan 2. membrane du tympan
ibigatura	**typhoid fever** *A condition caused by ingestion of food or water containing salmonella typhi that is exhibited by fever and abdominal signs and symptoms.*	typhoïde fièvre
tifusi	**typhus fever** *A rickettsiae infection exhibited by rash, fever, headache and myalgia.*	typhus
igisebe; ibisebe	**ulcer** *A concave wound caused by a break in the integrity of skin or mucous membrane. (duodenal ulcer)*	ulcère
umuzimbwe	**anal ulcer** *An open wound near the anus.*	ulcère anal
cyo mu ruhande rumwe	**unilateral** *One side only.*	unilatéral
umuyobora	**ureter** *The conduit between each kidney and the urinary bladder.*	uretère
umuyoboro w'inkari; umuvaruhago	**urethra** *The canal connecting the urinary bladder with the outside of the body.*	urètre
ivyihutirwa cane	**emergency** *An urgent, life-threatening situation.*	urgence
cy'inkari	**urinary** *Referring to the urine.*	urinaire
amaganga; inkari	**urine** *The fluid concentrated by the kidneys and expelled via the urethra.*	urine
kunyara	**urinate,to**	uriner
kunyaragura	**urinate frequently, to**	uriner fréquemment
aho banyara	**urinal** *Device used by men to void while in bed or sitting.*	urinoir
igikoresho gipima inkari	**urinometer** *A device for measuring urine specific gravity.*	urinomètre
ubupfurute butewe inkari	**urticaria** *A diffuse pruritic macular rash, caused by an allergy.*	urticaire
umuzinga w'inzuki	**hives** *Urticaria*	urticaire
cy'umura	**uterine** *Referring to the uterus.*	utérin
umura; nyababyeyi	**uterus** *The hollow organ in the female pelvis where a fertilized ovum embeds and grows.*	utérus
urukingo	**vaccine** *A solution of attenuated microorganisms given to prevent or treat a disease.*	vaccin
ikingira	**vaccination** *The act of receiving a vaccine.*	vaccination

Kinyarwanda	English	French
igituba	**vagina** *The canal in a female that extends from the vulva to the cervix.*	vagin
ubwikanye bw'injyanamura	**vaginismus** *Involuntary contraction of the vagina muscles that causes a painful spasm.*	vaginisme
kugabanuka kw'inda ibyara	**atrophic vaginitis**	vaginite atrophique
umuheha w'amaraso	**blood vessel**	vaisseau sanguin
indwara yandura itera ubushyuhe (intandara) bw'igihe gito n'amabara y'umutuku ku mubiri; ibihara	**chicken pox, varicella** *A viral disease characterized by extremely pruritus blisters over the entire body.*	varicelle
ubushita	**smallpox** *Variola.*	variole
ubwaguke bw'imigarura	**varicose** *Referring to an abnormally distended, irregular vein.*	variqueux
isazi	**adenoids** *Pharyngeal tonsils.*	végétations adénoïdes
umugarura; ikigega	**vein** *A vessel carrying blood back toward the heart.*	veine
umutsi w'ijosi	**jugular vein (s)** *Includes the internal, external and anterior jugular veins.*	veine jugulaire
ubucabiranyi	**venom** *A term used to describe the toxin injected via a bite or sting.*	venin
cyo ku nda	**ventral** *Referring to the underside but in humans, a ventral hernia, for example, refers to an abdominal hernia.*	ventral
akabondo	**ventricle** *1. One of two chambers of the heart. 2. The four inter-connected cavities in the center of the brain.*	ventricule
inzoka	**worm** *Any of long, slender, legless, soft-bodied invertebrates.*	ver
amaribori	**stretch marks (striae cutis)** Linear areas of wrinkled skin on the abdomen and buttocks associated with weight gain as one sees during pregnancy.	vergetures
gusuzumwa	**check for, to**	vérifier
ishyundu; isharankima	**wart** *A flesh colored growth that is also called verruca.*	verrue
hepfo	**down** *In a lower position.*	vers le bas
ingoro	**vertebra** *A term for each bone surrounding the spine.*	vertèbre
isereri	**giddiness** *A tendency to fall or dizziness.*	vertige
isereri; muzunga	**vertigo** *A sensation of imbalance with many possible causes.*	vertige
kuzengerera	**dizziness, to have**	vertiges, d'avoir
agasaho	**gallbladder** *The organ adjacent to the liver that stores bile and secretes it into the duodenum.*	vésicule biliaire
imiyoboramasohoro	**seminal vesicle**	vésicule séminale
uruhago nwienka ni; uruhago rw'inkari	**urinary bladder** *The organ collecting urine from the ureters prior to discharge via the urethra.*	vésicule urine; vessie urinaire
uruhago	**bladder, urinary** *Vestibule for urine prior to being expelled via the urethra.*	vessie urinaire
kigikoreshwa	**viable** *Referring to a fetus that can survive childbirth.*	viable

220

Quel que soit-zona		
Kinyarwanda	English	French
gucugusa	**vibration** *An instance of oscillation of parts.*	vibration
kumeneka	**empty** *Containing nothing.*	vide
umusaza	**old man**	vieil homme
umukecuru	**old woman**	vieille femme
iminsi	**old age** *A relative term for the period of advanced years.*	vieillesse
imbaraga umuhate	**stamina** *Ability to maintain physical or mental exertion for a long period.*	vigueur
VIH/SIDA	**HIV** *Abbreviation for human immunodeficiency virus.*	VIH, virus de l'immunodéficience humaine
gukinda	**rape** *Forced sexual relations.*	viol
ububonekerwa	**vision** *State of being able to see.*	vision
kirenduka	**viscous** *Having a thick, sticky consistency.*	visqueux
cy'ijwi	**vocal** *Referring to that which emanates from the vocal cords.*	vocal
urwunngano rw'inkari	**urinary tract** *The organs and canals associated with urine secretion including the kidneys, ureters, bladder and urethra.*	voie urinaires
kurabirana	**blackout** *Common term for loss of consciousness.*	voile noir
ijwi	**voice** *The sound produced through the larynx and out the mouth.*	voix
ikirunga; ibirutsi	**vomit** *The gastric contents that are expelled through the mouth.*	vomi
kuruka	**emesis, to have an (to vomit)**	vomir
kuruka (Nduka inzoka.)	**vomit, to** *To expel gastric contents out the mouth.(I am vomiting intestinal worms.)*	vomir (Je vomissais vers intestinaux.)
ikirutsi	**emesis** *Vomiting.*	vomissement
gushaka	**desire, to**	vouloir
imirorere	**eyesight** *A person's ability to see.*	vue
igituba	**vulva** *The female external genitalia.*	vulve
zeru	**zero** *No quantity.*	zéro
uburimi	**lisping** *A speech problem in which "s" and "z" are pronounced "th".*	zézaiement
zona	**shingles** *A reactivation of herpes zoster.*	zona

Other Books by A.H. Zemback

General Language Dictionaries

English-Kinyarwanda-French Dictionary

English-Kinyarwanda Dictionary

English-Kirundi-French Dictionary

English-Kirundi Dictionary

English-Swahili-French Dictionary

English-Swahili Dictionary

Medical Dictionaries/Phrasebooks

English-French Medical Dictionary and Phrasebook

English-Spanish Medical Dictionary and Phrasebook

English-German Medical Dictionary and Phrasebook

English-Portuguese Medical Dictionary and Phrasebook

English-Italian Medical Dictionary and Phrasebook

English Kinyarwanda Medical Phrasebook and Glossary

English-Swahili Medical Phrasebook and Glossary

English-Kirundi Medical Phrasebook and Glossary